唐宋金元名医全书大成

主编◎田思胜

朱肱庞安时

『十五』国家古籍整理重点图书

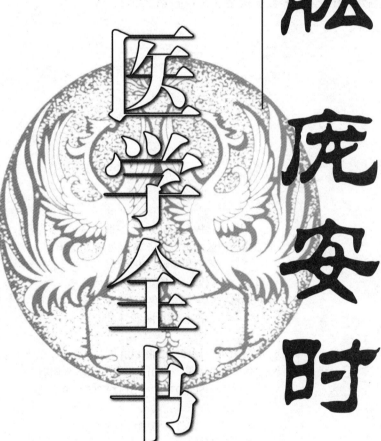

医学全书

总主编◎胡国臣

中国中医药出版社

图书在版编目（CIP）数据

朱肱、庞安时医学全书/田思胜主编 . —2 版 . —北京：中国中医药出版社，2015.1
（2018.12 重印）

（唐宋金元名医全书大成）

ISBN 978 - 7 -5132 -2072 -9

Ⅰ.①朱…　Ⅱ.①田…　Ⅲ.①中国医药学 – 古籍 – 中国 – 宋代

Ⅳ.①R2 –52

中国版本图书馆 CIP 数据核字（2014）第 229711 号

中 国 中 医 药 出 版 社 出 版

北京市朝阳区北三环东路 28 号易亨大厦 16 层

邮政编码　100013

传真　010 64405750

山东临沂新华印刷物流集团有限责任公司印刷

各地新华书店经销

*

开本 787 × 1092　1/16　印张 14.125　字数 304 千字

2015 年 1 月第 2 版　2018 年 12 月第 3 次印刷

书　号　ISBN 978 - 7 -5132 -2072 -9

*

定价　60.00 元

网址　www.cptcm.com

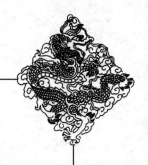

前言

　　《唐宋金元名医全书大成》是集唐宋金元4个朝代22位著名医学家医学著作而成的丛书。唐宋金元时期是中国封建社会发展中的鼎盛时期,国家统一,经济繁荣,科学文化发展迅猛,中医药学也同时得到巨大的发展。在继承古代医学成就的基础上,学术争鸣,新的学派不断涌现,使中医药学特别是在方剂学及临床各科都有长足的发展,为后世中医药学的发展奠定了坚实的基础,并做出了巨大贡献。

　　唐宋金元时期是继承与发扬中医药学的最佳时期,呈现出一派继承不泥古、发扬不离宗的空前学术繁荣景象。学术的争鸣,学派的创立,有力地推动了中医药学的迅猛发展。一是伤寒学派:以研究张仲景的《伤寒论》为指归,各自从不同角度用不同方法进行研究和发挥。如唐代医家孙思邈创制了"方证同条,比类相附"的研究方法,以揭示六经辨证的规律,更重视太阳病桂枝、麻黄、青龙三法的运用;朱肱重视经络的作用,著《南阳活人书》,称曰:"治伤寒须先识经络,不识经络,触途冥行,不知邪气之所在。"其又重视病与证的鉴别诊断,同时强调脉与证合参以辨阴阳表里;庞安时曾著《伤寒总病论》,强调冬伤于寒杀厉之气,即发病为伤寒,春发为温病,夏发为暑病,长夏发为湿病,于八节可为中风,又强调人的体质强弱、宿病之寒热、地域之高低南北、气候季节等对伤寒发病与转归的影响;许叔微对《伤寒论》的八纲辨证最有研究,著有《伤寒百证歌》《伤寒发微论》《伤寒九十论》等;成无己是注解《伤寒论》的第一家,著有《注解伤寒论》《伤寒明理论》,其注释以经释论,重视对伤寒症状的鉴别,其于定体、分形、析证、明理,颇有独到见解。综上诸家对伤寒学的研究,对外感热病的辨证论治体系的发展,具有深远的影响。二是寒凉学派:以刘完素为代表强调"六气皆能化火",治病善用寒凉,促进了病机学说的发展,著有《素问玄机原病式》《医方精要宣明论》《三消论》等,为攻邪派及养阴派学说的形成奠定了基础。三是补土学派:是以李东垣为代表,师承了张元素的脏腑辨证学说,专注脾胃的研究,创立了著名的"脾胃内伤,百病由生"的理论,提出了升阳泻火、甘温除热之法,创立了补中益气汤、升阳益胃汤等名方;其弟子王好古在其学术思想的基础上又提出了阴证学说,罗天益又揭示了脾胃与其他四脏以及营卫津液的关系,并重视三焦分治。这都丰富了中医学的脏腑学说,推动了脏腑病机、辨证治疗的发展。四是攻邪学派:以张子和为代表,强调邪留则正伤,邪去则正安之理,治病以攻击病邪为首任,提出了汗、吐、下三法,充实和发展了中医辨证论治体系。五是滋阴学派:以朱丹溪为代表,强调"阳常有余,阴常不足"论,治疗以滋阴降火为主,强调保存阴气对人体健康的重要意义,其"相火论"成为后来温补学派诸家论命门之火的理论依据。

方剂学在唐宋金元时期得到了空前的发展,官修民著纷纷面世,是方剂学发展史上内容最为丰富,观点最为新颖,理论最为系统的时期。尤其是唐代著名医学家孙思邈的巨著——《备急千金要方》凡三十卷,计233门,收载方剂约5300首,广泛搜集和保存了前代医家的大量方剂及当时流传于民间的许多有效良方;而其后的《千金翼方》中又有不少补充,使许多名方得以流传后世。宋代林亿赞之为:"上极文字之初,下迄有隋之世,或经或方,无不采撷,集诸家之秘要,去众说之所未至……厚德过于千金,遗法传于百代。"还有唐代王焘所著的《外台秘要》,凡四十卷,计1104门,其资料丰富,条理分明,方法严谨,体例统一,对所引用理论,以及6000余首医方等都一一注明原始出处和来源等,并注明校勘正误,唐以前医方赖《外台秘要》得以保存者甚多。宋代则出现了国家官修的大型方书,有《太平圣惠方》,全书为一百卷,1670门,收方16834首,为现存的第一部国家官修的方书。还有《圣济总录》《太平惠民和剂局方》。同时这一时期医家方书辈出,有陈无择的《三因极一病证方论》,载方1500余首,按"三因"和病证归类,强调了审证求因而施治。钱乙在《小儿药证直诀》一书中化裁和创制了许多治疗小儿疾病的新方。严用和强调不能概以古方治今病,结合自己30余年的临床经验将古人有效方剂总结而著成《济生方》《济生续方》,载方450首。许叔微的《普济本事方》选方300余首。金元四大家的学术思想更丰富了方剂学的内容,如刘完素创制具寒凉派特色的代表方剂桂苓甘露饮、益元散等;张子和创制的具有攻下特点的代表方剂三圣散、禹功散等;李东垣创制的具有补土派特点的代表方剂补中益气汤、升阳益胃汤等;朱丹溪创制的具有滋阴派特色的代表方剂大补阴丸、虎潜丸等,至今仍是临床医生常用的治疗方剂。总之,这一时期的方书为后世方剂学的发展作出了巨大的贡献。

妇科学在唐代得到了长足的发展,特别是孙思邈所著《备急千金要方》,把妇产一门列入卷首,并强调妇科必须另立一科的必要性,其曰:"妇人之别有方者,以其胎妊、生产、崩伤之异故也,是以妇人之病,比之男子十倍难疗……所以别立方也。"并以540余首方药对求子、妊娠、产难、胞衣不出、月经、带下、杂病等证候予以治疗。同时对难产、产后护理也作了精辟论述。宋代产科已发展为在太医局设置的九科中的独立专科,同时妇产科专著不断面世,尤其是陈自明的《妇人大全良方》,为当时妇产科的代表作。全书分8门,总260余论,系统论述了调经、众疾、求嗣、胎教、妊娠、坐月、难产、产后等病证的病因与治疗。对妇产科的发展影响颇大。金元四大家对妇产科各有独到之处，如刘河间对女子"不月"之治疗，提出"先泻心火，血自下也"。其还十分重视女性不同年龄阶段的生理特点，并强调肾、肝、脾三脏的作用，对当今研究女性青春、育龄、更年期都具有十分重要的意义。张子和对妇人精血不足，认为"当补之以食，大忌有毒之药，偏盛而成夭阏"。李东垣治妇科经、带疾病，以补脾益气、升阳摄血、升阳除湿等法，收效卓著。朱丹溪对妇科病强调"滋阴降火"，反对滥用辛热，对胎前病提出"清热养血"法，以黄芩、白术为安胎圣药，至今对临床仍具有指导意义。

儿科学的独立发展，始于晋唐而盛于宋。唐宋时期儿科已为独立之科，称为少小科或小方脉科。唐·孙思邈在《备急千金要方》中载有儿科用方320首，并强调胎教、胎养。王焘的《外台秘要》中，"小儿诸疾"专卷，分86门，着重论述了小儿初生调护、喂养、保育以及惊悸、夜啼、中风、咳嗽、天行、伤寒等，载方400首。宋时专著日益增多，特别是北宋儿科专家钱乙，在《小儿药证直诀》中，明析儿科生理病理特点，发展了儿科诊断方法，确立儿科五脏辨证纲领。南宋刘昉的《幼幼新书》是现存的宋代儿科巨著，全书40卷，包括病源形色、禀受诸病、惊风急慢、斑疹麻痘以及眼目耳鼻、口唇、齿诸条，对痈疽、外伤尤为重视。金元四大家对儿科亦有不同创见，丰富了儿科内容。

外科学在唐宋金元时期有了很大发展，有多家专著或方论，但主要是陈自明的《外科精要》，强调外疡的整体疗法，创托里排脓诸方至今仍为医家所宗。及朱丹溪的《外科精要发挥》，特别是危亦林的《世医得效方》中，有关外科方面的内容非常丰富，其中有关正骨的篇章，可谓当代比较成熟的创伤外科学。

骨伤科学在唐宋金元时期的发展，集中反映在唐·蔺道人的《理伤续断方》中，特别是元代危亦林的《世医得效方》，其在《正骨兼金镞》里，充分反映了元代骨伤科的治疗水平，其对治疗损伤骨关节，要用草乌散使之"麻倒不识痛，或用刀割开，或用剪剪去骨锋者，以手整顿骨节归原……或用凿凿开取出，后用盐汤或盐水与服立醒。"并强调"服后麻不倒，可加曼陀罗花……若其人如酒醉，即不可加药。"在骨折的诊断技术和闭合复位手法上，其对关节脱白的复位方面，除一般关节复位外，特别对髋关节脱白创造性地提出了悬吊复位法。其最为突出的贡献为脊柱骨折悬吊复位法，这一创见在世界骨伤科学史上也是罕见的。

在这一时期，其他临床各科也都有所发展，特别是在养生学方面，有很多论述，尤其是孙思邈，不但在其著作中有很多有关养生的论述及养生方法，而且自己就活到了百岁以上。

唐宋金元时期是中医药学发展的昌盛时期,是中医药学派创立的关键时期,为后世中医药学发展奠定了坚实基础。为了让后人了解唐宋金元名医的成长过程,以及各位医家的学术思想,特编撰了《唐宋金元名医全书大成》。

　　全书共收录了22位医家,集成20册医学全书(钱乙、刘昉两位医家为一册,庞安时、朱肱两位医家为一册),其中唐代3位医家,两宋时期9位医家,金元时期10位医家。收录原则:收入医家的全部存世著作;对该医家有争议的著作,当考镜源流,分辨正伪,尽量做到正本清源;在正本清源的基础上,对其弟子收集其遗论整理而成又确能反映其学术思想的亦可收入。

　　本书为国家新闻出版总署"十五"重点规划图书之一,在编写和论证过程中得到了国家中医药管理局李振吉副局长、洪净副司长,中国中医研究院医史文献研究所马继兴教授、余瀛鳌教授、李经纬教授,上海中医药大学严世芸教授,北京中医药大学鲁兆麟教授的指导帮助,在此表示衷心感谢。

　　本书由于作者较多,工程量较大,不足之处在所难免,望各位专家及读者多多指教。

《唐宋金元名医全书大成》编委会

总 目 录

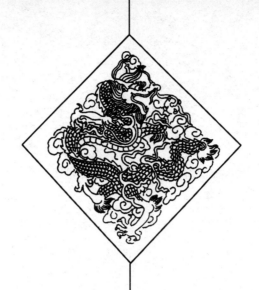

南阳活人书

宋·朱肱　撰

大明应天浴沂人徐镕镕之父重校正

点校说明

朱肱，字翼中，号无求子，北宋吴兴人，授奉议郎及医学博士，人称朱奉议。朱氏治伤寒学，考古验今，潜心二十一年，几经充实，于公元1108年完成此书的撰写工作。《活人书》是整理研究仲景《伤寒论》较早的著作之一，他参合晋以下诸家之说，论述精详，在阐发仲景学说，发展外感病的理论体系和辨证论治方面，做出了一定的贡献，受后世推崇。历代医家对之多有较高的评价。如徐灵胎说："宋人之书，能发明《伤寒论》，使人有所执持而易晓，大有功于仲景者，《活人书》为第一。"对后世伤寒研究影响极大。

朱肱历二十年，于宋·大观二年著成《伤寒百问》，共二十卷，九万余字。政和元年由其子献书，得于国子监刊印。之后，成都、福建、浙江等地相继刊出。大观五年，武夷张蒇作序，并改名为《南阳活人书》。至政和八年，朱肱又重新校正，改百余处，于杭州大隐坊镂版刊行。四明王作肃博取诸家要义，附注各条之下，而为《增释南阳活人书》。

至明·万历十九年，徐镕初校本，系徐氏在本书隐晦百年后，广收多种刊本校定后刊行，名《活人书》，惜原刊本已佚。万历四十四年，徐镕重校，仍以前本为基，并由文林郎关中张惟任作序，仍名《活人书》，二十卷刊行。

万历二十九年吴勉学校本，系在徐氏初校本二十卷基础上，将其第二十卷的"小儿伤寒"与"小儿疮疹"分为二卷，并增补李子建《伤寒十劝》一卷，共二十二卷，另附录《伤寒药性》、《活人书释音》等，名为《类证活人书》。

吴鸣凤校本，系在吴勉学本基础上，增补《活人书辨误》和《小儿药性》，名《增注类证活人书》。

清刊本均为明代刊本的翻刻本和手抄本。有：

乾隆五十一年浙江问梅居士手抄本，名《类证活人书》；

光绪十年，江南机器制造局刊本，名为《类证活人书》，二十二卷；

光绪十二年，千顷堂刊本，名为《类证活人书》，二十二卷；

光绪二十三年，儒雅堂刊本，名为《活人书》，二十卷；

光绪二十三年，儒林堂刊本，名为《活人书》，二十卷；

民国刊本有：1939年《丛书集成》本，二十二卷，以吴勉学本为底本校刻而成。

本次点校以徐镕重校本为底本，参考吴勉学《古今医统正脉全书》本、光绪儒雅堂本等，力求保持原貌，但也作了以下改动：

一、全书全部改为简体横排

二、底本中的眉批移入正文，前冠以［批］字

三、古今字，如"府"与"腑"等一律径改

四、通假字一律径改为现今通行字

五、由于版式改变，原"右"字一律径改为"上"字

六、底本中的《活人书徵说》因是徐镕之父集，故删去

限于学识，肯定存在错误和不足，敬请斧正。

编校者

2005.10

自叙

伤寒诸家方论不一，独伊尹、仲景之书，犹六经也。其余诸子百家，时有一得，要之不可为法。又况邪说妄意，世业名家，规利虽厚，因果历然。特以伊尹汤液，仲景经络，常人难晓，士大夫又以艺成而下，耻而不读，往往仓卒之际，束手待尽，卒归之于命而已。世人知读此书者亦鲜，纵欲读之，又不晓其义。况又有好用凉药者，如附子、硫黄，则笑而不喜用，虽隆冬使人饮冷，服三黄圆之类；有好用热药者，如大黄、芒硝，则畏而不敢使，虽盛夏劝人灸煅，服金液丹之类。非不知罪福，盖偏见曲说所趣者然也。阳根于阴，阴本于阳，无阴则阳无以生，无阳则阴无以化。是故春时气温，当将理以凉，夏月盛热，当食以寒，君子扶阴气以养阳之时也，世人以为阴气在内，反抑以热药，而成疟痢脱血者多矣；秋时气凉，当将息以温，冬时严寒，当食以热，君子扶阳气以养阴之时也，世人以为阳气在内，乃抑以凉药，而成吐利腹痛者多矣。伐本逆根，岂知天地之刚柔，阴阳之逆顺，求其不夭横也难矣。偶有病家，曾留意方书，稍别阴阳，知其热证，则召某人，以某人善医阳病；知其冷证，则召某人，以某人善医阴病，往往随手全活。若病家素不晓者，道听泛请，委而听之。近世士人如高若讷、林亿、孙奇、庞安常皆惓惓于此，未必章句之徒不诮且骇也。仆因闲居，作为此书，虽未能尽窥伊尹之万一，庶使天下之大，人无夭伐，老不哭幼，士大夫易晓而喜读，渐浸积习，人人尊生，岂曰小补之哉？仲尼曰："吾少也贱，故多能鄙事。"学者不以为鄙，然后知余用意在此而不在彼也。

大观元年正月上元日前进士朱肱序

5

余顷在三茅，见无求子《伤寒百问》，披而读之，不知无求子何人也。爱其书，想其人，非居幽而志广，形愁而思远者，不能作也。惠民忧国，不见施设，游戏艺文，以阅岁月者之所作乎？逃世匿迹，抚心绝虑，灌园荒丘，卖药都市者之所作乎？颠倒五行，推移八卦，积功累行，以就丹灶者之所作乎？不然，则穷理博物，触类多能，东方朔者耶？浩歌散发，采掇方技，皇甫谧者耶？周流人间，卫生救物，封君达者耶？前非古人，后无作者，则所谓无求子者，余不得而知也。三茅三年，挟册抵掌，未尝停手，所藉以全活者，不知其几人也。惜其论证多，而说脉少；治男子详，而妇人略。铢两讹舛，升斗不明，标目混淆，语言不通俗，往往间阎，有不能晓者，此余之所以夙夕歉然者也。今秋游武林，邂逅致政朱奉议，泛家入境，相遇于西湖之丛林，因论方士，奉议公乃称贾谊云：古之人，不在朝廷之上，必居医卜之中。故严君平隐于卜，韩伯休隐于医。然卜占吉凶，医有因果。不精于医，宁隐于卜。班固所谓有病不治得中医，盖慎之也。古人治伤寒有法，治杂病有方。葛稚川作《肘后》，孙真人作《千金》，陶隐居作《集验》，玄晏先生作《甲乙》。率著方书，其论伤寒治法者，长沙太守一人而已。华佗指张长沙《伤寒论》为活人书，昔人又以《金匮玉函》名之，其重于世如此。然其言雅奥，非精于经络，不可晓会。顷因投闲，设为对问，补苴缀缉，仅成卷轴。因出以相示，然后知昔之所见《百问》乃奉议公所作也。因乞其缮本，校其详略，而《伤寒百问》十得五六，前日之所谓歉然者，悉完且备。书作于己巳，成于戊子，增为二十卷，厘为七册，计九万一千三百六十八字。得此书者，虽在崎岖僻陋之邦，道途仓卒之际，据病可以识证，因证可以得方，如执左契，易如反掌，遂使天下伤寒无横夭之人，其为饶益，不可思议。昔枢密使高若讷作《伤寒纂类》，翰林学士沈括作《别次伤寒》，直秘阁胡勉作《伤寒类例》，殿中丞孙兆作《伤寒脉诀》，蕲水道人庞安常作《伤寒总病论》，虽互相发明，难于检阅，比之此书，天地辽落。张长沙，南阳人也。其言虽详，其法难知。奉议公祖述其说，神而明之，以遗惠天下后世，余因揭其名为《南阳活人书》云。

大观五年正月日序

后序

　　仆乙未秋以罪去国，明年就领宫祠以归。过方城，见同年范内翰云：《活人书》详矣，比《百问》十倍，然证与方分为数卷，仓卒难检耳。及至睢[1]阳，又见王先生，《活人书》京师、成都、湖南、福建、两浙，凡五处印行，惜其不曾校勘，错误颇多。遂取善本，重为参详，改一百余处，命工于杭州大[2]隐坊镂板，作中字印行，庶几缓急易以检阅。然方术之士，能以此本游诸聚落，悉为改证，使人诵读，广说流布，不为俗医妄投药饵，其为功德，获福无量。

　　　　　政和八年季夏朔朝奉郎提点洞霄宫朱肱重校正

----

① 睢　儒雅堂本作"滩"。
② 大　儒雅堂本作"太"。

来复序

　　以医为幻则末，以医为真则非末。医止为一人之身用则小，以之为天下人用则非小。余不佞非知医者，顾常谓百家之技，惟此近真，扩而大之，可以免夭沴之患。家居题其药室云：以羲皇之心手，运尧舜之事功，谁穷谁达；将孔孟之乾坤，跻羲期之寿命，何己何人。十余年托志如此，兹以往功疏矣，亦不复言此道矣。所批校诸方书颇多，半为人索去。丙辰入都，偶携数种，以备查稽，《活人书》其一也。侍御张觉庵先生、民部王任吾先生见而嘉赏之。遂约同乡诸荐绅先生见住长安者，各捐金、命工，不数月告成。此书行而仲景之心法明，即《内》、《难》之奥旨明。穷乡鄙邑，按条检方，详方治病，伤寒杂证，一以贯之，其有补于世道既伟且久矣。海内人士，倘读此有得，以之治疗获验，尚其念诸荐绅先生之功。是编经徐春①沂镕与不佞复考纂，又共社友胡含素廷器，梁君晋希，渊君王应圻，家弟驭仲临校正，庶几无大讹谬，观者鉴其苦心。

　　　　　　　　　　　　　　　　　　关中来复阳伯甫谨识

---

① 春　儒雅堂本作"方"。

张惟任序

　　自朱紫阳训医为小道，儒者率卑琐置之而不谈，不谈则不习。习医而获名称者，皆业儒不成者也。然一旦病疾，则延素所卑琐者，不惜损厚赀，托生命，以尊礼之。夫术至于托生命，则医非小道矣。惟夫缓急卒不可倚，于是举世惑厌，谓我命自天，而药饵真属可有可无之物，即取而用之，不过曰，谓其能疗疾苦耳。若然，则以为小道亦宜。不知命盖难言矣，使吾命当生，非药以能生也，则吞毒药亦可以不死耳。举世贤智之儒，不深究诘，委身庸愚，乱投金石草木，或轻信而自戕，或势逐而咎尤，讫知一定之难挽，不思人事之有缺，咸以吾宣圣准之，其所谆谆言曰"有命"、"命矣夫"之类，似乎夭寿修短不可强者。顾何以必慎疾也，不轻尝药也，诛许止以弑也。至子舆氏亦以立岩墙下为不知命，实后先同旨。若夫人生此息，徒悬之苍茫而毫不能移，则疾不①必慎，而药可漫尝矣。许止孝而岩墙下可立矣。由是则轩岐诞矣，神农妄矣，伊尹、箕仲凿矣，箴砭刀圭汤液醪醴之事，一切可废矣，何以古今相沿必设也。若夫但取疗疾苦之言，亦不经见，天地间六淫七情之所发动，轻则疾苦，重则危殆，能得治法与治之先时，危殆化而为疾苦；不得其治法与治之后时，疾苦转而为危殆，岂有二哉？不佞素不愿薄医为方技，近与吾乡来阳伯氏接谈，聆其论议，先得我心之同然，及睹评校诸医籍合数十部，而此书其一，其言曰：世间真医难，能校雠医籍者等难。正言业儒者多不谙医也。阳伯所推许千百载医不数人，总之不诡于《内》、《难》者为是。南阳之仲景，阐《内》、《难》者也。有宋之奉议，阐南阳者也。《内》、《难》之体具，俟南阳而用彰。南阳之辨精，得奉议而理畅。倘是书不出，即成聊摄之《明理》，与夫河间、戴人诸书，俱无从因袭矣。矧近代种种剽窃之伪书乎？然则南阳，轩岐之曾孟；奉议，南阳之功臣。学者循此真派，以见古人面目，而篇中一二少悖之微疵，自可变而通之矣。阳伯今通籍宦途，颇厌离此道。余惧其久而佚也，谋于乡绅，慨然同好，遂酾赀付梓，以广其传。乃阳伯则自有远且大者，无俟此为名高也。

　　万历丙辰岁阳月之吉，敕封文林郎前钦差巡按浙江等处贵州道候补江西道监察御史

关中张惟任譔

---

① 不　儒雅堂本作"亦"。

乡绅诸公助刊姓氏

张问达号诚宇刑部左侍郎
盛以弘号扬郛国子监祭酒
韩文焕号太素翰林院检讨
韩继思号正堂拟授刑科给事中
王国祯号麟郊山东道监察御史
张惟任号觉庵贵州道监察御史
薛贞号正亭江西道监察御史
车朴号望莘吏部司务
王豫立号玄洲礼部精缮司郎中
王建屏号畤山户部贵州司郎中
王之臣号任[1]吾户部河南司郎中
来于庭号五云户部广东司郎中
侯国号念岗刑部山西司郎中
米万钟号友石工部营缮司郎中
李联芳号兰如户部山东司员外
李采号质轩户部湖广司员外
常道立号还一户部河南司员外
张国绅号见立户部云南司主事
杨蛟号臣峤户部山西司主事
解经传号衡峤兵部武库司主事
周仕号显吾兵部武选司主事
王弘祖号合一兵部职方司主事
薛承教号小雍刑部云南司主事
王之寀号心一刑部河南司主事
宁熿号永怀工部都水司主事
薛养性号心斋都察院司务
张国祥号居白拟授礼科给事中
张凤跃号圣徵中书舍人

①任　儒雅堂本作“仕”。

乡绅诸公助刊姓氏

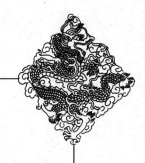

杜继芳号肖任中书舍人
张镕号陶宇光禄司监事
马鹍号光川光禄司监事
李孔度号生洲国子监典簿
董继舒号崑阳国子监典籍
王徵号葵心举人

南阳活人书目录

活人书卷第一

此一卷论经络。治伤寒先须识经络，不识经络，触途冥行，不知邪气之所在，往往病在太阳，反攻少阴，证是厥阴，乃和少阳，寒邪未除，真气受毙。又况伤寒看外证为多，未诊先问，最为有准。孙真人云：问而知之，别病浅深，名为巧医。病家云：发热恶寒，头项痛，腰脊强，则知病在太阳经也；身热，目疼，鼻干，不得卧，则知病在阳明经也；胸胁痛，耳聋，口苦，舌干，往来寒热而呕，则知病在少阳经也；腹满，咽干，批："咽干"，《内经》、仲景并作"嗌干"，是。手足自温，或自利不渴，或腹满时痛，则知病在太阴经也；引饮恶寒，或口燥舌干，则知病在少阴经也；烦满囊缩，则知病在厥阴经也。然后切脉，以辨其在表在里，若虚若实，以汗下之。古人所以云：问而知之为中工，切而知之为下工。若经隧支络，懵然不分，按寸握尺，妄意疾证，岂知坐授明堂，藏室金兰者耶？

经络图

太阳经①

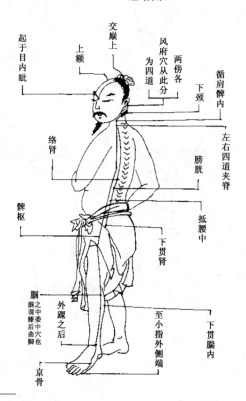

---

① 太阳经　吴勉学《古今医统正脉全书》本、儒雅堂本均作"足太阳经"。

膀胱重九两二铢，纵广九寸，盛溺九升九合。

批：起，发也。眦音自。目大角为内眦。发际前为额，脑上为颠。颠，顶也。循，巡也，又依也，沿也。髆音搏，肩后之下肩髆。络，远也，抵至也。髀音比，股也。臀音豚，尻也。挟腰髋骨两旁为机，机后为臀。腘音国，腓肠上，虚为腘。腨音遄，腓肠也。俗所谓脚肚也。踝，户瓦切，脚跟后两旁起骨为踝骨。端，杪也。

足太阳膀胱之经，肾与膀胱为合，故足少阴与足太阳为表里。从目内眦上头，连于风府，分为四道，下项，并正别脉，阳明经[2]

上下六道，以行于背与身为经。太阳之经为诸阳主气，或中寒邪，必发热而恶寒，缘头项腰脊是太阳经所过处，今头项痛，身体疼，腰脊强，其脉尺寸俱浮者，故知太阳经受病也。

《灵枢经》云：足太阳之脉，起于目内眦，上额，交颠上。其支别者，从颠至耳上角。其直行者，从颠入络脑，还别下项，循肩髆内，夹脊，抵腰中，入循膂，络肾[1]。其支别者，从腰中下会于后阴，下贯臀，入腘中。其支别者，从髆内左右别下贯胛，夹脊内过髀枢，循髀外后廉，下合腘中，下贯腨内，出外踝之后，循京骨，至小指外侧端。

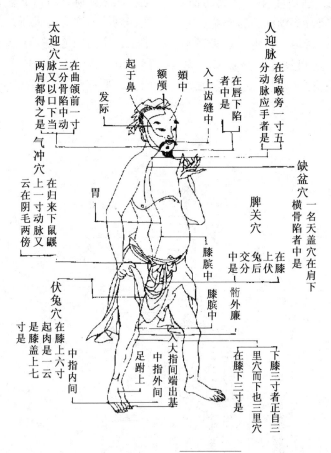

---

① 络肾　儒雅堂本"络肾"后有"属膀胱"三字。

② 阳明经　吴勉学《古今医统正脉全书》本、儒雅堂本均作"足阳明经"。

胃重二斤十四两，盛谷二斗，水一斗五升，为水谷之海。

批：颊音遏，鼻茎也。鼻山根为頞。口前小者为齿。额颅音厄卢。前为发际，发际前为额颅。颔音含，颐下也。巨骨上陷中为缺盆。䯏音悉。膑音牝，挟膝解中也。胻音行，胫骨端也。廉，隅也，边也。跗音肤，足面也。

足阳明胃之经脾与胃为合，故足太阴与足阳明为表里。从鼻起，夹于鼻，络于目，下咽，分为四道，并正别脉，六道上下，行腹，纲维于身。盖诸阳在表，阳明主肌肉，络于鼻，故病人身热，目痛，鼻干，

不得卧，其脉尺寸俱长者，知阳明经受病也。

《灵枢经》云：足阳明之脉起于鼻交頞中，旁约太阳之脉，下循鼻外，入上齿中，还出挟口环唇，下交承浆，却循颐后下廉出大迎，循颊车，上耳前，过客主人，循发际至额颅。其支者，从大迎前下人迎，循喉咙，入缺盆，下膈，属胃，络脾。其支者，从缺盆下乳内廉，下侠脐，入气冲中。其支者，起胃口，下循腹里，下至气冲中而合，以下髀关，抵伏兔，下膝膑中，下循胫外廉，下足跗，入中指内间。其支者，下廉三寸而别，以下入中指外间。其支者，别跗上，入大指间，出其端。

少阳经[1]

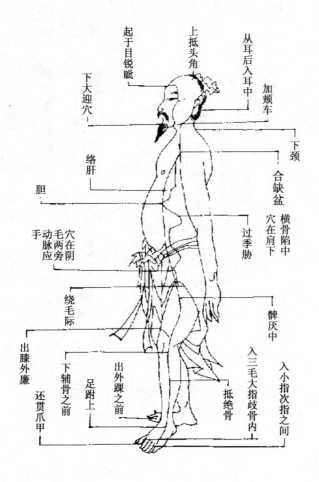

起于目锐眦
上抵头角
从耳后入耳中
下大迎穴
加颊车
下颈
络肝
合缺盆
胆
横骨陷中
穴在肩下
手动毛穴
脉两在
应旁阴
过季胁
绕毛际
髀厌中
出膝外廉
下辅骨之前
出外踝之前
足跗上
入三毛大指歧骨内
抵绝骨
入小指次指之间
还贯爪甲

① 少阳经　吴勉学《古今医统正脉全书》本、儒雅堂本均作"足少阳经"。

胆在肝之短叶间，重三两三铢，盛精汁三合。

批：目外角为锐眦。颈音景，头茎也。胁骨之下为季胁。曲骨之际为毛际。饶骨之下为髀厌，即髀枢也。胻外为辅骨。外踝以上为绝骨。小指，次指第四指也。足大指本节后为岐骨。大指爪甲后为三毛。

足少阳胆之经肝与胆为合，故足厥阴与足少阳为表里。起目外眦，络于耳，分为四道，下缺盆，循于胁，并正别脉，六道上下。主经营百节，流气三部，故病人胸胁痛而耳聋。

《黄帝针经》曰：邪在肝，则两胁痛。又曰：胆胀者，胁下痛，口中苦，善太息，或口太阴经①

苦咽干，或往来寒热而呕，其脉尺寸俱弦者，知少阳经受病也。

《灵枢经》云：足经少阳之脉，起于目锐眦，上抵头角，下耳后，循颈行手少阳之前，至肩上，却交出少阳之后，入缺盆。其支者，从耳下，入耳中，出走耳前，至目内眦后。其支者，别锐眦下大迎，合手少阳，抵于颔下，加颊车，下颈合缺盆，以下胸中，贯膈，络肝，属胆，循胁里出气冲，绕毛际，入髀厌中。其直者，从缺盆下腋，循胸中，过季胁，下合髀厌中，以下循髀阳出膝外廉下外辅骨之前，直下抵绝骨之端，下出外踝之前，循足跗上出小指，次指之端。其支别者，从足跗上入大指，循岐骨内出其端。

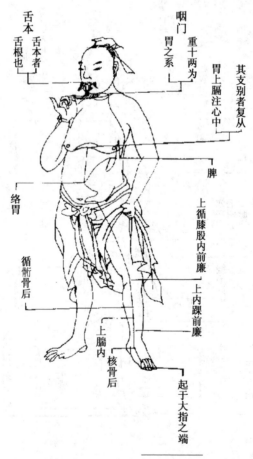

---

① 太阴经　吴勉学《古今医统正脉全书》本、儒雅堂本均作"足太阴经"。

脾重二斤三两，象马蹄，内包胃脘，象土形也。经络之气交归于中，以营运真灵之气，意之舍也。

批：核骨，俗云孤拐骨。足跟后两旁起骨为踝骨。髀内为股。膈者隔也。凡人心下有隔膜，与脊胁周同回相着，所以遮隔浊气，不使上熏于心肺也。嗌，《洪武正韵》注：喉也，即喉之端。喉以候气，下接于肺，即肺系也。

少阴经①

足太阴脾之经，为三阴之首，其脉布于脾胃，络于嗌喉，故病人腹满而嗌干，尺寸俱沉细者，知太阴经受病也。

《灵枢经》云：足太阴之脉起于大指之端，循指内侧白肉际，过核骨后，上内踝前廉上腨内，循胫骨后，交出厥阴之前，上循膝股内前廉入腹，属脾，络胃，上膈，挟咽，连舌本，散舌下。其支者，复从胃别上膈，注心中。

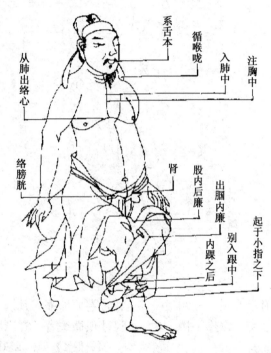

肾脏有二，形如豇豆，相并而曲，附于脊，筋外有脂裹，里白表黑，主藏精。

足少阴肾之经，其脉起于小指之下，斜趣足心。别行者，入跟中，上至股内后廉，贯肾，络膀胱。直行者，从肾上贯肝膈，入肺中，系舌本，伤寒热气入于脏，流于少阴之经。少阴主肾，肾恶燥，故渴而引饮。又经发汗、吐、下以后，脏腑空

虚，津液枯竭，肾有余热，亦渴，故病人口燥舌干而渴，其脉尺寸俱沉者，知少阴经受病也。

《灵枢经》云：足少阴肾之脉，起于小指之下，斜趣足心，出于然骨之下，循内踝之后，别入跟中，以上腨内，出腘内廉，上股内后廉，贯脊，属肾，络膀胱。其直者，从肾上贯肝膈，入肺中，循喉咙，挟舌本。其支者，从肺出，络心，注胸中。

① 少阴经　吴勉学《古今医统正脉全书》本、儒雅堂本均作"足少阴经"。

厥阴经①

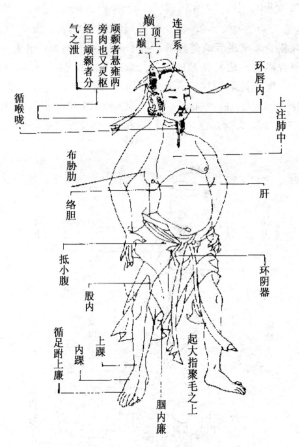

巅 顶上
曰巅
连目系
环唇内
上注肺中
颃颡者悬雍两
旁肉也又灵枢
经曰颃颡者分
气之泄
循喉咙
布胁肋
肝
络胆
抵小腹
环阴器
股内
上踝
内踝
循足跗上廉
起大指聚毛之上
腘内廉

肝重四斤四两，有七布叶，一叶小，如木甲拆之象，各有支络脉游②　中，以宣发阳和之气，魂之宫也。

批：足大指爪甲后为三毛，三毛后横文为聚毛。环，绕也。脐下为小腹。"肋"音"勒"，肋干释名肋，勒也。所以捡助五藏。目内深处为目系。"颃颡"音冈桑。耳以下曲处为颊。"唇"音纯。卵，鲁管切也。

足厥阴肝之经，厥者，尽也。《灵枢》曰：亥为左足之厥阴③，两阴俱尽，故曰厥阴。夫阴尽为晦，阴出为朔。厥阴者，以阴尽为义也。其脉循阴器，络于肝者，筋之合也。筋者，聚于阴器，批：自"络"字起，"器"字上十五字，诸本俱无，依《灵枢》文补之。《甲乙经》并同。而脉络于舌本也，故脉弗营则筋急，筋急则引舌与卵，故唇

青舌卷而卵缩。凡病人烦满而囊缩，其脉尺寸俱微缓者，知厥阴经受病也。

《灵枢经》云：足厥阴之脉，起于大指聚毛之际，上循足跗上廉，去内踝一寸，上踝八寸，交出太阴之后，上腘内廉，循股阴，入毛中，环阴器，抵小腹，挟胃，属肝，络胆，上贯膈，布胁肋，循喉咙之后，上入颃颡，连目系，上出额，与督脉会于巅。其支者，从目系下颊里，还唇内。其之者，复从肝别贯膈，上注肺中。

---

① 厥阴经　吴勉学《古今医统正脉全书》本、儒雅堂本均作"足厥阴经"。

② 游　儒雅堂本作"道"。

③ 亥为左足之厥阴　儒雅堂本此下有"戌为右足之厥阴"七字。

（一）问伤寒一二日，发热恶寒，头项痛，腰脊强，尺寸脉俱浮

答曰：此足太阳膀胱经受病也。仲景云：太阳病，欲解时，从巳至未上。太阳病，头疼，批：《内经》、仲景并作头疼，奉议作"疼"字，误，后仿此。发热，汗出，恶风，宜桂枝汤（正一）之类，应解散，而药宜用桂枝者。批：别本桂枝汤下无"之类"至"者"字，却有"轻者只与柴胡桂枝汤"。太阳病，头痛，发热，无汗，恶寒，宜麻黄汤（正二十）之类，应解散，而药宜用麻黄者。批：麻黄汤下无"之类"至"者"字，却有"轻者只与桂枝麻黄各半汤。惟钱闻礼《百问歌》同别本，其李知先《活人书括》、杨仁斋《活人总括》与今本同。二者均为解散，正分阴阳，不可不慎也。仲景所谓无汗不得服桂枝，有汗不得服麻黄，常须识此，勿令误也。今人才见身热、头痛便发汗，不知汗孔闭而用麻黄，汗孔疏而用桂枝。伤寒、伤风，其治不同。古人有汗者当解肌，无汗者可发汗。

（二）问伤寒二三日，身热，目痛，鼻干，不得卧，尺寸脉俱长

答曰：此足阳明胃经受病也。仲景云：阳明病，欲解时，从申至戌上。伤寒二日，阳明经受病，可发其汗，非正阳明也。正阳明者，身热，汗出，不恶寒，反恶热，故可下也。今言一二日传阳明经，身热，目痛，鼻干，不得卧，其脉俱长者，是太阳阳明，可表而已。若无汗，尚恶寒，宜升麻汤。（杂一）①。有汗，微恶寒者，表未解也，宜桂枝汤。（正一）②。无汗，脉浮，其人喘者，可与麻黄汤。（正二十）。

又问十二经皆一，而阳明有三，何也？答曰：有太阳阳明，有少阳阳明，有正阳阳明也。太阳阳明者，本太阳病，若发汗，若下，若利小便，此亡津液，胃中干燥，因转属阳明也。批："明也"下，别本注云：太阳阳明，脾约是也。大便坚，小便利，其脾为约。少阳阳明者，本传到少阳，因发汗，利小便已，胃中燥实，批：别本"实"字下，有"不亡津液，便阳盛胃实"十字，误。大便难也。正阳阳明者，病人本风盛气实也。三阳明俱宜下，唯恶寒及中寒，为病在经，与太阳合病属表，可发其汗。盖太阳与阳明合病，脉必浮大而长，外证必头疼，腰痛，肌热，目疼，鼻干也。脉浮大者，太阳也。长者，阳明也。头疼腰痛者，太阳也。肌热，目痛，鼻干者，阳明也。尚恶寒者，可升麻汤（杂一）汗之。若不恶寒，反恶热，大便不秘者，可白虎汤解利之。不恶寒，反恶热，大便秘，或谵语者，属胃家实也，可调胃承气汤正（四十三）下之。又问三阳有合病，有并病，何也？答曰：脉浮大而长，头疼，腰痛，肌热，目疼，鼻干者，合病也。太阳初得病时，发其汗，汗先出不彻，因转属阳明，续自微汗出，不恶寒者，并病也。三阳皆有合病，唯三阴无合病，不可不知也。太阳证罢，但发潮热，手足漐漐汗出，大便难而谵语者，下之愈，宜用大承气汤。（正四十一）。若太阳证不罢，不可下，宜用桂枝麻黄各半汤。（正二）。小发汗。设面色赤者，阳气怫郁在表，当解之、熏之。若发汗不大彻，则阳气怫郁不得越散，当汗不汗，烦躁，不知痛处，其人短气，但坐，盖以汗出不彻故也。更以麻黄汤发其汗，则愈。何以知汗出不彻，以脉涩故知之。

---

① 杂一　儒雅堂本作"杂方一"，下同。
② 正一　儒雅堂本作"正方一"，下同。

（三）问伤寒三四日，胸胁痛而耳聋，或口苦舌干，或往来寒热而呕，其尺寸脉俱弦

答曰：此足少阳胆经受病也。仲景云：少阳病，欲解时，从寅至辰上。太阳病不解，转入少阳，胁下硬满，干呕不能食，往来寒热，尚未可吐下，批：仲景作"尚未吐下"，奉议添"可"字，恐未稳。诊其脉弦紧批：仲景作"沉紧"，是。者，小柴胡汤主之。（正二十九）。盖脉弦细，头疼，发热，属少阳。少阳受病，口苦咽干，目眩，宜小柴胡汤以解表，不可发汗。仲景少阳证，唯小柴胡为解表药耳。发汗则谵语，谵语属胃，胃和则愈，不和则烦而躁，批：别本作"燥"，仲景作"悸"。宜调胃承气汤，（正四十三）。此属少阳阳明也。

（四）问伤寒四五日，腹满咽干，手足自温，或自利不渴，或时① 满时痛，尺寸脉俱沉细

答曰：此足太阴脾经受病也。仲景云：太阴病，欲解时，从亥至丑上。伤寒手足必微冷。批："冷"，一本作"厥"。若手足自温者，系太阴也。自利不渴，属太阴也。自利不渴② 者，脏寒也，当温之，宜四逆汤、（正七十四）。理中汤也。（正七十三）。腹满脉浮者，可桂枝（正一）。微发汗。腹痛者，桂枝加芍药汤。（正十二）。痛甚者，桂枝加大黄汤。（正十三）。

又问古人以四日太阴证，病在胸膈，可吐批：仲景云太阴篇无吐法，如虚烦膈实等证可吐者，皆属他经。独华佗云：四日在胸可吐之，亦不在太阳，今当在胸膈可吐，非也。况胸中本非太阴经部分，虽有胸下结硬，是误下后也。而愈，何也？答曰：不然。有太阴证，脉大胸满多痰者，可吐之；脉大批：仲景云"脉沉细"，未尝言"脉大"，学者宜详之。而无吐证者，可汗而已。大抵在表

者，汗之；在里者，下之；在上者，涌之；在下者，泄之。瓜蒂（正一百十一）。栀豉（杂十九）。随证施用，不可拘以日数也。

（五）问伤寒五六日，尺寸脉俱沉，或口燥舌干而渴，或口中和而恶寒

答曰：此足少阴肾经受病也。仲景云：少阴病，欲解时，从子至寅上。少阴病，口燥舌干者，急下之，宜大承气汤。（正四十一）。若不渴，不口燥舌干而脉沉细者，急温之，宜四逆汤。（正七十四）。太阴厥阴皆不恶寒，只有少阴有恶寒之证，不可不知也。批：按，仲景云：太阴病手足自温，故不恶寒。厥阴篇厥逆而恶寒者，四逆汤主之。岂非厥阴亦有恶寒者耶？少阴病，得之一二日，口中和，其背恶寒者，宜着灸，并附子汤③ 也。大抵伤寒阳明证宜下，少阴证宜温。批：按，"大抵"二字，即"大凡"也。王安道云：阳明证下，少阴证宜温。自此说行，而天下后世蒙害者不无矣。但奉议"大抵"二字说得活，后世则看得不活，所以蒙害。然仲景于少阴证，口燥咽干，即云急下之，盖少阴主肾，系舌本，伤寒热气入于脏，流于少阴之经，肾汁干，咽路焦，故口燥咽干而渴，须宜急下之。非若阳明证宜下而可缓也。虽然阳明亦有一证，发热汗出多急下之，阳明属胃，汗多则胃汁干，亦须急下也。

（六）问伤寒六七日，烦满囊缩，其脉尺寸俱微缓

答曰：此足厥阴肝经受病也。仲景云：

―――――――

① 时 儒雅堂本作"腹"。
② 自利不渴，属太阴也。儒雅堂本此下有"腹满时痛，属太阴也。"八字。
③ 附子汤 儒雅堂本作"四逆汤"。

厥阴病，欲解时，从丑至卯上。厥阴病，其脉微浮为欲愈，不浮为未愈，宜小建中汤。（正三十七）。脉浮缓者，必囊不缩，外证必发热恶寒似疟，为欲愈，宜桂枝麻黄各半汤。（正二）。若尺寸脉俱沉短者，必是囊缩，毒气入脏，宜承气汤下之。（正四十一）。大抵伤寒病脏腑传变，阳明①先受病，故次第传入阴证②。以阳主生，故太阳水传阳明土，土传足少阳木，为微邪也。阴主杀，故木传足太阴土，土传足少阴水，水传足厥阴木。批：按，阳主生，以水传土，土传木，相生之理，果安在哉？阴主杀，水传木，水木相生，非杀也。至六七日，当传厥阴肝木，必移气克于脾土，脾

再受贼，则五脏六腑皆困而危殆，荣卫不通，耳聋，囊缩，不知人而死矣。速用承气汤下之，可保五死一生。批：别本"生"字下有"勿从容拯救，令病人水浆不入，汤液不下，无可何也"二十一字。古人云：脾热病则五脏危。又云：土败木贼则死。若第六七日传厥阴，脉得微缓、微浮，为脾胃脉也。故知脾气全不再受克，邪无所容，否极泰来，荣卫将复，水升火降，则寒热作而大汗解矣。

---

① 阳明　儒雅堂本作"阳经"。
② 阴证　儒雅堂本作"阴经"。

活人书卷第二

此一卷论切脉。治伤寒先须识脉，若不识脉，则表里不分，虚实不辨。仲景犹诮当时之士，按寸不及尺，握手不及足，必欲诊冲阳，按太溪而后慊，批：别本"慊"作"决"。况于寸关尺耶？大抵问而知之，以观其外；切而知之，以察其内。证之与脉，不可偏废。且如伤寒脉紧，伤风批：仲景俱作"中风"，奉议作"伤"字，误。后仿此。脉缓，热病脉盛，中暑脉虚，人迎紧盛伤于寒，气口紧盛伤于食，率以脉别之。非特此也，病人心下紧满，按之石硬而痛者，结胸也。结胸证于法当下，虽三尺之童，皆知用大黄甘遂陷胸汤下之。然仲景云：结胸脉浮者不可下，下之则死。以此推之，若只凭外证，便用陷胸汤，则误矣。况伤寒尤要辨表里，脉浮为在表，脉沉为在里。阳动则有汗，阴动则发热，得汗而脉静者生，汗已而脉躁者死。阴病阳脉则不成，阳病阴脉则不永，生死吉凶，如合龟镜，其微至于祸福休咎，修短贵贱，无不可考。然古人乃以切脉为下者，特以脉理精微，其体难辨，而伤寒得外证为多故也。外证易见，切脉难明，弦紧之混淆，迟缓之参差，沉与伏相类，濡与弱相似，非得之于心，超然领解，孰能校疑似于锱铢者哉？苟知浮、芤、滑、实、弦、紧、洪属于表，迟、缓、微、涩、沉、伏、濡、弱属于里。表里内外阴阳消息以经处之，亦过半矣。

脉穴图

气口脉

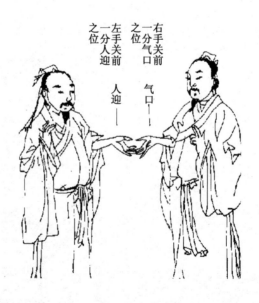

之一左　之一右
位分手　位分手
　人关　气关
　迎前　口前

人迎——　气口——

帝曰：气口批：气口，位于手鱼际之后，同身寸之一寸。气口之所候脉动者，是亦名寸口，又明脉口。何以独为五藏主？岐伯曰：胃者，水谷之海，六腑之大源也。五味入

人迎脉

口，藏于胃，以养五脏气。气口亦太阴也，是以五脏六腑之气味皆出于胃，变见于气口。

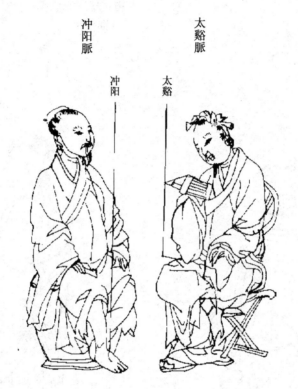

冲阳脉　　　　　　太谿脉

冲阳　　　　太谿

人迎① 在颈，法象天地，要会始终之门户。

人迎② 属太阴肺之经，而黄帝乃云人迎亦胃脉，何也？左手关前一分者，人迎之位，挟结喉两傍者，人迎之穴，人迎之位，属手太阴肺之经，人迎之穴，属足阳明胃之经，故《素问》云人迎属胃脉也。

问伤寒何以须诊太溪脉耶？

答曰：太溪穴，是足少阴肾之经。男子以左③ 肾为命门，女子以右④ 肾为命门，批：《难经》云：命门者，诸神精之所舍，原气之所系也。故男子以藏精，女子以系胞。主生死之要，病人有命门脉者活，无者

死。仲景云：少阴病，手足逆冷，发热者，不死。脉不至者，灸太溪七壮，故伤寒必诊太溪，以察其肾之盛衰也。太溪二穴，在足内踝后，跟骨上动脉陷中。

问伤寒何以须诊冲阳脉耶？

答曰：冲阳穴是足阳明胃之经。人受气于谷，谷入于胃，乃传与五脏六腑，脏腑皆受气于胃，其清者为荣，浊者为卫。荣行脉中，卫行脉外，阴阳相贯，如环无

① 人迎 儒雅堂本此下有"气口"二字。
② 人迎 同上。
③ 左 儒雅堂本作"右"。
④ 右 儒雅堂本作"左"。

端。胃为水谷之海，主禀四时，皆以胃气为本，是谓四时主变病，死生之要会，故伤寒必诊冲阳，以查其胃气之有无也。冲阳二穴，一名会源，在足跗上五寸骨间动脉上，去陷谷三寸。

风池穴风府穴

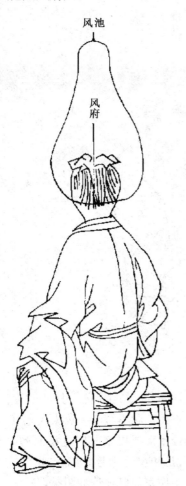

仲景云：太阳病，初服桂枝汤，反烦不解者，先刺风池、风府，却与桂枝汤愈。谓服桂枝汤后，其证尚自汗，发热恶寒，脉尚寸浮尺弱，而反烦，为邪癖在阳维经，故可先针风池、风池二穴，是足少阳与阳维之会，在项后发际陷中是穴。《甲乙经》云：风池在颞颥后，发际陷中，是穴。针入一寸一分。风府。风府一穴，是督脉、阳维之会，在项后入发际一寸大筋宛中，不可灸，针

入四分，留三呼。此二穴阳维之会，非太阳经也。太阳经穴在夹项后发际大筋外廉陷中，名曰天柱。不针此者，桂枝已主太阳病故也。批：《素问》王注：刺四分，《甲乙》刺三分，俱无一寸字。王注"会"下有"疾言其肉立起，言体立下"十字。

期门穴

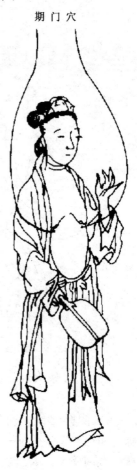

期门二穴，在乳直下筋骨近腹处是也。凡妇人病，法当针期门，不可行子午法，恐缠脏膜引气上，但下针令病人吸五吸，停针良久，徐徐出针，此是平泻法也。凡针期门，必泻勿补。可肥人二寸，瘦人寸半深。

关元穴

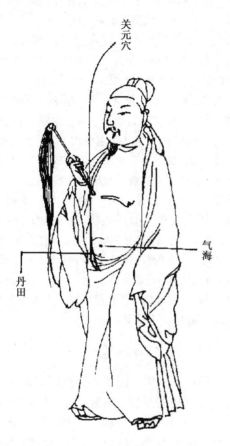

关元穴

气海

丹田

脐下一寸五分批：无五分，误。名气海，二寸名丹田，三寸名关元。关元穴是小肠募，足少阴任脉之会，针入八分，留三呼，泻五吸。灸亦良，然不及针。气海穴或作脐下一寸。按：《针灸经》云：脐下一寸曰阴交穴，阴交下五分曰气海。批：王注："少阴"作"三阴"。"八分"，《骨空》注"刺二寸"、"气府一寸二分"，非。"三呼"作"七呼"。

（七）问三部之位

答曰：左右手去鱼一寸，名曰寸口，去泽一尺，名曰尺部，两境之间，名为关位。关位六分，阳部出三分，阴部入三分，关前为阳，关后为阴，为阴阳之关津。寸脉下不至关为阳绝，尺脉上不至关为阴绝。阳得寸内九分，取阳奇之数，阴得尺内一寸，取阴偶之数，是名寸关尺也。寸上一分为鱼际，关下一分为神门，左关为人迎，右关为气口。三阳从地长，故男子尺脉常沉，三阴从天生，故女子尺脉常浮。男子阳多而阴少，其脉在关上，故寸盛而尺弱。女子阴盛而阳微，其脉在关下，故寸沉而尺盛。所以男子不可以久泻，女子不可以久吐。男得女脉为不足，女得男脉为太过，所谓反也。今人以男子尺脉常弱，女子尺脉常盛谓之反，非也。男子阳有余，脉在上，尺脉必弱。女子阴有余，脉在下，寸脉必微，乃是正也，非反也。又以男子以右尺为命门，女子以左尺为命门谓之反，亦非也。男子得阴以生，先生右肾。女子得阳以长，先长左肾，乃是正也，非反也。所谓反者，只是男子尺脉当弱今反盛，女子尺脉应盛今反弱，谓之反耳。圣人以察阴阳，以决生死，虽经络流注如环无端，岂能逃于三部者耶？

（八）问诊候之法

答曰：凡初下指，先以中指揣按得关位，乃齐下前后二指，为三部脉。前指寸口也，后指尺部也。若人臂长，乃疏下指；若臂短，乃密下指。先诊寸口，男先左手，女先右手。浮按消息之，次中按消息之，次重按消息之，次上竟消息之，次下竟消息之，次推指外消息之，次推指内消息之。医家责肥人脉浮，为肌肉厚实，重取乃得。若举手而得，则其浮也甚矣。责瘦人脉沉，为皮脉相附而易见，若按之始应，则其沉也亦甚矣。凡诊脉，以气息平定方下指，以一呼一吸为一息。其一息之间，脉息四至或五至，不大不小，与所部分四时相应者，为平和脉也。过则为至，不及则为损。损至之脉，《难经》言之详矣。所属部分谓心位洪，肺位浮，肾位沉，肝位弦，脾位缓也。四时谓春脉弦，夏脉洪，四季脉缓，秋脉浮，冬脉沉也。假令心脉本位虽当见洪，得冬脉须微带沉。下是四时相应,余皆仿此。

(九) 问脉息之证

答曰:脉之字,从肉从爪,又作䘑。盖脉以肉为阳,䘑以血为阴。华佗云:脉者,气血之先也。气血盛则脉盛,气血衰则脉衰,气血热则脉数,批:数,音朔。下同。气血寒则脉迟,气血微则脉弱,气血平则脉缓。又长人脉长,短人脉短,性急则脉急,性缓则脉缓,反此者逆。按:《内经》云:形盛脉细,气少不足以息者危;形瘦脉大,胸中气多者死;形气相得者生;参伍不调者病。《难经》云:数者,腑也;迟者,脏也。数则为热,迟则为寒。诸阳为热,诸阴为寒。王叔和云:脉沉为在里,脉浮为在表,迟则在脏,数则在腑,滑为实、为下,批:"下",别本作"痰",或作"吐"。数为虚、为热。张仲景云:脉大、浮、数、动、滑,此名阳也;脉沉、涩、弱、弦、微,此名阴也。阴病见阳脉者生,阳病见阴脉者死。大抵阳脉常浮而速,阴脉常沉而迟。七表属腑,病在于阳,春、夏见之易治;八里属脏,病在于阴,秋、冬见之犹轻。假令数在左寸,浮之得者,热入小肠,沉之得者,热入于心。余皆仿此。脉理精微,非言可尽,论其梗概,不出于此矣。王叔和云:在心易了,指下难明。亦在乎人熟之而已矣。

(十) 问七表

答曰:七表,阳也。阳数奇。浮,按之不足,举之有余。寸口浮,其人伤风,发热头疼;关上浮,腹满;尺中浮,小便难;趺阳浮,即为虚。芤,浮大而软,按之中央空,两边实。芤主失血。寸口芤,主吐血,微芤者,衄;关上芤,大便血;尺中芤,小便血。滑,往来前却流利,替替然与数相似。脉

滑为阳。寸口滑,为阳盛;关上滑,为呕逆;尺中滑,小便赤,妇人经脉不利。然而尺脉滑者,亦本形也。趺阳脉滑者,胃气实。实,脉大而长,按之隐指,愊愊然浮沉皆得。寸口实主上焦热;关上见之,腹胀;尺中有此,主小腹痛,并小便涩。弦,举之无有,按之如弓弦状,又曰浮紧,乃为弦,状如弓弦,按之不移。阳弦则头痛,阴弦则腹痛。大抵伤寒脉须弦,盖人迎紧盛伤于寒。人迎者,少阳之分,少阳脉主弦故也。寒邪中人,其脉必弦,弦则多兼洪数,为其先有邪热也。洪数甚者,正为阳证。若沉细而弦疾,乃主阴证也。紧,按之实数,似切绳状。紧则为寒。寸口紧,头痛;关紧,心中满痛;尺紧,脐下痛;阴阳俱紧,当清邪中于上,浊邪中于下。洪,极大,在指下举按满指。寸口洪,主胸膈烦热;关洪,主胃热口干;尺中洪,主大小便有血;三部洪,三焦俱热。

(十一) 问八里

答曰:八里,阴也。阴数偶。微,若有若无,极细而软。微则为虚。寸口微,为阳不足,阳微则恶寒。阴微则下利。沉,举之不足,按之有余。沉为在里。寸尺俱沉者少阴受病也。然沉而迟者,乃阴证也,宜温之。沉而数者,有热也,宜下之。缓,去来亦迟,小驶于迟。缓则为虚。太阳病,其脉缓者,为伤风。惟脾得之,即是本形。涩,细而迟,往来难,时一止。涩则少血。寸口涩,少气,上焦冷;关上涩,胃冷,脾痛;尺中涩,小便数,小腹冷;三部俱涩,腹中气结。王冰曰:阳有余则血少,故脉涩也。又曰:涩者,阳气有余。阳气有余,为身热无汗。迟,呼吸三至,去来极迟。迟者为寒。寸口迟,则上焦冷;关上迟,胃冷,不欲食,吞酸吐水,尺中迟,小便多,并白浊。伏,极重按之,指着骨乃得。伏主物聚。寸口伏,胸中逆气;关上伏,有水气,溏泄;尺中伏,水谷不化。大抵关前得之多为热。关后得之多为冷;关中得之阴阳结,或冷或热不定,当以余证参之。濡,

按之似无，举之全无力。形与缓、涩、迟脉虽稍殊，其为冷证皆一也。弱，极软而沉细，按之欲绝指下。弱为虚。寸口弱，阳气虚，汗自出。关弱，无胃气，胃中有热，脉弱为虚热病作，不可大攻，热去寒起，尺中弱，气少发热也。

（十二）问脉按之来缓，时一止复来，脉来数，时一止复来，又脉来动而中止，不能自还，因而复动

答曰：有结脉，有促脉，有代脉。结者，阴也。阴盛则结，脉来缓，时一止复来，曰结。主胸满烦躁。促者，阳也。阳盛则促，脉来数，时一止复来，曰促。主积聚气痞，忧思所成。批：促脉病证见十二卷中桂枝去芍药加附子汤、葛根黄芩黄连汤三方下。太阳病，下之后，脉促胸满者，桂枝去芍药汤主之，（正七）。若微寒，桂枝去芍药加附子汤主之，（正八）。太阳病，桂枝证，医反下之，利遂不止。脉促者，表未解也，喘而汗出者，葛根黄芩黄连汤主之（正二十八）。大抵结、促之脉，虽时一止，为病脉，非死脉也。惟代脉者，其死矣。往来缓，动而中止，不能自还，因而复动，名曰代也。代者，死也。仲景伤寒脉结代，心动悸，炙甘草汤主之。

活人书卷第三

此一卷论表里。治伤寒须辨表里，表里不分，汗下差误。古人所以云：桂枝下咽，阳盛即毙。承气入胃，阴盛即亡。伤寒有表证，有里证，有半在表、半在里，有表里两证俱见，有无表里证。在表宜汗，在里宜下，半在里半在表宜和解，表里俱见随证渗泄，无表里证用大柴胡汤下之。（正三十）。又四逆汤（正七十四）。证有先温里乃发表，桂枝汤证有先解表乃攻里。仲景云：下利清谷，身体疼痛，急当救里，身体疼痛，清便自调，急当救表，如响应桴，批：桴音扶。间不容栉。批：栉音责。非特此也，均是发热，身热不渴，为表有热，小柴胡加桂主之。（正二十九）。厥而脉滑，为里有热，白虎加人参主之。（正六十五）。黄帝所谓发表不远热，攻里不远寒也。均是水气，干呕微利，发热而咳，为表有水，小青龙加荛批：荛音饶。花主之。（正三十六）。身体凉，表证罢，咳而胁下痛，为里有水，十枣汤主之。均是恶寒，发热而恶寒者，发于阳也，麻黄桂枝小柴胡主之。无麻黄桂枝小柴胡汤，只有柴胡桂枝汤。见正三十一。无热而恶寒者，发于阴也，附子四逆汤主之。均是身体痛，脉浮，发热，头疼，身体痛者，为表未解，麻黄汤主之。（正二十）。脉沉，自利，身体痛者，为里不和，四逆汤主之。以此观之，仲景之于表里甚详矣，学者宜深究之。虽然，伤寒六七日，目中不了了，无表里证，脉虽浮，亦有下之者；少阴病二三日，无阳证，亦有发汗者。非表里之所能拘，又不可不知也。

（十三）问表证

答曰：发热恶寒，身体痛而脉浮者，表证也。浮者，阳也。其脉按之不足，举之有余。《素问》云：寸口脉浮而盛，曰病在外。寸口脉沉而紧，曰病在中。仲景云：脉浮者，病在表，可发汗。又曰：表有病者，脉当浮。又曰：结胸证，脉浮者，不可下，则知脉浮者，表证也。表证者，恶寒是也。恶寒者，表之虚，此属太阳，宜汗之。然伤寒发表，须当① 发汗，亦自不同。春不可大发汗，以阳气尚弱，不可亟夺，使阴气胜于时。天寒初解，荣卫腠理缓，可用小柴胡汤之类。（正二十九）。冬不可汗者，以阳气伏藏，不可妄扰。不问伤寒、中风②，并数与桂枝麻黄各半汤，（正二）。或得少汗而解，或无汗自解。病势盛者，不拘此。夏月天气大热，玄府开，脉洪大，宜正发汗，但不可用麻黄桂枝热性药，须是桂枝麻黄汤加黄芩、石膏、知母、升麻也。夏月有桂枝麻黄证，不加黄芩辈，服之转助热气，便发黄斑出也。白虎汤虽可用，然治中暑与汗后一解表药耳。一白虎未能驱逐表邪，况夏月阴气在内，或患热病而气虚

---

① 须当　儒雅堂本此下有"随病轻重而汗之，故仲景有发汗者，有和解者，兼四时"二十一字。

② 中风　儒雅堂本此下有"以轻药解利之，伤寒无汗者，只与桂枝麻黄各半汤，伤风有汗，只与柴胡桂枝汤"三十一字。

人，妄投白虎，往往有成结胸者，以白虎性寒，非治伤寒药也。批：按，春冬不可汗，夏月不可用桂枝麻黄，然则桂麻二汤何时可用耶？又解肌与发汗不同，今云"不问风、寒"，何其违背也。且频数既与桂枝麻黄各半汤，安得无汗，学者详之。别本无"可用"至"之类"八字，有"过则恐生阴证也。秋不可发汗者，以阳气始收，阴气易换，过则脱阳"二十六字。"中风"下无"并数"至"半汤"十字，有"以轻药解利之，伤寒无汗者，只与麻黄桂枝各半汤。伤寒有汗，只与柴胡桂枝汤"三十一字。"自解"下有"此三月，是闭藏之时，无扰乎阳，无泄皮肤，使气亟夺，方为养生之道也。倘有触冒，宜微汗之，以平为期，邪退乃已"四十三字。"阴气"起至"病而"止九字作"伤寒热病或"五字。按，仲景言无表证者，可与白虎。今云汗后一解表药何耶？夏月阴气在内，不可妄投，未审何所据而言？白虎非治伤寒药，叔和何故载于《伤寒论》？凡发汗欲令手足俱周，漐漐然一时许为佳，不欲如水淋漓，服汤中病即止，不必尽剂。然发汗，须如常覆腰以上，厚衣覆腰以下，盖腰以上流漓、而腰以下至足心微润，病终不解。凡发汗，病证仍在者，三日内可二三汗之，令腰脚周遍为度。又问三阴有可汗者乎？答曰：阴病不当发汗，发汗即动经。然太阴脉浮，少阴发热，亦须微微取汗，但不正发汗耳。大抵风寒中人，与荣卫相薄而发热，又未曾行诸汗药，虽无阳证，须少汗解逐之。王叔和云：表中风寒，入里则不消。故知初病脉沉细数，虽里不消，本表中风寒，须宜温覆少汗而解。仲景太阴证脉浮可汗，宜桂枝汤。（正一）。少阴病，发热脉沉，宜麻黄附子细辛汤。（正二十三）。少阴二三日，常见少阴证无阳批：别本无"阳"字。按仲景篇少阴病，得之二三日，麻黄附子甘草汤微发汗，以二三日无证，故微汗也。今改作"常见"而添"阳"字，何耶？证者，宜麻黄附子甘草汤（正二十二）。微发汗，皆阴证表药也。

要知脉沉细数，病在里，不可发汗，此大略之言耳。脉应里而发热在表，宜以小辛之药，取微汗而温散也。大抵伤寒太阳证发热恶寒，宜发其汗，然热多寒少，其脉微弱，或尺脉迟者，不可表也。太阳病，发热恶寒，热多寒少，脉微弱者，此无阳也，不可发汗，宜桂枝二越婢一汤（正四）。尺脉迟者，血少也，先以小建中加黄芪汤（正三十七）以养其血，晬时用小柴胡、桂枝二越婢一汤小分剂以和解之。其人当汗而衄血、下血者，不可表也。太阳病，脉浮而紧，发热身无汗，自衄者愈。不可汗，汗出必额上陷，脉紧急，直视不可瞬（批）瞬，别本作眴。又云：太阳病不解，热结膀胱，其人如狂，血自下，下者愈。不愈宜桂枝汤（正二十九）。坏病者，不可表也。太阳病三日，已发汗，若吐，若下，若温针，仍不解者，为坏病。桂枝不中与也，知犯何逆，随证治之。又云：太阳病不解，转入少阳者，胁下硬满，干呕不能食，往来寒热，尚未吐下，脉沉紧者，与小柴胡汤（正二十九）。若已吐下发汗，柴胡证罢，此为坏病，知犯何逆，以法治之。批：坏病系桂枝不中与，小柴胡证罢，非四种坏病也。见五卷本条问中。妇人经水适来，不可表也。妇人病，经水适下，而发其汗，则郁冒不知人，此为表里俱虚，故令郁冒也。风温者，不可表也。脉尺寸俱浮，头疼身热，常自汗，体重，其息必喘，其行不仁，嘿嘿不欲眠者，风温证也。复发其汗者死，宜葳蕤汤（杂四十五）。湿温者不可表也。两胫逆冷，胸腹满，头目痛苦、妄言，必多汗者，湿温证也。不可发汗，发汗者，名曰中暍，如此死者，医杀之耳，宜桂附汤（正十七）、白虎加苍术汤（杂百十七）。批：按，此兼言术附汤于湿温门，却言白虎，而不言术附，何耶？虚烦者，不可表也。诸虚烦热而伤寒类似，然不恶寒，身不疼，故①非伤寒也，不可发汗。头不痛，脉不紧，故知非里实也，不可下，宜服竹叶汤（正九十四）。病人腹间左

---

① 故　儒雅堂本此下有"知"一字。

右上下有筑触动气者，不可表也。动气在左，不可发汗，发汗则头眩，汗不止，筋惕肉瞤，此为逆，难治，先服防风白术牡蛎汤（杂二），汗止，次当服建中汤（正三十七）。动气在右，不可发汗，发汗则衄而渴、心苦烦，饮则吐水，先服五苓散一二服（正六十六），次服竹叶汤。动气在上，不可发汗，发汗则气上冲，正在心端，宜服李根汤（杂三）。动气在下，不可发汗，发汗则无汗，心中大烦，骨节疼，目运，恶寒，食即反吐，谷不得化，先服大橘皮汤（杂四），吐止后服小建中汤（正三十七）。以此见古人慎用表药如此。

（十四）问里证

答曰：不恶寒，反恶热[1]，大便硬，小便如常，腹满而喘，或谵语，脉沉而滑者，里证也。仲景云：手足濈然汗出者，此大便已硬也。伤寒欲下而小便少，手足心并腋下不滋润者，不可攻也。里证者，内热是也。内热者，里之弱，此属阳明，宜下之。伤寒始发热恶寒，今汗后不恶寒，但倍发热而躁，始脉浮大，今脉洪实或沉细数；始惺静，今狂语，此为胃实阳盛，再汗即死，须下之即愈。亦有始得病便变阳盛之证，须便下之，不可拘以日数。更有心胸连脐腹，大段疰闷，腹中痛，坐卧不安，冒闷喘急极者，亦不候他证，便下之。凡大便秘，妨闷，恐尚有表证者，亦须少少饮小承气汤（正四十二）微解之，不可过多，令大泄也。若失下，则气血不通，四肢便厥，医人不知，反疑是阴厥，复进热药，祸如反掌，不可不察也。

又问三阴有可下者乎？答曰：三阴大约可温，然须有积证方可也。何谓积证。太阴腹满时痛，桂枝加芍药汤（正十二）。痛甚者，桂枝加大黄汤（正十三）。少阴口燥咽干，或腹满不大便，或下利清水，心下痛，皆积证也。仲景云：少阴病，得之二三日，口燥咽干者，急下之。宜大承气汤（正四

十一）。少阴病，自利清水，心下痛，口干者，宜大承气汤。少阴病，六七日，腹满不大便者，宜大承气汤。批：按，伤寒六经传变，虚实寒热无非气之所为。今云有积，何耶？且所举四证，太阴及少阴心下痛，乃下后乘虚内陷之邪也。少阴燥干不大便，乃传经入里之邪也。是邪，是积，明者鉴焉。下证悉具，服汤已更衣者，止后服，不尔，尽剂服之。更衣谓病人服承气汤后得下利，故勿与也。下后慎不中服补药。孙真人云：服大承气汤得利瘥，慎不中服补药也。热气得补复成，更复下之，是重困也，宜消息安养之。大抵伤寒最慎于下，若表证未罢，不可乱投汤剂，虚其胃气。仲景云：表解而内不消，非大满，犹生寒热，则病不除也。表已解而内不消，大满大实坚，有燥屎，乃可下之，虽四五日不能为祸，若不宜下而便攻之，内虚热入，协热遂利，烦躁诸变，不可胜数，轻者困笃，重者必死矣。古人所以伤寒有承气之戒。脉浮者，不可下。仲景云：脉浮者，病在表，可发其汗，应汗而下，为懊侬，为痞，为结胸。脉虚细者，不可下。王叔和云：脉微不可吐，虚细不可下。恶寒者，不可下。恶寒者，表之虚，虽是阳明症尚恶寒即与太阳合病，虽表可发其汗。少阴恶寒，当温之。呕吐者，不可下。仲景云：呕多虽有阳明证，不可下。阳明病，胁下硬满，不大便而呕，舌上白苔者，宜与小柴胡汤（正二十九）。上焦得通，津液得下，胃气因和，身濈然汗出，得屎而解。不转失气者，不可下。转失气，今人所谓下泄也。《伤寒论》云：阳明病，不大便六七日，恐有燥屎，欲知之法，少与小承气汤，腹中转失气者，此有燥屎也，乃可攻之。若不转失气者，此但头硬，后必溏，不可攻之，攻之必胀满不能食也。又云：阳明病，谵语发潮热，脉滑而疾者，小承气汤主之（正四十二）。因与小承气汤一升，腹中转失气者，更服一升。若不转失气者，

---

[1]　反恶热　儒雅堂本此下有"手掌心并腋下濈濈汗出，胃中干涸，潮热"十六字。

勿更与之，仲景无治法，今详与小柴胡汤（正二十九）。明日又不大便，脉反微涩者，里虚也，为难治，仲景亦无治法，宜黄芪建中汤。大便坚，小便数，不可用承气汤攻之。趺阳脉浮而涩，浮则胃气强，涩则小便数，浮涩相薄，大便则硬，其为脾约，麻子仁丸主之（正九十一）《千金》云：脾约者，大便坚，小便利，宜枳实丸。太阳阳明者，脾约乃是也。小便清者，不可下。仲景云：伤寒不大便六七日，头疼有热，与承气汤。小便清者，知不在里。大便硬，小便少者，未可攻。恐津液入胃，必先硬后溏也。小便自如，批：李知先云：小便自如，谓如常也。每日行三行。今日三行行不多不少，故曰自如。乃可攻之。当问其小便日几行，若本小便日三四行，今日再行，故知大便不久出。今为小便数少，以津液当还入胃中，故知不久必大便也。阳明病，自汗出，若发汗，小便自利者，不可下。此为津液内竭。虽硬不可攻之，当须自大便，蜜导之。若土瓜根、大猪胆汁，皆可导之（正百十一）。以此知古人慎用转药如此。

（十五）问表里两证俱见

答曰：伤寒表证当汗，里证当下，不易之法也。发表攻里，本自不同。甘遂、神丹不可以合饮，桂枝、承气安可以并进？然而假令病人脉浮而大，是表证当汗，其人发热，烦渴，小便赤，却当下，此是表里证俱见，五苓散主之。（正六十六）。仲景云：中风发热，六七日不解而烦，有表里证，渴欲饮水，水入则吐者，名曰水逆，五苓散主之。假令伤寒不大便六七日，头痛有热者，是里证当下，其人小便清者，知不在里，仍在表，当须发汗，此是两证俱见，即未可下，宜与桂枝汤。（正一）。假令病人心下满，口不欲食，大便硬，脉沉细，是里证当下，其人头汗出，微恶寒，手足冷，却当汗，此两证俱见者，仲景所谓半在里半在表也，小柴胡汤主之。（正十九）。假令太阳病，表证未除，而医

数下之，遂协热而利，利不止，心下痞硬，仲景谓之表里不解，桂枝人参汤主之。（正十六）。本太阳病，医反下之，因而腹痛，是有表，复有里。仲景用桂枝加芍药汤；（正十二）。痛甚批："痛甚"，仲景作"大实痛"，是。者，桂枝加大黄汤。又云：太阳病，桂枝证，医反下之，利遂不止，脉促者，表未解也，喘而汗出者，葛根黄芩黄连汤主之。（正十三）。此皆仲景治伤寒有表复有里之法，学者当以意推之也。

（十六）问无表里证

答曰：伤寒四五日后，以至过经，十三日为过经。无表证，又于里证未可下者，但非汗证，亦非下证也，皆可用小柴胡（正十九）。随证加减用之。加减法在第十二卷药方中。以至十余日者，亦可用。十余日外，用小柴胡汤不愈者，若大便硬，看证可下，则用大柴胡下之。（正三十）。以过经，其人气稍虚，当下者，用大柴胡汤则稳。盖恐承气汤太紧，病人不禁也。仲景云：六七日目中不了了，睛不和，无表里证，大便难，身微热，此为实也，当下之，宜大承气汤。（正四十一）。又云：病人无表里证，发热七八日，脉虽浮数，可大柴胡下之。（正三十）。假令已下，脉数不解，至六七日不大便者，有瘀血也，属抵当汤。（正九十一）。

（十七）问病人有身大热，反欲得衣，有身大寒，反不欲近衣者

答曰：此名表热里寒，表寒里热也。病人身大热，反欲得衣，热在皮肤，寒在骨髓也，仲景无治法，宜先与阴旦汤，（杂六）。寒已，次以小柴胡加桂（杂三十九）。以温其表。病人身大寒，反不欲近衣，寒在皮肤，热在骨髓也，仲景亦无治法，宜先与白虎加人参汤，（正六十五）。

热除，次以桂枝麻黄各半汤（正二）。以解其外。大抵病有标本，治有先后，表热里寒者，脉须沉而迟，手或微厥，下利清谷也，所以阴证亦有发热者，四逆汤、（正七十四）。通脉四逆汤主之。（正八十一）。批：按：仲景止分皮肤、骨髓，与经络属表，脏腑属里之例不同。若以皮肤为表，骨髓为里，

则麻黄汤证骨节疼痛，其可名为有表复有里耶？表寒里热者，脉必滑而厥，口燥舌干也，所以少阴恶寒而踡，时自烦，不欲厚衣，用大柴胡下之（正三十）。而愈。批：按，仲景篇少阴病，恶寒而踡，时自烦，欲去衣被者，可治。今改作不欲厚衣，何哉？况恶寒最慎于下。今言下之，又何耶？此皆仲景之余议也。

活人书卷第四

此一卷论阴阳。治伤寒须识阴阳二证。手足各有三阴三阳，合为十二经。在手背者为阳，属表，为腑。在手掌里者为阴，属里，为脏。足经仿此。伤寒只传足经，不传手经。《素问·热论》亦只说足三阴三阳受病。巢氏言一曰太阳属小肠，误矣。足之阳者，阴中之少阳；足之阴者，阴中之太阴。足之三阳从头走足，足之三阴从足走腹。阳务于上，阴务于下。阳行也速，阴行也缓。阳之体轻，阴之体重。阴家脉重，阳家脉轻。阳候多语，阴证无声。阳病则旦静，阴病则夜宁。阳虚则暮乱，阴虚则夜争。阴阳消息，证状各异。然而物极则反，寒暑之变，重阳必阴，重阴必阳。阴证似阳，阳证似阴，阴盛隔阳，似是而非，若同而异，明当消息，以法治之。

（十八）问阴证

答曰：太阴、少阴、厥阴，皆属阴证也。太阴者，脾也。少阴者，肾也。厥阴者，肝也。何谓太阴证？太阴脾之经，主胸膈膜胀。批：按，仲景篇喘而胸满者，麻黄汤属表也。胸胁满者，小柴胡汤是半表半里也。至于太阴，止云腹满，可见太阴不主胸膈，明矣。《甲乙经》云：邪生于阳者，得之风雨寒暑；邪中于阴者，得之饮食居处，阴阳喜怒。又曰：贼风虚邪者，阳受之；饮食不节，起居不时者，阴受之。阳受之则入腑，阴受之则入脏。入六腑，则身热，不时卧，上为喘呼。批：别本无"卧"字。

又本作"不得卧"，无"上"字。入五脏则䐜满闭塞，下为飧泄，久为肠澼。何谓少阴证？少阴肾之经，主脉微细，心烦但欲寐，或自利而渴。又问经云：一二日少阴病者，何耶？答曰：谓初中病时，腠理寒，便入阴经，不经三阳也。伤寒虽是三阴三阳，大抵发于阳则太阳也，发于阴则少阴也。此二经为表里，其受病最为多。阳明、太阴受病颇稀。至于少阳、厥阴肝胆之经，又加少焉。凡病一日至十二三日，太阳证不罢者，但治太阳。有初得病，便见少阴证者，直攻少阴，亦不必先自太阳，次传而至。盖寒气入太阳即发热而恶寒，入少阴经，只恶寒而不发热也。三阴中寒，微则理中汤，（正七十四）。稍厥或中寒下利，即批：别本作"即宜"。干姜甘草汤。（正五十五）。手足指头微寒冷，谓之清（音去声），此未消起四逆，盖疾轻故也，只可服理中、干姜之类。大段重者用四逆汤。（正七十四）。无脉者用通脉四逆汤也。（正八十）。何谓厥阴证？厥阴肝之经，主消渴，气上冲，心中疼热，饥不欲食，食则吐蛔，下之利不止也。若阴气独盛，阳气暴绝，批：既暴绝矣，是为不治，又何药焉。莫若以"极微"二字易"暴绝"。庶不为竭绝之证。次篇阳暴绝同此。则为阴毒，其证四肢逆冷，脐腹筑痛，身如被杖，脉沉疾，或吐，或利，当急灸脐下，服以辛热之药，令阳气复而大汗解矣。古人云：辛甘发散为阳。谓桂枝、甘草、干姜、附子之类，能复其阳气也。微用辛甘，甚则用辛苦。若阴极发躁，阴证似阳，学者当以脉别之。

（十九）问阳证

答曰：太阳、阳明、少阳，皆属阳证也。太阳者，膀胱也。发热恶寒、头疼、腰痛而脉浮也。阳明者，胃也。不恶寒反恶热，濈濈汗出，大便秘，潮热而脉长也。少阳者，胆也。口苦咽干，胁下满，发热而呕，或往来寒热而脉弦也。麻黄汤、大青龙汤、（正三十五）。桂枝汤治太阳经伤风寒也。大柴胡、（正三十）。调胃承气汤、（正四十三）。小承气汤、（正四十二）。大承气汤（正四十一）治阳明伤寒也。小柴胡汤（正二十九）治少阳伤寒也。其他药，皆发汗吐下后证也。若阳气独盛，阴气暴绝，即为阳毒，必发躁、狂走、妄言、面赤、咽痛、身斑斑如锦文，或下利赤黄，脉洪实或滑促，当以酸苦之药，令阴气复而大汗解矣。古人云：酸苦涌泄为阴。谓苦参、大青、葶苈、苦酒之类能复其阴气也。微用苦，甚则兼用酸苦折热复阴。若热极发厥，阳证似阴，阳证似阴，与前段阴证似阳，俱当以脉别之。学者当以脉别之。

（二十）问手足逆冷，脐腹筑痛，咽喉疼，呕吐下利，身体如被杖，或冷汗烦渴，脉细欲绝

答曰：此名阴毒也。阴毒之为病，初得病手足冷，背强，咽痛糜粥不下，毒气攻心，心腹痛，短气，四肢厥逆，呕吐下利，体如被杖，批：别本"杖"下有"有汗者"三字。宜服阴毒甘草汤、（杂七）。白术散、（杂八）。附子散、（杂九）。正阳散、（杂十）。肉桂散、（杂十一）。回阳丹（杂十二）。返阴丹（杂十三）。天雄散、正元散、退阴散（杂十四）。之类，可选用之。大抵阴毒本因肾气虚寒，或因冷物伤脾，批：别本"伤脾"下有"或因恣事伤肾"六字。外

感批："外感"别本作"外伤"。风寒，内既伏阴，外又感寒，或先感外寒，而内伏阴，内外皆阴，则阳气不守，遂发头疼，腰重，腹痛，眼睛疼，身体倦怠，四肢逆冷，额上手背冷汗不止，或多烦渴，精神恍惚如有所失，三二日间，或可起行，不甚觉重，诊之则六脉俱沉细而疾，尺部短小，寸口脉或大。六脉俱浮大，批："浮"别本作"洪"。或沉取之大而不甚疾者，非阴证也。大抵阳毒伤寒其脉多弦而洪数，阴毒伤寒其脉沉细而弦疾，不可不知也。批：按，仲景叙阴毒之证，不过面目青，身痛如被杖，咽痛而已。并不言阴寒极甚之证。况其治之方，并不过升麻、甘草、当归、鳖甲而已，并不用大温大热之药。是知仲景论乃是感天地恶寒异气入于阴经，故曰阴毒。今以阴寒极甚称为阴毒，乃以仲景所叙之证并而言之，却用正阳等热药以治，窃为阴寒极甚，固亦可名为阴毒，然终非仲景立名之本意。学者宜作两般看，不可混同一治。若误服凉药，则渴转甚，躁转急，有此病证者，便须急服辛热之药，一日或二日便安。若阴毒渐深，其候沉重，四肢逆冷，腹痛转甚，或咽喉不利，心下胀满结硬，躁渴，虚汗不止，阳盛则身热而无汗，阴盛则身冷而有汗。岐伯云：阳胜则身热，腠理闭，喘粗为之俯仰，汗不出而热。阴胜则身寒，汗出身常清，数慄而寒，寒则厥。或时郑声，指甲面色青黑，六脉沉细而疾，一息七至已来，有此证者，速于气海与关元二穴灸三二百壮，以手足和暖为效，仍兼服正阳散、肉桂散、回阳丹、返阴丹、天雄散、白术散，内外通逐，令阳气复而大汗解矣。阴独盛而阳气暴绝，则为阴毒。若阳独盛而阴气暴绝，则为阳毒。大凡阴阳离绝，非大汗不能复其正气也。若阴毒已深，疾势困重，六脉附骨，取之方有，按之即无。一息八至已上，或不可数，至此则药饵难为攻矣。但于脐中用葱熨法，或灼艾三五百已来，手足不温者，不可治也。如得手

足温，更服前热药以助之。若阴气散，阳气来，即渐减热药而调治之。阳气乍复，往往却烦躁，慎不可投凉药。烦躁甚者，再与返阴丹即定。常须识此，勿令误也。阳伯按：阴证甚者为阴毒，脉却沉细而疾，或有一息至七至以来者，不可不知。批：按，阳毒、阴毒，仲景明指外感，叔和论以内经而外重，奉议说则内重而外轻，必须详审脉证，方可投剂，否则弹指之间，人命似寄矣。

（二十一）问发躁狂走，妄言，面赤，咽痛，身斑斑若锦文，或下利赤黄，而脉洪实

答曰：此名阳毒也。伤寒病，若阳气独盛，阴气暴绝，必发躁狂走妄言，面赤，咽痛，身斑斑若锦文，或下利赤黄，脉洪实或滑促，批：别本"滑促"下有"无汗者"三字。宜用酸苦之药，令阴气复而大汗解矣。葶苈苦酒汤（杂十六）。阳毒升麻汤、（杂十七）。大黄散（杂十八）。栀子仁汤（杂十九）。黑奴圆（杂二十）。可选而用之。近人治伤寒脉洪大，内外结热，舌卷焦黑，鼻中如烟煤，则宜以水渍布薄之，叠布数重，新水渍之，稍捩去水，搭于胸上，须臾蒸热，又渍令冷，如前薄之，仍数换新水，日数十易。热甚者，置病人于水中，热势才退则已，亦良法也。

（二十二）问病人潮热，独语如见鬼状，发则不识人，寻衣撮空，直视微喘

答曰：仲景云：伤寒若吐、若下后，不解，不大便五、六日，上至十余日，日晡所发潮热，不恶寒，独语如见鬼状。若剧者，发则不识人，循衣摸床，惕而不安，微喘直视，但发热谵语者，大承气汤主之。若一服利，则止后服。脉弦者生，涩者死。弦者，阳也，涩者，阴也，阳证见阴脉者死。病人有阳证而脉涩者，慎不可下。批：

按，仲景篇伤寒云云，直视脉弦者生，涩者死，微者但云云后服止，作三节看。今但言剧者，而去其微者二字，混两证通作一证，总用承气，又将弦涩本剧者断语，移而继于微者服药之后，岂有但发热谵语，别无恶寒，遽然脉涩而至于死地耶？仲景以弦为阴，今以之言阳，何耶？

（二十三）问胸膈不快，膜满闭塞，唇青，手足冷，脉沉细，少情绪，或腹满

答曰：此名太阴也。批：太阴不主胸膈，辨见本卷阴证问中上。近人多不识阴证，才见胸膈不快，便投食药，非其治也。大抵阴证者，由冷物伤脾胃，阴经受之也。主胸膈膜满，面色及唇皆无色泽，手足冷，脉沉细，少情绪，亦不因嗜欲，但内伤冷物，或损动胃气，遂成阴证。复投巴豆之类，胸膈愈不快，或吐而利，经一二日遂致不救，盖不知寒中太阴也。太阴者，脾之经也。

又问万一饮食不节，胸膈不快，寒中阴经，何法以治之？答曰：急作理中汤，加青橘、陈橘，锉如麻豆大，服一二剂，胸膈即快。枳实理中圆（杂八十一）。五积散（杂二一）。尤良。

（二十四）问脉微细，欲吐不吐，心烦但欲寐，五六日自利而渴

答曰：此名少阴也。少阴之为病，欲吐不吐，心烦但欲寐，五六日自利而渴者，虚故引水自救。若小便色白者，少阴病形悉具。小便白者，以下焦虚有寒，不能制水，故令色白也，四逆汤（正七十四）。主之。少阴病，若口燥舌干而渴者，须急下之，不可缓也，大承气汤主之（正四一）。批：一则四逆，一则承气，总之治少阴，在人消息之。若脉沉而迟者，须温之，四逆汤主之。盖以口燥而渴者知其热，脉细而迟者，别其寒也。少阴属肾，古人谓之

肾伤寒也。肾伤寒口燥舌干而渴，固当急下。大抵肾伤寒亦多表里无热，但苦烦惯，默默而极，不欲见光明，有时腹痛，其脉沉细，旧用四顺汤，古人恨其热不堪用，云肾病而体犹有热者，可服仲景四逆散（正七五）。若已十余日，下利不止，手足彻冷，乃无热候，可增损四顺汤（杂百十九）。少阴病，若恶寒而踡，时时自烦，不欲厚衣者，用去大黄大柴胡汤（正三十）。批：别本作大柴胡汤下之。又本作大柴胡减大黄。按：大柴胡辨见三卷表热里寒答中上。少阴病，始得之，反发热，脉沉者，麻黄细辛附子汤（正二十三）。微汗之。少阴病，得之二三日，常见少阴无阳证者，亦须微发汗，宜麻黄附子甘草汤。（正二十二）。批：常见少阴病无阳证辨见三卷表证答中上。此学者不可不知也。

（二十五）问身微热，烦躁面赤，脉沉而微阳伯按：要知阴证即身热，但微热耳。

答曰：此名阴证似阳也。阴发躁，热发厥，物极则反。大率以脉为主，诸数为热，诸迟为寒，无如此最验也。假令身体微热，烦躁面赤，其脉沉而微者，皆阴证也。批：别本"赤"下有"眼闭"二字。身微热者，里寒故也。烦躁者，阴盛故也。面戴阳者，下虚故也。若医者不看脉，以虚阳上膈躁，误认为实热，反与凉药，则气消成大病矣。批：别本"膈下"有"发烦"二字。《外台秘要》云：阴盛发躁，名曰阴躁，欲坐井中，宜以热药治之。仲景少阴证面赤者，四逆加葱白主之。

（二十六）问手足逆冷而大便秘，小便赤，或大便黑色，脉沉而滑 阳伯按：要知阴证当自利，但大便秘，小便赤者，即非阴证矣。

答曰：此名阳证似阴也。重阳必阴，重阴必阳，寒暑之变也。假令手足逆冷，

而大便秘，小便赤，或大便黑色，批：别本"色"下有"眼开"二字。其脉沉而滑者，皆阳证也。轻者白虎汤，（正六十四）。甚者承气汤。（正四十二）。伤寒失下，血气不通，令四肢逆冷，此是伏热深，故厥亦深，速用大承气（正四十一）。加分剂下之，汗出立瘥。仲景所谓厥应下之者，此也。兼热厥与阴厥自不同，热厥者，微厥即发热。若阴厥即不发热，四肢逆冷，恶寒，脉沉而细，大小便滑泄矣。

（二十七）问身冷，脉细沉疾，烦躁而不饮水

答曰：此名阴盛隔阳也。伤寒阴盛隔阳者，病人身冷，脉细沉疾，烦躁而不饮水者，是也。若欲引饮者，非也。不欲饮水者，宜服霹雳散，（杂二十二）。须臾躁止得睡，汗出即瘥。此药通散寒气，然后热气上行，汗出乃愈。火焰散、（杂二十三）。丹砂丸（杂二十四）。并主之。

（二十八）问手足逆冷《溯洄集》辨厥与逆异。

答曰：此名厥也。厥者，逆也。阴阳不相顺接，手足逆冷也。阳气衰，阴气盛，阴盛于阳，故阳脉为之逆，不通于手足，所以逆冷也。伤寒热多厥少者，其病当愈。厥多热少者，其病为进。然有冷厥，有热厥，当仔细辨认。冷厥者，初得病日，便四肢厥冷，脉沉微而不数，足多踡卧而恶寒，或自引衣盖覆，不饮水，或下利清谷，或清便自调，清便自调，即是大便如常。或小便数，外证多惺惺而静，脉虽沉实，批："实"与"弱"相反。按之迟而弱者，知其冷厥也，四逆汤（正十四）、理中汤（正七三）、通脉四逆汤（正八十）、当归四逆汤（正七八）、当归四逆加茱萸生姜汤（正七九）、白通加猪胆汁汤（正九七）

皆可选用也。热厥者，初中病，必身热头痛，外别有阳证，至二三日，乃至四五日，方发厥，兼热厥者，厥至半日，却身热，盖热气深则方能发厥，须在二三日后也。若微厥即发热者，热微故也。其脉虽沉伏，按之而滑，为里有热。其人或畏热，或饮水，或扬手掷足，烦躁不得眠，大便秘，小便赤，外证多昏愦者，知其热厥也。白虎汤、（正六四）。承气汤、（正四二）。随证用之。仲景云：伤寒一二日至四五日，厥者必发热，前热者后必厥，厥深者热亦深，厥微者热亦微，厥应下之，而反发汗者，必口伤烂赤。热厥当下，故云厥应下之者，若反发汗，必口伤烂赤也。又有下证悉具，而见四逆者，是失下后，血气不通，四肢便厥，医人不识，却疑是阴厥，复进热药，祸如反掌。大抵热厥须脉沉伏而滑，批：热甚，脉反沉伏而滑。头上有汗，其手虽冷，时复指爪温，须便用承气汤下之，不可拘忌也。诸手足逆冷，皆属厥阴，不可下，不可汗，然有须下，有须汗证者，谓手足虽逆冷，时有温热时，手足掌心必暖，非正厥冷也，当消息之。若病人寒热而厥，面色不泽，冒昧而两手忽无脉，或一手无脉者，必是有正汗也。批：两手忽无脉，或一手无脉，是有正汗也。多用绵衣包手足令温暖，急服五味子汤，（杂二十五）。或兼与麻黄细辛甘草汤之类服之，晬时批："晬"音"岁"。"晬时"，周时也。必大汗而解矣。或伤寒厥逆，而心下怔忡者，宜先治水，当服茯苓甘草汤却治厥，不尔，水渍入胃，必下利也。又有病人手足厥冷，脉乍结者，邪气结在胸也，心下满而烦，饥不能食者，病在胸中，当吐之，宜瓜蒂散。（正百十一）。盖病在胸中，亦能令人身足厥，但认脉乍结者是也。阴盛者则结，脉来缓时一止复来曰结，主胸满烦躁。若伤寒发厥，至七八日肤冷而躁，无时暂安者，为脏厥，此为难治。又问仲景少阴

四逆汤，又有四逆散，何也？答曰：大抵少阴病，不可便用热药，且如少阴病，亦有表热者，仲景谓之反发热，用麻黄、细辛之类以发汗，终不成少阴证便不得发汗耶？今少阴病，四肢冷，亦有内热者，仲景用四逆散（正七六）。是也。四逆汤用附子、干姜，而四逆散只用柴胡、枳实、芍药，其义不同，何也？盖四逆散主四逆，而其人或咳，或悸，或小便不利，或腹中痛，或泄利下重，已上病皆热证耳。批：别本"今"字起，至"散"字止，十八字无。

（二十九）问吐长虫

答曰：此名蛔厥也。蛔厥者，脏寒蛔上入膈，其人吐蛔也，此是厥阴证。或病人有寒，复发其汗，胃中冷，及因发汗复身热，重发其汗，胃中虚冷，故长虫逆上，先服理中丸，（正七三）。次用乌梅丸。（正百五）。

（三十）问身体重，少气，阴肿入里，腹内绞痛，热上冲胸，头重不欲举，眼中生花，妇人则里急，腰胯连腹内痛

答曰：此名阴阳易也。伤寒病新瘥，阴阳气未知，因合房室，则令人阴肿，入腹绞痛，妇人则里急，腰胯批：尻上横骨为腰胯（苦瓦切）。腰胯，两股间也。连腹内痛，名为阴阳易也。其男子病新瘥未平复，而妇人与之交接得病，名为阳易。其妇人病新瘥未平复，男子与之交接得病，名曰阴易。若二男二女，并不相易。批：别本"若二"至"易"九字无。所以呼为易者，阴阳相感动，其毒疫着于人，如换易然。其病状身体重，热上冲胸，头重不能举，眼中生花，四肢拘急，小腹绞痛，手足拳挛，皆死。批："挛"，别本作"则"。其亦有不即死者，病若小腹里急，热上冲胸，头

重不欲举，百节解离，经脉缓弱，血气虚，骨髓枯竭，便恍恍翕翕，气力转小，着床而不能摇动，起止仰人，或引岁月方批："方"，别本作"不"。死，烧裈散，（正百十）。㚄音加。鼠粪汤、（杂二十六）。竹皮汤、干姜汤、青竹茹汤、当归白术汤、（并杂二十七）。可选用之。批：按仲景止用烧裈散，言简而意至。今立二条，后人始知有寒热之别。热用烧裈，寒用㚄鼠，岂有一途而取哉。

活人书卷第五

此一卷论治法。古人治伤寒有法，非杂病之比。五种不同，六经各异，阴阳传受，日数浅深、药剂温凉，用有先后，差之毫厘，轻者危殆，况不识法者乎？伤寒惟两感不治，其余证候，虽感异气，能消息之，无不愈者。其有差失，仲景所谓医杀之耳。知其治者，若纲在网，如此而汗，如此而吐，如此而下，桂枝、承气、瓜蒂、四逆用之而不差。唯其应汗而下，为痞，为结胸，为懊侬。应下而汗，为亡阳，为谵语，为下厥上竭。又有当温反吐，疗热以温，变证百出，无复纪律，扰扰万绪起矣。大抵伤于寒为病热。孙真人云：服承气汤得利瘥，慎不中补也，热气得补复成。王叔和云：虚热不可大攻之，热去则寒起。二人之论，疑若相戾，然热气有实有虚，非深得仲景之意，岂能至此耶？

（三十一）问冬谓之伤寒，春谓之温病，夏谓之热病

答曰：《素问》云：冬三月，是谓闭藏，水冰地坼，无扰乎阳。又云：彼春之暖，为夏之暑，彼秋之忿，为冬之怒？是以冬令严寒，批：别本作"严寒冬令"。为杀厉之气，君子善摄生，当严寒之时，行住坐卧，护身周密，故不犯寒毒。彼奔驰荷重劳房之人，皆辛苦之徒也，当阳闭藏，而反扰动之，则郁发腠理，津液强渍，为寒所薄，肤腠致密，寒毒与荣卫相浑，当是之时，壮者气行则已，怯者则着而成病矣。其即时而病者，头痛身疼，肌肤热而恶寒，名曰伤寒。其不即时病者，寒毒藏于肌肤之间，至春夏阳气发生，则寒毒与阳气相薄于荣卫之间，其病与冬时即病无异，但因春温气而变，名曰温病；因夏热气而变，名曰热病。温、热二名，直以热之多少为义。阳热未盛，为寒所制，病名为温；阳热已盛，寒不能制，病名为热，故大医均谓之伤寒也。批：按，既以伏寒变而为温为热，尚可言寒能制其阳热耶？盖是春夏阳热已变其伏寒，即非有寒不能制其阳热也。外有寒邪能折伤气者，乃是时行寒疫。与温、热二病所论阳气盛衰，时日则同。至于论暴寒之寒，与伏寒已变之寒，自是相远矣。

（三十二）问三日已前当汗，三日已后当下

答曰：古人云：未满三日者，可汗而已；其满三日者，可泄而已，此大略之言耳。病人有虚有实，邪气传受迟速不等，岂可拘以日数！仲景云：日数虽多，但有表证而脉浮者，即宜发汗。日数虽少，若有里证而脉沉者，即宜下之。正应随脉以汗下之。伤寒固有始得病便变阳盛之证，须便下之。又有腠理寒一二日，便成少阴病者，须急温之。又况六气之邪，乘虚入经，自背得之，则入太阳，或入少阴。自面感之，则入阳明之类，不必皆始于太阳。兼寒邪有首尾止在一经，或间传一二经，不可以一理推，但据脉与外证治之，此活法也。假令有人脉浮，头项强痛，发热而恶寒，

每日如此，不以日数多少，止是太阳经受之。其余经络皆仿此。大抵伤寒凭脉与外证以汗下之。若过日多，脉尚大浮数，按之不足者，尚责太阳也，可发汗而愈；若按之实者，汗之必死，须下之而愈也。若始得病，脉细沉数，外证或腹满咽干，或口燥舌干而渴，为正责属里，可下之而愈。若无此证，但发热脉沉者，误下必死，批：人皆言脉沉在里，可下，却有脉沉误下必死之证。须行麻黄附子甘草汤、（正二十二）。麻黄细辛附子汤（正二十三）。小发汗。此皆仲景之确论也。

（三十三）问阳虚阴盛，汗之则愈，下之则死；阳盛阴虚，汗之则死，下之则愈

答曰：《素问》云：阳虚则外寒，阴虚则内热，阳盛则内热，阴盛则外寒。故治伤寒者，阳虚阴盛，汗之则愈，下之则死；阳盛阴虚，汗之则死，下之则愈也。阴虚阳盛，非谓分脉尺寸也。表，阳也；里，阴也。批：按，仲景所主阴阳虚盛，盖指一为表证，一为里证，邪在消长而言，非兼言表和里病，里和表病。今却将《素问》所论杂病阴阳虚盛四证合而引证仲景伤寒二证之发，又改阳盛外热作内热，阴盛内寒作外寒，旁牵《外台》所论合，何耶？《外台》云：表病里和，汗之则愈，表和里病，下之则愈。亦只是论表里阴阳以汗下之。《难经》云：阴阳虚实者，说脉也。《素问》云：阴阳虚盛者，说表里也。仲景论伤寒汗下，故引《素问》表里之意，与《外台》论合矣。大抵荣卫为表，属阳；胃腑为里，属阴。寒毒争于荣卫之中，必发热而恶寒，尺寸俱浮大，内必不躁，设有微烦，其人饮食欲温而恶冷，为阳虚阴盛也，汗之则愈，误下则死。若寒毒相薄于荣卫之内，而阳盛阴衰，极阴变阳，寒盛生热，而阳热之气盛而入里，热毒居胃，水液干涸，燥粪结聚，其人外不

恶寒，必蒸蒸发热而躁，甚则谵语，其脉浮滑而数，或洪实，为阳盛阴虚也，下之则愈，误汗则死。

谨按：黄帝《素问·调经论》云：阳虚则外寒，阴虚则内热，阳盛则外热，阴盛则内寒，盖阳主外，而阴主内。又曰：阳虚阴盛，汗出而愈，下之则死；阳盛阴虚，汗出而死，下之则愈。今三十三问误写作"阳盛则内热，阴盛则外寒"。窃详内外寒热不同，则汗下差误，便分死生。又按，将作监簿王宗正《难经疏义》有阴阳盛虚汗下图，与《素问》合，以理考之，此是三十三问误写，合行刊正，勿误后人。

（三十四）问仲景有发汗者，有和解之者

答曰：伤寒表证须看荣卫浅深，故仲景有正发汗汤剂，如麻黄汤、（正二十）。桂枝汤、（正一）。大青龙汤（正三五）。是也。有和解其表，如小青龙汤、（正三六）。桂枝麻黄各半汤、（正二）。白虎汤、（正六四）。桂枝二越婢一汤、（正四）。柴胡桂枝汤、（正三十一）。小柴胡汤（正二十九）。之类是也。后人不能深究寒邪批：别本作"热"。浅深，药性紧慢，一概用药，因兹夭伤。其间纵获生全，往往汗后虚乏，遂致劳复，或变生百病，淹引岁月，卒至不救。此皆由汗下过度，阴阳并竭，血气赢损，以致此祸。如遇病轻，但当和解之，所谓和其荣卫，以通津液，令其自解也。

（三十五）问仲景有宜下之，有微和其胃气者

答曰：伤寒里证，须看热气浅深。故仲景有宜下之，如大承气汤、（正四一）。小承气汤、（正四二）。十枣汤、（正八九）。大柴胡汤（正三十）。是也。有微和其胃

气，如调胃承气汤、脾约圆、少与小承气（正四二）。微和之之类是也。《金匮玉函》云：虚者十补勿一泻，强实者泻之，虚实等者，泻勿大泻之。批：别本"泻之"下有"梅师云：宿病老弱人，服今药方，相及为佳耳"十八字。故王叔和序伤寒有承气之戒。

又问转药孰紧？答曰：大承气最紧，批："最"上有"厚朴多"三字。小承气次之，调胃承气汤又次之，大柴胡又次之。仲景治法，荡涤热积皆用汤液，不得用圆子药，不可不知也。大柴胡加大黄，小柴胡加芒硝，方为转药。盖为病轻者设也。批：治伤寒不得用圆子药，仲景云：知医以圆药下之，非其治也。

（三十六）问伤寒一日，头疼、口干、烦满而渴。二日腹满、身热、不欲食、谵语。三日耳聋、囊缩而厥，水浆不入，不知人

答曰：此名两感伤寒也。两感者，表里俱病也。太阳与少阴为表里，阳明与太阴为表里，少阳与厥阴为表里。阴阳双传，脏腑俱病，此为难治，六日而死矣。故一日太阳与少阴俱病，则头痛、口干、烦满而渴。二日阳明与太阴俱病，则腹满，身热、不欲食，谵语。三日少阳与厥阴俱病，则耳聋，囊缩而厥。仲景无治法，但云两感病俱作，治有先后，发表攻里，本自不同。阳伯按，此正是仲景言不可治处。寻至第三卷中，言伤寒下之後，得下利不止，身疼痛者，当急救里，宜四逆汤（正七五）。复身体疼痛，清便自调者，急当救表，宜桂枝汤。（正一）。遂以意寻比仿效，治两感有先后，宜先救里，若阳气内正，即可医也。内才正，急当救表，盖内尤为急，才温内，则急救表亦不可缓也。批：按：三阳头痛，身热，耳聋，救表已，自不可汗。三阴口干，烦渴，腹满，囊缩而厥，不下可乎？今引下利身疼痛，虚寒救里之例，

而欲施于烦渴、腹满、谵语、囊缩、热实之证，然乎？盖仲景所谓发表者，葛根、麻黄是也。所谓攻里者，调胃承气是也。今以救为攻，岂不相悖？"得下利"别本作"复下利"。此原非仲景治两感本意，亦见奉议公活人厚意，盖如遇此证，束手不药，诚不忍也。

（三十七）问伤寒已经发汗吐下仍不解古人谓之坏病

答曰：仲景云：太阳病三日，已发汗，若吐，若下，若温针，仍不解者，为坏病，桂枝不中与也，当知何逆，随证治之。又云：太阳病不解，转入少阳者，胁下硬满，干呕不能食，往来寒热，尚未吐下，其脉沉紧者，可与小柴胡汤。（正二十九）。若已吐下发汗，小柴胡证罢，此为坏病，知犯何逆，以法治之。盖为病中又感异气，变为坏病。阳伯按：既云吐下发汗，又云感异气，何耶？批"按：仲景所谓坏病者，如汗后亡阳动经，胃燥谵语，下后虚烦、结胸、痞气，及吐后内燥，腹满等证是也。此正所谓桂枝不中与、小柴胡证罢者，曷尝指异气之病为此坏病耶？仲景虽云更感异气变他病，即《素》、《难》所谓二气三气杂合为源是也。病未尝坏，故以变证名之，一曰坏证，一曰变证，名目自是不同，可见异气不为坏病也审矣。以时令寒暑燥湿风气不节，脉息与少阳相异，小柴胡证罢。证候与伤寒不同，麻黄桂枝不中与也。明当消息其由，以法治之。若脉尺寸俱盛，重感于寒，变为温疟。先热后寒，名曰温疟。在第六卷四十四问。阳脉浮滑，阴脉濡弱，更遇于风，变为风温。四肢不收，头疼身热，常自汗出。在第六卷四十五问。阳脉洪数，阴脉实大，更遇温热，变为温毒，为病最重。春月肌肉发斑，名曰温毒。在第六卷五十一问。阳脉濡弱，阴脉弦紧，更遇温气，变为温疫。一岁之中，长幼疾壮多相似，感四时不正之气。在第六卷四十六问。脉证之变，方治不同。仲景批：仲景二字，疑作《难经》谓温病之脉，行在

诸经，不知何经之动，随其经而取之也。又有伤寒过经，再受热邪，留蓄脏腑，病候多变，久而不瘥，阴阳无复纲纪，及伤寒解后，虚羸少气，皆名坏伤寒也。知母麻黄汤、（杂二十八）。鳖甲散、（杂二十九）。黑奴圆。（杂二十）。检方与病证相参选用之。若伤寒解后，虚羸少气，气逆吐者，竹叶石膏汤主之。阳伯按，奉议此条议论，颇乖长沙宗旨，春沂公辨之甚明，余始按读便疑，及观春沂公辨，叹其先得我心，然以言变证颇悉。

活人书卷第六

　　此一卷论伤寒、伤风、热病、中暑、温病、温疟、风温、温疫、中湿、湿温、痓病、温毒之名。天下之事，名定而实辨，言顺则事成。又况伤寒之名，种种不同，若识其名，纵有差失，功有浅深，效有迟速耳。不得其名，妄加治疗，往往中暑乃作热病治之，反用温药，湿温乃作风温治之，复加发汗，名实混淆，是非纷乱，性命之危，危于风烛。今于逐问下，详载疾状而名之曰某病，庶几因名识病，因病识证，如暗得明，胸中晓然，无复疑虑，而处病不差矣。

　　（三十八）问脉浮而紧涩，头疼，身体拘急，恶寒无汗，寒多热少，面色惨而不舒，腰脊疼痛，手足指末微厥，不烦躁

　　答曰：此名伤寒也。伤寒之候，发热恶寒，头疼腰脊痛，脉紧无汗，宜发汗而解，麻黄汤主之。（正三十）。轻者，只与桂枝麻黄各半汤、（正二）。人参顺气汤、（杂三十）。葱豉汤、（杂十四）。苍术散、（杂三十一）。麻黄葛根汤（杂三十二）。可选而用。然太阳病，亦有热多寒少者，须仔细看脉与证也。热多寒少，不呕，清便自可，宜桂枝麻黄各半汤。若脉浮者，虽热多寒少，自可发汗。若脉弱者，无阳也，桂枝二越婢一汤主之。（正四）。热多寒少，而尺脉迟者，荣气不足，血少故也。先以小建中汤（正三十七）。加黄芪最良。尺脉尚迟，再作一剂。或太阳证宜汗，而其人

适失血及下利，则频频与少桂枝汤，（正一）。使体润漐漐连日当自解。假如淋家、衄血家法不可汗，亦可以小柴胡（正二十九）。之类和解之。批：别本"麻黄汤"下有"主之，轻者只与桂枝麻黄各半汤"十三字。反将"人参"起，至"用之"二十一字作注，误。按：仲景篇"其人不呕，清便欲自可"九字，本是愈之注。今反添"热多寒少"四字于其上，以他证各半汤汗之，何耶？又按之：仲景篇脉浮紧，法当身疼痛，宜以汗解之，假令尺中迟者，不可发汗，以荣气不足，血少故也。今但举尺中迟，血少之语，而添"热多寒少"四字，又何耶？

　　（三十九）问脉浮而缓，寸大而尺弱，自汗，体热，头疼，恶风，热多寒少，其面光而不惨，烦躁，手足不冷

　　答曰：此名伤风也。伤风之候，头疼，发热，脉缓，汗出，恶风，当须解肌，宜桂枝汤主之。（正一）。轻者只与柴胡桂枝汤、（正三十一）。败毒散、（杂三十三）。独活散（杂三十四）。可选用。批：别本作"桂枝汤"下，有"主之。轻者只与柴胡桂枝汤"十一字，反将"败"字起，至"用之"字止十字作注，误。又本"独活散"下有"人参羌活散"五字。治太阳中风有汗，用桂枝汤。凡脉紧必无汗，虽濡而紧，却自汗，勿误用小建中汤也（正三十七），须是脉浮而缓者，方用桂枝也。项背强者，桂枝汤加葛根也。（正三十八）。《本草》葛根主伤风有湿，开窍解肌。盖桂枝加葛根者，谓中风有湿当加之。去其风湿取微汗者，风湿去也。里寒者，不欲饮

水者是也。桂枝去芍药加附子汤也。（正八）。凡发汗后，汗不止，为漏风，桂枝加附子汤主之。（正六）。腹满者，太阴证。脉浮者，可服桂枝汤微发汗。腹痛者，桂枝加芍药汤。（正十二）。痛甚者，桂枝加大黄汤也。（正十三）。虽然桂枝汤自西北二方居人，四时行之，无不应验，自江淮间，唯冬及春初可行。自春末及夏至已前，桂枝证可加黄芩半两。阳旦汤是也（杂百十六）。夏至后，有桂枝证，可加知母二两、石膏二两，或加升麻半两。若病人素虚寒者，正用古方，不在加减也。岐伯所谓同病异治者，此也。大抵用温药当避春，用热药当避夏。《素问》所谓用温远温，用热远热者也。又问伤寒与伤风，何以别之？答曰：伤寒者，脉紧而涩，伤风者，脉浮而缓。伤寒者，无汗；脉涩故也。伤风者，有汗。伤寒者畏寒不畏风，伤风者畏风不畏寒。批：按：仲景桂枝证言恶寒、恶风，麻黄证止言恶风，反不言恶寒。今云伤寒不畏风，伤风不畏寒，得非知常而不知变欤？大抵太阳病者，必脉浮、发热、恶风、恶寒也。恶寒者，不当风而自憎寒，恶风者，当风而憎寒也。六经皆有伤风、伤寒，其证各异。太阳脉浮有汗为中风，脉紧无汗为伤寒。阳明善饥为中风，不食为伤寒。少阳两耳聋、目赤、胸满而烦为中风，口苦咽干目眩为伤寒。若三阴伤风无变异形证，但四肢烦疼，余证同三阳也。

（四十）问有发热恶寒，烦躁，手足温，而脉反浮紧者，有寒多热少，不烦躁，手足微冷，而脉反浮缓者

答曰：此名伤风见寒脉，伤寒见风脉也。盖发热恶风、烦躁、手足温为中风候，脉浮紧为伤寒脉，是中风见寒脉也。寒多热少不烦躁，手足微厥为伤寒候，脉浮缓为中风脉，是伤寒现风脉也。中风见寒脉、伤寒见风脉，俱宜服大青龙汤。（正三十五）。盖大青龙证，脉似桂枝反无汗、病似麻黄反烦躁是也。脉弱有汗为桂枝证，脉紧不烦躁为麻黄证。大青龙汤治病与麻黄汤证相似，但病尤重而又加烦躁者，用大青龙汤也。以其中风并伤寒俱盛，故青龙汤添麻黄作六两，又似合桂枝汤药味在内添石膏，所以为紧，此治荣卫俱病，若证不审，误用大青龙汤，则发汗多伤人。以其有烦躁一证，故可用大青龙。大抵感外风者为伤风，感寒冷者为伤寒，故风则伤卫，寒则伤荣。桂枝主伤卫，麻黄主伤荣，大青龙主荣卫俱伤故也。风伤卫者，病在皮肤之间也。以卫行脉外，为阳主外。皮肤之间，卫气之道路故也。其病浅。寒伤荣者，寒气中于肌肉也。以荣行脉中，为阴主内。肌肉之间，荣气之道路故也。其病深。所以桂枝与麻黄所施各异，戒勿误用，以有浅深之别，风寒之殊、太医当宜审谛，大青龙尤宜慎用。仲景云：脉微弱，汗出恶风者，不可服青龙，服之则厥逆，筋惕肉𥆧，此为逆也。《类纂》云：凡发汗过多，筋惕肉𥆧，振摇动人，或虚羸之人，微汗出，便有此证，俱宜服真武汤（正百五）以救之。羸甚者，芍药或量多少与之。恶热药者，去附子。余依加减法。仲景制真武汤，乃为合用桂枝，却用麻黄之类。发汗多，亡阳有此证，故用真武汤，若调理顺者，无此证也。

（四十一）问夏月发热恶寒，头痛，身体肢节痛重，其脉洪盛者

答曰：此名热病也。冬伤于寒，因暑气而发为热病。治热病与伤寒同，有汗宜桂枝汤；无汗宜麻黄汤；（正二十）。烦躁者宜大青龙汤。（正三十五）。然夏月药性须带凉，不可太温，桂枝、麻黄、大青龙须用加减法。夏至前，桂枝加黄芩半两；夏至后，桂枝、麻黄、大青龙加知母一两，石膏二两，或加升麻半两也。盖桂

枝、麻黄汤性热，地暖之处，非西北之比，夏月服之，必有发黄斑出之失。热病三日外，与汤不瘥，脉势仍数，邪气犹在经络，未入脏腑者，桂枝石膏汤主之。（杂三十五）。此方夏至后代桂枝证用，若加麻黄半两可代麻黄、青龙汤用也。古方三月至夏为晚发伤寒，栀子升麻汤（杂三十六）。亦可选用之。又问夏至后皆可行白虎汤液耶？答曰：白虎汤治中暑与汗后一解表药耳。批：按，因暑气而发热为热病，用桂枝、麻黄、大青龙汤辛热之剂。温病则因春温暖之气而发，与冬月伤寒、夏月热病不同，盖热轻故也，用升麻汤、解肌汤辛温之药。又自知其说之牴牾，乃戒曰：夏月药性须带凉，不可太温。又曰：桂麻性热，夏月服之，必有斑黄之失。热病三日犹在经络，宜桂枝石膏汤，又将栀子升麻汤赘于末以结之。何其证治之矛盾哉？又问夏至后皆可行白虎汤液耶？答曰：白虎汤治中暑与汗后一解表药耳。今之医者，见六月中病，多云中暑，不辨热病，用药大凉，又况夏月阴气在内，最难调治，白虎汤尤宜戒之。批：按，仲景言无表证者，可与白虎。今云汗后一解表药，何耶？夏月阴气在内，尤宜戒之，岂因前用桂枝、麻黄、青龙之热药耶？

（四十二）问夏月自汗、恶寒、身热而渴，其脉微弱者

答曰：此名中暑也。大抵中暑与热病外证相似，但热病者脉盛，中暑者脉虚，以此别之。《甲乙经》云：脉盛身寒，得之伤寒；脉虚身热，得之伤暑。盖寒伤形而不伤气，所以脉盛，热伤气而不伤形，所以脉虚。伤寒即身体肢节痛重，其脉洪盛，按之有力，此是冬月感寒深，至夏发耳。中暑即背寒，面垢，其面如涂油。《类纂》云：面垢者，阳证也。一名面尘，若尘埃之着面。手足微冷，烦渴口燥，但觉倦怠，四肢却不痛重，其脉微弱，按之无力，白

虎汤主之；（正六四）。痰逆恶寒者，橘皮汤主之；（正九五）。不恶寒者，竹叶汤主之。头疼、恶心、烦躁，心下不快者，五苓散（正六六）。最妙。

又问中暑何故洒然毛耸恶寒？答曰：经云：四时八风之中人也，因有寒暑，寒则皮肤急，腠理闭；暑则皮肤缓，腠理开。开则洒然寒，闭则热而闷。近人多不明中暑，或作热病法治之，复用温热药，必致发黄斑出，更为蓄血，尤宜戒之。

（四十三）问夏至已前，发热恶寒，头疼，身体痛，其脉浮紧

答曰：此名温病也。春月伤寒，谓之温病。冬伤于寒，轻者夏至已前发为温病，盖因春温暖之气而发也。又非瘟疫也。治温病与冬月伤寒、夏月热病不同，盖热轻故也。春初秋末，阳气在里，其病稍轻，纵不用药治之，五六日亦自安。升麻汤、（杂一）。解肌汤、（杂三八）。柴胡桂枝汤、（正三一）。最良。热多者，小柴胡汤主之；（正二九）。不渴，外有微热者，小柴胡加桂技也；批：别本"枝也"下有"渴者小柴胡去半夏加人参、栝楼根"十四字。嗽者，小柴胡加五味子也；批：别本"子也"下无"烦躁"至"利也"十八字。烦躁、发渴、脉实、大便秘涩者，大柴胡微利也。或烦渴、发热不恶寒，与虚烦者，并竹叶石膏汤（正九五）。次第服之。麻黄、桂枝、大青龙，唯西北二方四时行之无有不验，若江淮间，地偏暖处，惟冬月及正初乃可用正方，自春末至夏至已前，桂枝、麻黄、大青龙内宜加减也。批："减也"下，别本有"加减法在热病门中"。

（四十四）问病人先热后寒，尺寸脉俱盛

答曰：此名温疟也。先热后寒，名曰

温疟，病人尺寸俱盛，重感于寒，变成温疟，小柴胡汤主之。（正二九）。疟疾寒热相等，及先热后寒者，俱宜与小柴胡汤。先寒后热者，小柴胡加桂汤；（杂三九）。有多热但热者，白虎加桂汤；（杂四十）。有多寒但寒者，柴胡桂姜汤；（杂四一）。有汗多烦渴，小便赤涩，素有瘴气及不服水土，呕吐甚者，可服五苓散。（正六六）。脉小紧，寒热呕吐，间日、频日发作无时，大便秘者，可服大柴胡汤卜之。（正三十）。脉浮大，寒热往来者，可服祛邪圆（杂四四）。吐之。久不愈者，服疟母煎圆，当自愈。治疟之法，无以过也。大抵疟脉自弦，弦数者多热，弦迟者多寒，弦小紧者可下之。弦迟者可温之，弦紧者可发汗，浮者可吐之。夏伤于暑，秋必病疟，此非伤寒之谓，以其坏伤寒有温疟一证，故因而及之。

（四十五）问脉尺寸俱浮，头疼、身热，常自汗出，体重，其息必喘，四肢不收，嘿嘿但欲眠批：别本"喘"下有"其形不仁"四字。

答曰：此名风温也。其人素伤于风，因复伤于热，风热相薄，即发风温。主四肢不收，《左传》曰：风淫末疾。头疼身热，常自汗出不解，治在少阴、厥阴，少阴火，厥阴风。不可发汗，发汗即谵语、独语、内烦、躁扰不得卧，若惊痫目乱无精，批：别本"精"作"睛"。疗之者复发其汗，如此死者，医杀之也。风温不可发汗，宜葳蕤汤。（杂四五）。风温身灼热者，知母干葛汤。（杂四六）。风温加渴甚者，栝蒌根汤。风温脉浮，身重汗出，汉防己汤。（杂四八）。批：别本"防己汤"下，有"误汗用防己黄芪汤救之"十字。

（四十六）问一岁之中，长幼疾状多相似

答曰：此名温疫也。四时皆有不正之气，春夏亦有寒清批：清，去声。时，秋冬或有暄暑时。人感疫厉之气，故一岁之中，病无长少，率相似者，此则时行之气，俗谓之天行是也，老君神明散、（杂四九）。务成子萤火圆、圣散子、（并杂五十）。败毒散。（杂三八）。冬气温，春气寒，夏气冷，秋气热为时气。时气与伤寒同，而治有异者，盖因四时不正之气而变更，不拘以日数浅深，汗、吐、下随证施行，所以圣散子不问表、里、阴、阳者，此也。唯圣散子性差热，用者宜详之。若春应暖而清风折之，则责邪在肝。三、四月或有暴寒，其时阳气尚弱，为寒所折，病热犹轻，升麻汤（杂一）、解肌汤主之（杂二十八）。夏应暑而寒气折之，则责邪在心。五月、六月阳气已盛，为寒所折，病热则重。七月、八月阳气已衰，为寒所折，病热亦微。调中汤（杂五十一）、射干汤（杂五二）、半夏桂枝甘草汤（杂五三）可选用也。秋应凉而反大热折之，则责邪在肺。湿热相搏，民多病疸。疸者，黄也，宜白虎加苍术汤（杂百十七）煎茵陈汁，调五苓散（正六六）。冬应寒而反大温折之，则责邪在肾。其冬有非节之暖者，名为冬温。此属春时阳气发于冬时，则伏寒变为温病，宜葳蕤汤（杂四五）。按：此属云云温病，仲景无"则"字，乃春温病也。今奉议添一"则"字，而云冬温，瘟疫，何耶？土无正行，因火而名，当随其轻而取之也。别本无"土行"至"之也"十六字。仲景云：冬温之毒，与伤寒大异。盖伤寒者，伤寒气而作。冬温者，感温气而作。寒疫者，暴寒折人，非触冒之过。其治法不同，所施寒热温凉之剂亦异，不可拘以日数，发汗吐下，随证施行。要之治热以寒，温而行之，治温以清，冷而行之；治寒以热，凉而行之；治清以温，热而行之，以平为期，不可以过，此为大法。此寒疫与温疫不同，奉议公不解仲景前后两说不同，而混为一证，误之甚矣。所以瘟疫有条而寒疫则无条矣。瘟疫则春夏秋冬俱有，而寒疫止春三月起至秋八月止矣。批：按，仲景云：此则时行之气也。成注曰：非暴厉之气也。又云：时行疫气之法。成注曰：时行者，时行之气是也。暴厉，即寒疫也。寒疫，即脉盛身寒，得之伤寒者是也。奉议因不明寒疫，于五卷温病、热病答中，既云为寒所制，于此复云为寒所折，何耶？

（四十七）问一身尽痛，发热，身黄，小便不利，大便反快者

答曰：此名中湿也。风雨袭虚，山泽蒸气，人多中湿，湿流关节，须身体烦痛，其脉沉缓，为中湿。脉细者非也。主一身尽痛，发热，身黄，小便自利者，术附汤。（正七十）。若小便不利，大便反快，当利其小便，宜甘草附子汤、（正七一）。五苓散（正六六）。主之。《至真要论》云：治湿之法，不利小便，非其治也。《金匮要略》云：湿家身烦痛，可与麻黄汤加白术四分发其汗，慎不可以火攻之。湿家虽身体痛，不可大发汗，汗出则作痓。大抵中湿者，水湿之蒸气及汗出当风取冷过度，或中雾露，与风寒气相合者曰痹，皆由中于湿而后挟以异气。其寒多者，为痛，为浮肿，非附子、桂、术不能去也。其风多者，为烦热，为流走，为拘急，非麻黄、薏苡、乌头辈不能散也。其中气者，为坚满，为癃闭，非甘遂、葶苈、枳、术不能泄也。批：按，仲景云：脉沉细而为湿痹。今注以脉细为非，岂湿痹与中湿异？既曰身黄，又不明言其色，岂中湿与阳明瘀热同与？至于治法，不可火，不可汗，却遗了不可下，何耶？

（四十八）问肢体痛重，不可转侧，额上微汗，不欲去被，或身微肿

答曰：此名风湿也。脉浮为风湿，是风气与湿气相薄，肢体痛重不可转侧，额上微汗，不欲去被，或身微肿。欲发汗，但漐漐身润，则风湿俱去。若大发其汗，则风气去，湿气在矣。麻黄杏子薏苡甘草汤、（杂五四）。防己黄芪汤、（杂五五）。桂枝附子汤、（杂十七）。甘草附子汤、（正七一）。批：别本"甘草"上有"桂枝加白术汤"六字，误。术附汤、（正七十）。杏仁汤、（杂五六）。败毒散（杂三三）。可选而用之。身肿者，甘草附子汤加防风。批：按，风湿，仲景云脉浮虚而涩，脉若沉实滑大数者，非也。今以一浮字为风湿之诊，浮可言风，不可言湿矣。

（四十九）问两胫逆冷，胸腹满，多汗，头目痛苦，妄言批：夏月始有此病

答曰：此名湿温也。其人尝伤于湿，因而中暑，湿热相薄，则发湿温。病苦两胫逆冷，腹满，又胸多汗，头目痛苦，妄言，其脉阳濡而弱，阴小而急，治在太阴，脾属土主湿。不可发汗，汗出必不能言，耳聋，不知痛所在，身青，面色变，名曰重暍，如此死者，医杀之耳，白虎加苍术汤（杂百十七）。主之。此方出《伤寒微旨》，亦仿《金匮》白虎加桂汤（杂四十）。批：按，三卷表证答中兼言术附汤，却言白虎，而不言附术，何耶？设若湿气胜温，脏腑虚，大便滑，术附其可废乎？别本"白虎"上有"宜术附"三字。

（五十）问发热恶寒，颈项强急，腰身反张，如中风状，或瘛疭口噤

答曰：此名痓也。伤风颈项强急，身体反张，属太阳经。先因伤风，又感寒湿而致然也。古人谓之痓病。痓音帜，又作痉，巨呈反。痓者，强直也。古人以强直为痓。《金匮要略》云：太阳病，其身体几几（批：音

殊）。便为痉也。外证发热恶寒，与伤寒相似，但其脉沉迟弦细，而项背反张强硬，如发痫之状，此为异耳。新产血虚多汗出，喜中风，亦有此证。当察其有汗无汗，以分刚痉、柔痉。无汗恶寒名刚痉，有汗不恶寒为柔痉。无汗葛根汤（正二六）。主之，有汗桂枝加葛根汤（正十八）。主之。《本草》葛根主伤风有湿，开窍解肌。凡刚柔二痉，小续命汤（杂五七）。并可与之。有汗者，小续命汤去麻黄，加葛根也。若审知刚痉，胸满口噤，其人卧不着席，脚挛急，咬齿，当行大承气汤（正四一）。《外台》云：热而痉者，死。热病痉者，反折，瘛疭、齿噤龂也。

又问刚柔二痉与阴阳二痉是如何？痉亦作痓。阳痓属刚痉，阴痓属柔痉，附术散、（杂五八）。桂心白术汤、（杂五九）。附子防风散、（杂六十）。八物白术散、（杂六一）。桂枝、煮散、可选而用之。批：按，仲景论二痓，分刚、柔，并属太阳。今二分阴阳，以阳属刚而阴属柔，用诸药治，则是以阴专为寒证矣。所以李心书括、吴指堂不取附术等分者以此，学者宜详之。

（五十一）问初春病人，肌肉发斑瘾疹如锦纹，或咳嗽心闷，但呕清汁者

答曰：此名温毒也。温毒发斑者，冬时触冒寒毒，至春始发病。初在表，或已发汗吐下，而表证未罢，毒气不散，故发斑，黑膏主之。又有冬月温暖，人感乖戾之气，冬未即病，至春或被积寒所折，毒气不得泄，至天气暄热，温毒始发，则肌肉斑烂瘾疹如锦纹，而咳，心闷，但呕清汁葛根橘皮汤主之，黄连橘皮汤尤佳。上方（杂九四），次方（杂百二十五）。

活人书卷第七

此一卷论痰证、食积、虚烦、脚气，与伤寒相似，实非伤寒也。所谓朱紫相陵，玉石不分，医者处病灭裂，见其发热恶寒，往往作伤寒治之，发汗吐下，因兹夭横者多矣。今特立一门，别而论之，庶几览者知其非伤寒也。

（五十二）问憎寒、发热、恶风、自汗，寸口脉浮，胸膈痞满，气上冲咽喉不得息，而头不疼，项不强

答曰：此名有痰也。中脘有痰，亦令人憎寒发热，胸膈痞满，有类伤寒，但头不疼，项不强为异耳。宜服柴胡半夏汤、（杂六三）。金沸草散、（杂六三）。大半夏汤。（杂六四）。若气上冲咽喉不得息者，用瓜蒂散吐之。古法服瓜蒂散，（正百十一）。凡服一钱匕，药下便卧，欲吐且忍之，良久不吐，取三钱匕，汤二合和服，以手指撋之便吐矣。不吐，复稍增之，以吐为度。若吐少，病不除，明日如前法，再服之，可至再三，不可令人虚也。药力过时不吐者，啜热汤一升，以助药力，吐讫，便可食，无复余毒。若服药过多者，饮水解之。

（五十三）问头疼脉数，发热恶寒，而身不痛，左手脉平和

答曰：此名食积也。伤食亦令人头疼脉数发热，但验左手人迎脉平和，身不疼痛者是也。《甲乙经》云：人迎紧盛伤于寒，气口紧盛伤于食。左手关前一分者，人迎之位也。右手关前一分者，气口之位也。盖人迎主外，气口主中，批：别本作"主内"。以此别之。伤食之证，由脾胃伏热，因食不消，发热似伤寒，却身不疼痛，此为异耳。若膈实呕吐者，食在上脘，宜吐之。若心腹满痛者，宜下之，治中汤、（杂百十五）。五积散、（杂二十一）。黑神圆（杂六七）。可选而用之。

（五十四）问不恶寒，身不痛，头不疼，脉不紧数，但烦热者

答曰：此名虚烦也。诸虚烦热与伤寒相似，然不恶寒，身不疼痛，故知非伤寒也，不可发汗。头不痛，脉不紧数，故知非里实也，不可下。如此者，内外皆不可攻，攻之必遂损竭，多死也。此虚烦但当与竹叶汤。（正九五）。若呕者与橘皮汤。（杂三十七）。一剂不愈，再与之。孙真人云：此法数用甚有效，伤寒虚烦不宜服之。王叔和云：有热不可大攻之，热去则寒起，正宜服竹叶汤。批：按，以虚烦别非伤寒，而用竹叶汤。仲景论伤寒虚烦不如此。汗、下、吐，邪气乘虚入客胸中，以栀子等汤吐之者是也。今云伤寒虚烦者亦宜服，何耶？

（五十五）问伤寒头疼，身热，肢节痛，大便秘，或呕逆，而脚屈弱者

答曰：此名脚气也。伤寒只传足经，不传手经，地之寒、暑、风、湿皆作蒸

气，足常履之，遂成脚气，所以病证与伤寒相近。其脉浮而弦者起于风，濡而弱者起于湿，洪而数者起于热，迟而涩者起于寒。风者汗之而愈，湿者温之而愈，热者下之而愈，寒者熨之而愈。脚气之病，始得不觉，因他病乃知。毒气入心，则小腹顽痹不仁，令人呕吐，死在朝夕矣。然终是与伤寒不同者。孙真人云：猝起脚屈弱不能转动，有此为异耳。要之有脚气之人，先从脚起，或先缓弱疼痹，寒气胜者为痛痹，有寒故痛也。或行起忽倒，或两胫肿痛，亦有不肿者。或脚膝枯细，或心中怔悸，或小腹不仁，病久入深，荣卫之行涩，皮肤不荣，故为不仁。不仁者，皮顽不知有异也。或举体转筋，或见食呕逆，恶闻食气，或胸满气急，或遍体酸痛，皆脚气候也。黄帝所谓缓风、湿痹也。顽弱名缓风，疼痛为湿

痹。痹者，闭也。闭而不仁，故曰痹。寒中三阳，所患必冷，越婢汤、（杂六五）。小续命汤（杂五十）。主之。小续命煎汤成，旋入生姜自然汁，最快。暑中三阴，所患必热，小续命汤去附子，减桂一半。大烦躁者，紫雪最良。大便秘者，脾约丸、（杂六十六）。神功丸、（杂六十八）。五柔丸、（杂六十九）。大三脘散、（杂七十）。木瓜散（杂七三）。主之。脚气之疾，皆由气实，而始终无一人以服药致虚而殂者。头痛身热，肢节痛，而脚屈弱者，是其人素有脚气，此时发动也。脚肿者，槟榔散主之。（杂七二）。脚气方论，《千金》、《外台》最详，此不复叙。大抵越婢汤、小续命汤，薏苡仁酒法、（杂七二）。脾约、神功圆，皆要药也。仍针灸为佳。服补药与用汤淋洗者，皆医之大禁也。

此一卷论发热。大抵伤寒寒多易治，热多难治。伤寒发热者，以其寒极则生热，治法多用冷药，故令热不去。仲景热多寒少，用桂枝二越婢一汤；不渴、外有微热者，用小柴胡加桂汤，皆温表之义也。近时多行小柴胡汤，不问阴、阳、表、里，凡伤寒家皆令服之。此药差寒，不可轻用，虽不若大柴胡汤、小承气汤之紧要之药，病不相主，其为害一也。往往因服小柴胡汤而成阴证者甚多。仲景虽云伤寒中风，有柴胡证，但见一证便是，不必悉具，此为是少阳证，当服小柴胡，不必少阳证悉具耳。况本方又有加减，随证增损。古人方治，审谛如此，后人妄投，良可怪也。批：按，仲景百十三方，小柴胡居其一。凡六十余证用之，清里解表第一药也。世俗去而不用，傍求杂药，适自误耳。奉议此戒，厥意虑人妄投于六脉迟细、表里无热者，遂使后人是非也。

（五十六）问发热

答曰：发热而恶寒者，属太阳也。太阳病，必发热而恶寒。盖太阳主气，以温皮肤、分肉，寒气留于外，皮肤致密则寒慄而发热，宜发其汗，麻黄汤（正二十）、大青龙汤（正三十五）主之。若发热微恶寒者，柴胡桂枝汤（正三十一）、桂枝二越婢一汤（正四）主之。若吐、利而身热恶寒者，霍乱也。太阳病，发热而渴，不恶寒者，为温病。若发汗已，身体灼热者，为风温。《素问》云：汗出而身热也。其人素伤于风，因复伤于热，风热相薄，即身热常自汗出，此名风温。批：别本"《素问》"上有"发汗已，身灼热者，名风温"十字。大书误。身热汗出溅溅然者，属阳明也。阳明病，脉浮者宜桂枝（正一）微汗之，脉实者调胃承气汤下之（正方四三），大便不秘者，白虎汤和解（正六十四）。若阳明病发汗多者，宜大承气汤急下之（正四一），盖汗多发热者，胃汁干故也。仲景云：太阳证，汗后不恶寒但热者，实也。当和其胃气，宜调胃承气汤（正四三）。太阳病三日，发汗不解，蒸蒸发热者，属于胃也。批：别本无"宜下之"三字，作"调胃承气汤主之"七字。脉细头痛，呕而发热者，属少阳也。少阳发热，小柴胡汤主之（正二九）。不可发汗，发汗则谵语。病人不渴，外有微热者，小柴胡加桂也。（杂三十九）。小柴胡加桂主表热最良。此法不特伤寒也，仲景表有热者，小柴胡加桂也；里有热者，白虎加人参也（正六五）。大抵身热不饮水者，为表热也；口燥烦渴者为里热也。二药均治发热，然分表里，不可不知也。病人无表里证，发热七八日，脉虽浮数，宜大柴胡汤下之。（正三十）。大便秘者加大黄。假令已下，脉数不解，今热则消谷善饥，批：今热，仲景作合热。至六七日不大便者，有瘀血也，抵当汤主之（正九十）。若伤寒瘥后，更发热者，小柴胡汤（正二十九）。主之。脉浮者以汗解，脉实者可下之。又问阴证有发热者乎？答曰：太阴、厥阴皆不发热，只少阴发热，有二证，仲景谓之反发热也。少阴病初得之，发热脉沉者，麻黄细辛附子汤（正二十三）主之。少阴脉沉，发汗则动经，此大略之言耳。脉应里，而发热在表，亦当以小辛之药，泄汗而温散也。仲景云伤寒之病，从风寒得之，表中风寒入里则不消，须用温药,少汗而解。少阴病,下利清谷,里寒外热,手足厥逆、脉不出者,通脉四逆汤主之。(正八十一)。大抵阴证发热,终是不同,脉须沉,或下利,手足厥也。批:按,仲景篇三阴俱有发热,但微甚不同,如少阴二证外,又有反发热不死,及一身手足尽热二余。四逆散用柴胡,亦有治发热意。若厥阴先厥后发热而利者,及下利脉数有微热,与夫面赤,及呕而发热四条。太阴四肢烦疼,是三阴皆有发热明矣。

(五十七) 问热多寒少

答曰:太阳热多寒少有三证:有热多寒少而不呕,清便自可者;有热多寒少而脉微弱者;有热多寒少而尺脉迟者。其用药皆不同也。太阳病八九日如疟状,热多寒少,不呕,清便自可,宜桂枝麻黄各半汤。(正二)。热多寒少,而脉都大微弱者,无阳也,不可发汗,宜桂枝二越婢一汤(正三)。主之。若脉浮,虽热多寒少,亦自可发汗。热多寒少,而尺中迟者,血少也,先以小建中加黄芪(正三七)。以养其血。尺尚迟,再作一剂,然后晬时用小柴胡汤、(正二十九)。桂枝二越婢一汤(正三)。辈小剂,随证治之。批:按,仲景太阳云云,寒少为自初至今之证,若其人不呕,清便欲自可九字,本是愈之证,今反与他证各半汤汗之,何耶?又按:仲景篇脉浮紧,法当身疼痛,宜以汗解之,假令尺中迟者,不可发汗,以荣气不足,血少故也。今但举尺中迟,血少之语,而添“热多寒少”四字,又何耶?此尺脉迟证,正当收入不可汗门中,不当附于热多寒少证也。又于脉微弱上添“都大”二字,岂仲景论脉为未足而加之乎?别本“小剂随证治之”作“小分剂以和解之”。

(五十八) 问潮热

答曰:潮热者大率当下。仲景云:潮热者、实也。大承气汤证云:其热不潮,未可与也。则知潮热当下无疑矣。虽然,

更看脉与外证,脉若弦若浮,及外证恶寒,犹有表证,且以小柴胡汤以解之。(正二十九)。若腹大满不通者,可与小承气汤,(正四二)。微和其胃气,勿令大泄也。仲景云:日晡发热者,属阳明也。脉实者,大承气(正四一)、大柴胡也(正三十)。脉虚者,桂枝也(正一)。纵使潮热当行大承气,亦须先少与小承气。若不转失气,不可攻之。复发热腹硬者,大柴胡下之(正三十)。若胸胁满而呕,日晡发潮热者,小柴胡加芒硝(正三十四)。主之。又有日晡发潮热而微利者;又有微发潮热而大便溏者,或潮热而咳逆者,皆当用小柴胡也。(正二十九)。伤寒十三日不解,胸胁满而呕,日晡发潮热,已而微利,潮热者,实也,先服小柴胡以解外,后以柴胡加芒硝汤下之。阳明潮热,大便溏,胸满不去者,小柴胡汤主之。冬阳明潮热,当行黄芩汤。冬阳明病,脉浮而紧,必发潮热,发作有时。但脉浮者,必盗汗,黄芩汤主之(正八五)。已上潮热,并属阳明也。太阳有潮热乎?仲景大陷胸汤一证,(正三十八)。结胸有潮热者为大结胸,属太阳也。晡音逋,日加申时。

(五十九) 问往来寒热

答曰:往来寒热者,阴阳相胜也。阳不足则先寒后热,阴不足则先热后寒。大抵有三证①,有表证而往来寒热者,用小柴胡也;(正二十九)。有里证而往来寒热者,大柴胡也;(正三十)。已表或已下而往来寒热者,皆可用柴胡桂枝干姜汤。(正三十二)。仲景云:血弱气尽,腠理开,邪气因入,与正气分争,往来寒热,休作有时,小柴胡汤主之。又云:伤寒五六日中风,往来寒热,胸胁苦满,默默不欲食,心烦喜呕,或胸烦而不呕,或渴,或

---

① 有三证　儒雅堂本此下有“小柴胡汤、大柴胡汤、柴胡桂枝干姜汤”十五字。

腹中痛，或胁下痞硬，或心下悸、小便不利，或不渴、身有微热，或咳者，小柴胡主之。伤寒十余日，热结在里，往来寒热者，大柴胡主之。伤寒五六日，已发汗，复下之，胸胁满，小便不利，渴而不呕，头汗出，往来寒热，心烦，柴胡桂枝干姜汤也。批：按，往来寒热者，邪正分争也，邪气入，正气不与之争，则但热而无寒。若邪正分争，于是寒热作也。今以阴阳二气相胜，"阳不"云云"后寒"，此论杂病阴阳二气自相乘胜然耳，非可以语伤寒也，似弗合仲景之意。

（六十）问伤寒疟状

答曰：形证似疟，有太阳证，有阳明证，有妇人热入血室。太阳证服桂枝汤，（正一）。大汗出，脉洪大者，与桂枝汤如前法。若形似疟，一日再发者，汗出必解，宜桂枝二麻黄一汤。（正三）。伤寒八九日，如疟状，热多寒少，其人不呕，清便欲自可，日一二发者，麻黄桂枝各半汤。太阳证，形似疟，寒热等者，与桂枝二麻黄一汤；寒多热少者，麻黄桂枝各半汤（正二）。有阳明证，病人烦热汗出如疟状，日晡发热，而脉浮虚者，与桂枝汤；脉实者，宜承气汤。（正四二）。妇人热入血室，其血必结，故使如疟状，小柴胡主之。（正二十九）。批：按，仲景桂枝麻黄各半汤是治太阳病得之八九日，如疟状，发热恶寒，热多寒少，面皮反有热色者，未欲解也。以其不能得小汗出，身必痒者也，非治其人不呕，清便欲自可，一日二三度发，脉微缓者，为欲愈也。

（六十一）问汗之而寒热者

答曰：太阳证，发汗后，依前寒热者，须看脉如何？若脉浮数，或洪大，则表证犹在，当在表也，如桂枝汤（正一）或桂枝二麻黄一（正三）。之类。医人为见已汗或已下而发寒热，不敢再表，误矣。

盖脉浮为在表，表之必愈也。或得汗而解，复如疟状，日晡而发者，此属阳明也。若脉实者，可下之，宜大柴胡、（正三十）。大承气（正四一）。也。若发汗后只恶寒者，虚也；发汗后只发热者，实也。只恶寒，属芍药甘草附子汤；（正七二）。只发热，属调胃承气汤。（正四三）。若厥阴证，大汗出，热不去，内拘急，四肢疼，又下利厥逆而恶寒者，四逆汤主之。（正七五）。

（六十二）问汗之而仍发热者

答曰：《素问》云：温病汗出辄复热，而脉躁疾，不为汗衰，狂言，不能食，谓之阴阳交。交者，死也。又云：热病已得汗而脉躁盛者死。今不与汗相应，是不胜其病也，其死明矣。大抵病人得汗而脉静者生，今汗之而仍发热者，若脉浮数则表证犹在，汗之必愈也。仲景云：发汗解，半日许复热烦，脉浮数者，可更发汗，宜桂枝汤（正一）发汗后，不敢再表者，为脉沉实耳。脉若浮者，须再汗也。发汗后，不恶寒，只发热，脉沉实，或狂语，此为胃实阳盛，即不可再汗也，须当下之。设令下后又不解，表里邪亦衰矣。仲景云：太阳病三日，发汗不解，蒸蒸发热者，宜调胃承气汤（正四三）。和其胃气也。大医云：若伤寒得汗后，热不退，发昏及狂言者，便可用承气汤（正四二），下之立愈，未瘥再服。若汗后热不解，但心下痞，呕逆，又自利，大柴胡去大黄主之。（正三十）。又有太阳证，合行桂枝却用麻黄之类发汗，多亡阳，仍发热者，真武汤主之。（正一百四）。更有风温一证，初得病，热而渴，不恶寒，虽发汗已，身灼热者，为风温，属萎蕤汤。（杂四十五）。岐伯所谓：汗出而身热者，风温也。若伤寒得汗后病解，虚羸，微热不去，可行竹叶石膏汤（正九五）。随其虚实而治之。

（六十三）问下之而热不退者

答曰：仲景云：病人脉微而涩，为医所病，大发其汗，使阳气微，又大下之，使阴气弱，其人亡血，病当恶寒，后乃发热无休止时，盖阳微则恶寒，阴弱则发热。阳微恶寒，四逆汤主之（正七五）；阴弱发热，为内热，葶苈苦酒汤主之（杂十六）。大抵伤寒八日以上，大发热者，此为难治。仲景云：脉阴阳俱虚，热不止者死。又有医人多用圆子药下之，身热不去，微烦者，栀子干姜汤主之（正四九）。伤寒五六日，大下之后，身热不去，心中结痛者，未欲解也，栀子豉汤主之。（正四十五）。又问：伤寒瘥后，发热者，何也？答曰：此名劳、食复也。病新瘥，血气尚虚，津液未复，因劳动生热，热气既还，复入经络，名曰劳复。仲景云：伤寒瘥已后，更发热，小柴胡汤主之（正二十九）。

脉浮者，以汗解；宜柴胡桂枝汤（正三十一）。脉实者，以下解。宜大柴胡汤（正三十）。又大病瘥后劳复者，枳实栀子汤主之（正九六）、麦门冬汤（杂百二十六）、雄鼠屎汤（杂七十七）、七味葱白汤（杂百一八）批：别本作《千金》劳复起死人麦门冬汤。《广济》疗患劳复雄鼠粪汤。徐仁则七味葱白汤。皆可选用。又食复者，大病新瘥，脾胃尚弱，谷气未复，强食过多，停积不化，因而发热，名曰食复。大抵新病瘥，多因伤食，便作痞，干噫批：噫，音嗌。食臭，腹中雷鸣，下利等证，可与生姜泻心汤（正六十三）。仲景于枳实栀子汤证云。若有宿食，内大黄如薄棋子五六枚，服之愈。黄帝曰：热病已愈，时有所遗者，何也？岐伯曰：诸遗者，热甚而强食，故有所遗也。若此者，皆病已衰而热有所藏，因其谷食相薄，两热相合，故有所遗也。帝曰：善。治遗奈何？岐伯曰：视其虚实，调其逆从，可使必已。食肉则复，多食则遗，此其禁也。

活人书卷第九

　　此一卷首论恶寒，大抵太阳病必发热而恶寒，恶寒家慎不可过当。批：当，去声。覆衣被及近火气，寒热相薄，脉道沉伏，愈令病人寒不可遏，但去被撤火，兼饮以和表之药，自然不恶寒矣。妇人恶寒，尤不可近火，寒气入腹，血室结聚，针药所不能治矣。

（六十四）问恶寒

　　答曰：恶寒有二证：发热而恶寒者，发于阳也；无热而恶寒者，发于阴也。发于阳者，宜解表，脉必浮数，属桂枝汤、（正一）。桂枝二越婢一汤、（正四）。麻黄汤、（正二十）。青龙汤（正三十六）。证也。发于阴者，宜温里，脉必沉细，属理中汤、（正七十四）。四逆汤（正七五）。证也。少阴病下利已，恶寒而踡，手足温者可治，宜建中汤（正三十七）。若少阴病恶寒而踡，时时自烦，不欲厚衣，用大柴胡汤下之（正三十）。〔批〕按：仲景少阴恶寒而踡，时自烦，欲去衣被者，可治。今改作不欲厚衣，何哉？况恶寒最慎于下，今言下之，又何耶？若发热微恶寒者，属柴胡桂枝汤也。（正三十一）。发汗后反恶寒者，虚故也，属芍药甘草附子汤。（正七二）。脉微而恶寒者，此阴阳俱虚也，不可更吐、下也。发汗面色赤，有热者，为欲解，宜桂枝麻黄各半汤。（正二）。〔批〕按：仲景云不可更发汗、更下、更吐也。面色反有热色者，未欲解也。今改作不可更吐下也，发汗面色赤，有热者，为欲解，何也？伤寒大下后，复发其汗，心下痞，恶寒者，表未解也，不可攻其痞，当先解

表，表解乃可攻痞。解表宜桂枝汤，（正一）。攻痞大黄黄连泻心汤。（正五九）。虽然太阳、阳明、少阴皆有恶寒，要之，太阳病或已发热，或未发热，必恶寒也。阳明证俱宜下，唯恶寒、中寒为病在经，与太阳合病属表，发其汗耳。〔批〕恶寒、中寒，当作恶寒乃中寒方是。若吐，若下后，七八日不解，热结在里，表里俱热，时时恶寒者，白虎证也。（正六四）。〔批〕按：仲景白虎证时时恶风，今云恶寒，何耶？又问有汗出恶寒者，何也？答曰：仲景云：太阳病，其人发热汗出，复恶寒，不呕，但心下痞者，此以医下之也。心下痞，而复恶寒汗出者，附子泻心汤主之。（正六十）。阳明病，脉迟，汗出多，微恶寒者，表未解也，可发汗，宜桂枝汤也。（正一）。头汗出，而微恶寒者，属少阳，宜小柴胡汤也。（正二十九）。又问：背恶寒者，何也？答曰：背恶寒有两证：三阳合病背恶寒者，口中不仁，口燥舌干；少阴病背恶寒者，口中和也，以此别之。口中不仁，口燥舌干，而背恶寒者，白虎加人参汤主之。（正六五）。〔批〕按：仲景篇伤寒无大热，口燥渴、心烦、背微恶寒者，白虎加人参汤主之，乃太阳证而非三阳合病也。今去其〔微〕字，而添〔口中不仁〕，何耶？有微字属太阳，无微字属少阴。三阳若与三阴合病，即是两感。所以仲景三阴无合病例也。口中和而背恶寒者，附子汤主之，（正六八）。仍灸之。仲景云：少阴病，得之一二日，口中和，其背恶寒者，当灸之，附子汤主之。

（六十五）问恶风

答曰：恶风者，卫中四时之虚风，所以恶风也，其人当汗出而脉缓也。数与桂枝汤、（正一）。桂枝加葛根汤（正十八），使遍体微润连日，当自解矣。又有太阳病发汗多亡阳，遂漏不止，卫虚而恶风者，当温其经也。其人恶风小便难，四肢微急，难以屈伸者①，桂枝加附子也。（正六）。若伤寒四五日，身热恶风，颈项强，胁下满，手足温而渴者，小柴胡汤也。（正二十九）。风湿相搏，骨节疼烦，掣痛不得屈伸，汗出短气，小便不利，恶风不欲去衣，或身微肿者，甘草附子汤主之。（正七十二）。

（六十六）问伤寒不得汗

答曰：《甲乙经》云：热病脉常躁盛而不得汗出者，此阳脉之极也，死；脉盛躁而得汗者，生。大抵伤寒荣卫俱病则无汗，麻黄汤、（正二十）。葛根汤、（正二十六）。大青龙汤、（正三十五）。葱豉汤（杂七四）。可选而用之。若伤寒连服汤剂而汗不出者，死。如中风法蒸之，温热之气于外迎之，无不得汗也。薪火烧地良久，扫除去火，可以水洒之，取蚕沙、柏叶、桃叶、糠及麸皆可用，相合铺烧地上，可侧手厚，上铺席，令病人当上卧，温覆之，夏月热，只布单覆之，汗移时立至，俟周身至脚心皆汗漐漐，乃用温粉扑止汗，移上床。最得力者，蚕沙、柏叶、桃叶也。无蚕沙亦得，单桃叶亦得，蒴藋亦可，用麸、糠乃助添令多尔，不用亦得。伤寒亦有气虚不能作汗者，仲景云：脉浮而迟，迟为无阳，不能作汗，其身必痒，宜桂枝麻黄各半汤主之；（正二）。阳明病法多汗，反无汗，如虫行皮中状者，此久虚故也。宜术附汤、（正七十）。黄芪建中汤。（正三十七）。批：按，虫行皮状，即身痒是也。今注云术附汤、黄芪建中汤皆取汗药，

则荣卫郁闭，邪无从出，内热发矣，莫若皆用各半汤为稳。

（六十七）问自汗

答曰：伤寒无汗者七证，自汗者九证。太阳伤寒、刚痉病、太阴病、少阴病、厥阴病、阴易病、冬阳明病皆无汗。凡少阴证无汗，类麻黄证，脉阴阳俱紧，少阴脉微细为异。又汗出为阳微，故仲景云：阴不得有汗，脉阴阳俱紧而反汗出为亡阳，属少阴也。汗出者九证：卫不合自汗、病人脏无他病，时发热，自汗出而不愈者，卫不和也，先其时发其汗则愈，属桂枝也（正一）。太阳病，发热、汗出者，此为荣弱卫强，故汗出，欲救邪风者，宜桂枝汤。又云：病常自汗出者，此为荣气和。荣气和者，外不谐也，以卫气不共营气谐故尔。以荣行脉中，卫行脉外，复发其汗，荣卫和则愈。伤风自汗、太阳病，发热汗出，恶风脉缓为中风，属桂枝汤（正一）。又云：太阳病项背强几几，反汗出恶风，桂枝加葛根汤（正十八）主之。汗出而渴者，五苓散（正六十六），不渴者，茯苓甘草汤（正五十三）。虽然，仲景云伤风自汗用桂枝，然桂枝汤难用，须是仔细消息之。假令伤风自汗，若脉浮而弱，设当行桂枝，服汤后无桂枝脉息证候而烦者，即不可再服也。若伤风自汗出而小便数者，切不可与桂枝也。仲景云：太阳病自汗，四肢拘急，难以屈伸，若小便难者，可桂枝汤内加附子服之（正六）。若小便数者，慎不可与桂枝附子汤，宜服芍药甘草汤（正五十七）。若误行桂枝附子攻表，便咽干、烦躁、厥逆、呕吐，作甘草干姜汤（正五十五）与之，以复其阳。若厥愈足温，更作芍药甘草汤与之，其脚即伸。若胃气不和、谵语者，与调胃承气汤（正四十三），微溏则止其谵语。缘芍药甘草汤主脉浮自汗，小便数者，寸口脉浮为风，大为虚。风则生微热，虚则两胫挛，小便数，乃汗出，为津液少，不可误用桂枝，宜服芍药甘草

---

① 四肢微急，难以屈伸者　此九字根《伤寒论》原文、儒雅堂本补。

补虚退风热，通治误服桂枝汤后，病证仍存者。风温自汗、太阳病，发热而渴，不恶寒者，为温病。若发汗已，身灼热者，为风温。风温为病，脉阴阳俱浮，自汗出，身重，多眠睡，鼻息必鼾，语言难，属葳蕤汤（杂四十五）。中湿自汗、风湿相搏，关节烦疼，脉沉而细，汗出短气，小便不利。《难经》云：何以知伤湿得之？然，（批），"伤"，别本作"风"。当汗出，不可止。何以言之？肾主湿，故知肾入心为汗出不可止也。中暑自汗、太阳中热者，喝是也。其人汗出恶寒，身热而渴，属白虎汤（正六十四）。阳明病自汗、不恶寒反恶热，濈濈然汗自出者，属阳明也。若阳明病汗出多而渴者，不可与五苓散，以汗多胃中燥，猪苓复利其小便故也。故仲景云：阳明病，发热汗多者，急下之。阳明病，其人汗多，以津液外出，胃中燥，大便必硬，谵语者，属调胃承气汤（正四三）。虽然阳明汗多急下，若小便自利者，为津液内竭，虽硬不可攻之，须自大便导之，宜用蜜煎导法（正一百二）。阳明病，汗出而脉迟，微恶寒者，表未解也，宜桂枝汤（正一）。阳明法多汗，则脉浮无汗而喘者，发汗则愈，宜麻黄汤（正二十）。亡阳自汗、太阳病发汗多，遂漏不止，其人恶风，当温其经，宜桂枝加附子汤（正六）。伤寒尺寸脉俱紧而汗出者，亡阳也。此属少阴，法当咽痛，而复吐利，其人热不去，内拘急，四肢疼，厥逆而恶寒者，四逆汤（正七十五）主之。汗多不止者，可用温粉扑之。若汗多不止，必恶风烦躁，不得卧者，先服防风白术牡蛎汤（杂一），次服小建中汤（正三十七）。柔痉自汗、太阳病发热，脉沉细，摇头口噤，背反张，汗出而不恶寒者，名柔痉，小续命汤主之也（杂五十七）。霍乱自汗。吐利汗出，发热恶寒，四肢拘急，手足厥冷者，四逆汤主之（正七十五）。虽然少阴不得有汗，而少阴亦有反自汗出之证；阴证四肢逆冷，额上及手背冷汗濈濈者，亡阳也。阳明病法多汗，而阳明亦有反无汗之证，不可不察也。

（六十八）问头汗出

答曰：病人表实里虚，玄府不开，则阳气上出，汗见于头。凡头汗出者，五内干枯，胞中空虚，津液少也，慎不可下，谓之重（批）重，平声。虚。（批）按：头汗出有数种，皆邪气所干而然。今言病人表实里虚，玄府不开，五内干枯，胞中空虚，津液少所致，皆非也。外有阳脱、阴脱二证，又不言及，何以为可治不可治之别。然头汗出者，有数证：伤寒五六日，头汗出，微恶寒，手足冷，心下满，口不欲食，大便硬，脉细者，此为阳微结，必有表复有里也，脉沉亦在里也，汗出为阳微。假令纯阴结，不得复有外证，悉入在里。此为半在里半在外也，脉虽沉紧，不得为少阴病。所以然者？阴不得有汗，今头汗出，故知非少阴也。小柴胡汤主之（正二十九）。伤寒五六日，已汗下，胸胁满，微结，小便不利，渴而不呕，但头汗出，往来寒热，心烦者，此表未解也。柴胡桂枝干姜汤主之（正三十二）。病人但头汗出，身无汗，剂颈而还，小便不利，渴饮水浆者，此为瘀热在里，身必发黄。五苓散（正六十二）、茵陈汤主之（正九十三）。阳明病下之，其外有热，手足温，不结胸，心中懊憹，饥不能食，但头汗出者。栀子豉汤主之（正四十五）。心下紧满，无大热，头汗出者。茯苓汤主之（杂八十四）。仲景云：伤寒心下紧满，无大热，但头汗出者，此名为水结在胸胁，以头汗出，别水结证，小半夏加茯苓汤（杂八二）。阳明病下血谵语者，此为热入血室，但头汗出者。刺期门，随其实而泻之，濈然汗出则愈。汗出谵语，有燥屎也，过经乃可下也。下之早，语言必乱，以表实虚里故也。下之愈，宜承气汤主之。

（六十九）问头疼（批）《内经》、仲景并作头痛，今作"疼"字，误。后仿此。

答曰：头疼者，阳证也。太阳证头疼，必发热恶寒，无汗者麻黄汤，（正二十）。有汗者桂枝汤。（正一）。若已发汗，或未发汗，头痛如破者，连须葱白汤。（杂七五）。服汤不止者，葛根葱白汤主之。（杂六十七）。阳明证头疼，不恶寒反恶热，胃实故也。阳明气不实，故攻头也，调胃承气汤（正四三）。主之。仲景云：伤寒不大便六七日，头疼有热者，与承气汤。其小便清者，知不在里，续在表也，当须发汗。若头疼者必衄，属桂枝汤（正一）。脉弦细，头痛发热者，属少阳也。少阳不可发汗，小柴胡主之。（正二十九）。太阴、少阴经从足至胸，俱不至头。唯厥阴经挟胃，属肝，络胆，循喉咙，上颃颡，连目系，出额。故太阴、少阴并无头疼之证。仲景只有厥阴一证，吴茱萸汤（正九十九）。治干呕、吐涎沫、头疼而已。大抵属三阳者，头疼为多也。大抵属三阳者，头疼为多也。孙真人云：阳伤寒者，体热头疼是也，阴伤寒者，不壮热，不头痛是也。若非次头疼，胸中满，及发寒热，脉紧而不大者，即是膈上有涎，宜用瓜蒂末一钱，暖水调下，吐涎立愈。又问：病人头痛鼻塞而烦者，何证也？答曰：此属湿家，头中寒湿，故鼻塞而头疼也，内瓜蒂末鼻中则愈。法在发黄门中。

（七十）问身体痛身痒附

答曰：太阳、少阴、厥阴皆有身体痛，当以外证与脉别之。太阳证，表未解，脉浮紧，法当身体痛，宜麻黄汤（正二十）。以汗之。脉浮紧，当身体疼痛，宜以汗解。假令尺脉迟者，不可发汗。何以知其然，荣气不足，血少故也。尺脉迟者，先以小建中汤以养之（正三十七）。脉浮者，麻黄汤主之。太阳中湿，一身尽痛，发热身黄，小便不利。病人中湿，因而伤风，风湿相薄，一身痛重，是名风湿，当于风湿中求之。麻黄加术汤（杂百二十二）。若脉沉自利，而身体痛者，阴证也，急当救里，宜四逆汤、（正七十五）。附子汤、（正六十八）。真武汤

（百四）。之类以温之。大抵大便利而身体疼者，当救里；大便如常而身体痛者，急当救表，不可不知也。或身重背强，腹中绞痛，咽喉不利，身如被杖者，当作阴毒治之。又问：发汗后，身疼痛，脉沉而迟，当用何药？答曰：仲景有桂枝加芍药生姜人参新加汤（正十一）。盖为此证也。小建中汤（正三十七）。兼治汗后身疼，脉沉而迟者。若霍乱吐泻止而身疼痛不休者，少与桂枝汤（正一）。即愈。《金匮要略》云：疮家虽身体痛，不可发汗，汗出作痉。又问：身痒者何也？答曰：脉浮而迟，迟为无阳，不能作汗，其身必痒。太阳病七八日，脉微而恶寒，以阴阳俱虚，不可更发汗，更下，更吐也。小柴胡汤主之（正二十）。若重反发汗则气虚，必两耳聋无闻。素无热人，可芍药甘草附子汤（正七二）。素有热人，可黄芪建中汤（正三七）。面赤有热者，未欲解也，以其不能得小汗出，身必当痒，宜桂枝麻黄各半汤（正二）。主之。

（七十一）问筋惕(批)惕，音逖。肉瞤，(批)瞤，音淳头眩，身摇

答曰：太阳病，发汗不解，发热心悸，头眩身瞤动欲擗地者，属真武汤。（百四）。大凡发汗过即身瞤、身动、振摇，虚羸之人微发汗便有此证，俱宜服真武汤。羸甚者去芍药，或少用之。恶热药或有热证者，去附子。余依本方加减法详之。伤寒若吐若下后，心下逆满，气上冲胸，起则头眩，脉沉紧，发汗则动经，身为振摇者，茯苓桂枝白术甘草汤主之。（正五二）。伤寒应发汗，而动气在左，不可发汗，发汗则头眩汗出，筋惕肉瞤，此为逆，难治，且先服防风白术牡蛎散，次服建中汤。（正三七）。

（七十二）问喘

答曰：伤寒喘，只有太阳、阳明二

证。太阳病，头疼发热身疼恶风，无汗而喘者，宜汗，属麻黄汤。（正二十）。桂枝证，医反下之，利遂不止，脉促者，表未解也，喘而汗出者，葛根黄芩黄连汤也（正二八）。太阳病，下之微喘者，表未解故也，桂枝加厚朴杏子汤也（正十九）。发汗后，不可更行桂枝汤。汗出而喘，无大热者，可与麻黄杏子甘草石膏汤也（正二二）。阳明病，汗出不恶寒，腹满而喘，有潮热者，宜下，属承气汤。（正四十三）。然阳明病，脉浮，无汗而喘，发汗则愈，宜麻黄汤（正二十）。太阳与阳明合病，喘而胸满者，不可下，宜麻黄汤。又发汗后饮水多咳而微喘者，水停心下，肾气乘心故也，小青龙去麻黄加杏仁（正三十六）。也；小腹满者，去麻黄，加茯苓也。（正三十六）。（批）小，仲景作少，是。麻黄主喘，何故去之？此治心下有水而喘，不当汗也，小便不利，小腹满，故去麻黄，加茯苓也。若阴证喘促，脉伏而厥者，唯返阴丹，五味子汤主之。（批）别本无"麻黄主喘"至"主之"五十五字。

（七十三）问渴

答曰：脉浮而渴属太阳；伤寒表不解，心下有水气而渴者，小青龙去半夏加栝楼根（正三十六）。太阳病，服桂枝大汗出后，大烦渴者，白虎加人参汤。若脉浮，小便不利，微热消渴者，五苓散（正六六）。太阳证，身体灼热而渴者，为风温，栝楼根汤主之（杂四十七）。有汗而渴属阳明；白虎加人参汤主之。虚人、老人及春秋月，可与竹叶石膏汤（正九五）。阳明病，但头汗出，小便不利，渴引水浆，身必发黄，宜茵陈汤（正九十三）。阳明病，胁下硬，不大便而呕，舌上白苔而渴者，小柴胡去半夏加人参栝楼根（正二十九）。伤风寒热，或发热恶风而渴，属少阳；伤寒四五日，身热恶风，胁下满，手足温而渴者，小柴胡去半夏加人参栝蒌汤（正二十九）。自利而渴属少阴。伤寒热入于脏，流于少阴之经，少阴主肾，肾恶燥，故渴而引饮。

少阴下利，咳而呕渴，猪苓汤主之（正六七）。下利欲饮水者，以有热也，白头翁汤主之（正百八）。（批）按："伤寒"注云"引饮"，乃饮猪苓、白头翁汤以实之，及十一卷下利答中，重出自利而渴条，却注云肾虚故引水自救，通用白通、四逆、猪苓、真武等汤。此答以渴为热，彼答以渴为虚，何耶？余见下利条。切戒：太阳证，无汗而渴者，不可与白虎汤；仲景云：渴欲饮水，无表证者，白虎加人参汤。脉浮，发热无汗，是表未解也，不可与白虎汤，（批）按：仲景篇无汗、无表证者，白虎加人参汤。其表不解者不可与。今不曰表不解，但云无汗则误矣。意从小青龙、小柴胡汤出。仲景云：伤寒表不解，心下有水气，咳而或渴，小青龙去半夏加栝楼也（正三六）。伤寒四五日，身热恶风，胁下满，手足温而渴者，小柴胡去半夏加人参栝楼也（正二十九）。阳明证，汗多而渴者，不可与猪苓汤；汗多胃中燥，猪苓复利其小便故也，薏苡竹叶汤与之。仲景云：阳明病，发作有时，汗出多者，急下之。（批）阳明病，汗出多而渴，今改作五苓散，何耶？然太阳病渴，终不可与白虎耶？太阳证得汗后，脉洪大而渴者，方可与之也。阳明病渴，终不可与猪苓耶？阳明证，小便不利，汗少脉浮而渴者，方可与之。此皆仲景之妙法也。仲景猪苓汤证亦云：脉浮发热，渴欲饮水，小便不利者，猪苓汤主之（正六七）。凡病，非大渴不可与水。若小渴咽干者，小小呷滋润之，令胃中和。若大渴烦躁甚，能饮一斗者，与五升饮之。若全不与，则干燥无由作汗，发喘而死。常见人因渴饮水得汗，小渴遂剧（批）剧，音极。饮之，致停饮心下满结，喘死者甚众，当以五苓散，（正六六）或陷胸丸（正三十九）。与之。《金匮》云：得时气至五六日，而渴欲饮水不能多，不当与也，何者？以腹中热尚少，不能消之，便更为人作病矣。至七八日，大渴欲饮水，犹当依证与之，常令不足，勿极意。凡人但见仲景云：得病反能饮水，此为欲愈，遂小渴者乃强饮之，因成其祸，不可胜数。大抵伤寒水气，皆因饮水过多所致。水停心下，气上乘心，则为悸为喘；结于胸胁，则为水结胸；胃中虚冷，则为呕为哕；冷气相搏，则为噎；（批），噎，音"渴"。上迫于肺，则为咳；渍入肠中，则为利；邪热所薄，蓄于下焦，则为小便不利，小腹满，或里急；溢于皮肤则为肿。若阳毒，倍常躁盛，大渴者，黑奴丸（杂二十）。主之。中暑伏热深，累取不差，其人发渴不已，酒蒸黄连丸主之。（杂十九）。

（七十四）问鼻衄

答曰：伤寒太阳证，衄血者乃解，盖阳气重故也。仲景所谓阳盛则衄。若脉浮紧无汗，服麻黄汤（正二十）。不中病，其人发烦，目瞑，剧者必衄。小衄而脉尚浮紧者，宜再与麻黄汤也。衄后脉已微者，不可行麻黄汤也。若脉浮自汗，服桂枝汤（正一）。不中病，桂枝证尚在，必头疼甚而致衄。小衄而脉尚浮者，宜再与桂枝也。衄后脉已微者，不可行桂枝汤也。大抵伤寒衄血不可发汗者，为脉微故也。治法，衄家不可发汗，汗出额上陷，脉紧急，直视不能瞬，不得眠。然而无汗而衄，脉尚浮紧者，须再与麻黄汤；有汗而衄，脉尚浮缓者，须再与桂枝汤。脉已微，黄芩芍药汤、（杂七八）。犀角地黄汤。（杂八六）。衄血不止者，茅花汤。（杂八十）。若衄而渴，心

烦，饮则吐水，先服五苓散，（正六六）。次服竹叶汤。（正九五）。又问：阴证有衄血者乎？答曰：阴证自无热，何缘有衄。若少阴病，但厥无汗，强发之，必动血，未知从何道出，或从口鼻，或从耳目，是为下厥上竭，为难治。（批）按，奉议公此答有次序，非深于仲景者不能。阅故许学士云：《活人书》之意不可不审察。夫何李知先《书括》及吴恕《指掌》不知奉议言有次序，定拟以麻黄、桂枝二汤用之于衄之后，其误人也深矣。知先徒知著书以济人，不知违理而得罪，即不明仲景之深意，亦当守箴戒之极言，固知衄家，亡血家，皆可汗，复用麻黄、桂枝以发之，其吴恕又从而和之，载之《指掌》，流溢天下，其为害也广矣。以致我明陶华无知而妄作，于《琐言》中，云以桂枝、麻黄治衄，非治衄也。乃欲散其经中邪气耳。此正东坡所云，其父杀人报仇，其子必行劫，非华而谁。

（七十五）问腹满身重，难以转侧，口中不仁，面垢，谵语，遗尿

答曰：此三阳经合病也，白虎汤主之。（正六四）。不可发汗，汗之则谵语，下之则额上生汗，手足逆冷。若自汗者，白虎加人参也（正六十五）。按：仲景篇：若自汗出者，白虎汤主之。今三阳合病云云，遗尿，白虎汤主之，若自汗者，白虎加人参也，与仲景不同，学者详之。

活人书卷第十

此一卷首论结胸与痞。盖病发于阳，下之早即为结胸；发于阴，下之早即为痞。然结胸与痞相似，但以痛不痛为异耳。心下满而硬痛者为结胸，但满而不痛者为痞。医家不审，一有差互，立致危殆。结胸属陷胸证，痞属泻心证，其详各于逐问备论之矣。

（七十六）问心下紧满，按之石硬而痛

答曰：此名结胸也。伤寒本无结胸，应身热，下之早，热气乘虚而入，痞结不散，便成结胸。若已误转了，初未成结胸者，急频与理中汤（正七十四），自然解了，更不作结胸，盖理中治中焦故也。此古人亦说不到，后人因消息得之。若大段转损有厥证者，兼与四逆汤（正七五）便安。胃中虽和，伤寒未退者即候日数足可下，却以承气再下之（正四二），盖前来下得未是故也。其证心下紧满，按之石硬而痛，项强如柔痉状，发热汗出不恶寒，名曰柔痉。其脉寸口浮，关、尺皆沉或沉紧，名曰结胸也。治结胸，大率当下。然脉浮与大皆不可下，下之则死，尚宜发汗也。仲景云：结胸脉浮者，不可下，只可用小陷胸汤（正四十）。大抵脉浮是尚有表证，兼以小柴胡汤等（正二十九）。先发表，表证罢，方用下结胸药便安。西晋崔行功云：伤寒结胸欲绝，心膈高起，手不得近，用大陷胸汤（正三十八）。皆不瘥者，此是下后虚逆，气已不理，而毒复上攻，气毒相薄，结于胸中，当用枳实理中圆（杂八十一）。先理其气，次疗诸疾，古今用之如

神，应手而愈。然结胸有三种，有大结胸，不按而痛，胸连脐腹坚硬，为大结胸，大陷胸丸主之（正三十九）。有小结胸，按之心下痛，为小结胸，小陷胸汤主之（正四十）。有水结在胸胁间，亦名结胸。头微汗出，但结胸，无大热，此水结在胸胁间，亦名结胸，小半夏加茯苓汤（杂八二），小柴胡去枣加牡蛎主之（正二十九）。又有寒、热二证。有热实结胸，胃中烦躁，心中懊憹，舌上燥渴，脉沉滑者，皆热证也，大陷胸汤主之（正三十八）。有寒实结胸。寒实结胸无热证者，三物白散（正八七）、枳实理中丸主之（杂八一）。近世治结胸，多行金针丸，用硫黄、阳起石者。若寒实结胸，行之或有瘥者；若热实结胸，行之必死也。又问：大陷胸汤与大陷胸丸如何？大陷胸用甘遂太峻，不可轻用，须量虚实轻重，不得已即大陷胸丸最稳。又问：圣饼子灸脐中如何？此尤不可用也。又问：脏结者何也？答曰：脏结者死，仲景无治法。大抵脏结其证，如结胸状，饮食如故，时时下利，阳脉浮，关脉小细沉紧，名曰脏结，舌上苔滑者难治也。又云：脏结无阳证，不往来寒热，其人反静，舌上白苔滑者，不可攻也。二者，病人胁下旧有痞，连在脐傍，痛引小腹，入阴筋者，亦名脏结，死，不治。

（七十七）问心下满而不痛

答曰：此名痞也。伤寒本无痞，应身冷，医反下之，遂成痞，枳实理中丸（杂八一）。最良。仲景治痞气诸汤中，有生姜泻心汤（正六三），半夏泻心汤（正六一），此二

方平和，宜常用。仲景云：满而不痛者为痞，柴胡不中与也，半夏泻心汤主之。此汤药味，盖本理中、人参、黄芩汤方也。审知是痞，先用桔梗枳壳汤尤妙。（杂八三）。缘桔梗、枳壳行气下膈，先用之无不验也。结胸与痞，关脉须皆沉。若关脉浮者，大黄黄连黄芩泻心汤（正五九）。主之。关浮则结热，三黄以泻肝。若复恶寒汗出者，附子泻心汤（正六十）。主之。病人心下痞，与泻心汤，痞不解，发渴，口燥烦，小便不利者，五苓散（正六六）。主之。汗出表解，而胃中不和，心下痞硬，干噫食臭，胁下有水气，腹中雷鸣下利者，生姜泻心汤主之。（正六三）。下利日数十行，谷不化，腹中雷鸣，心下痞硬而满，此以医下之也，若复下之，其痞益甚，甘草泻心汤主之。（正六二）。盖此非结热，以胃中虚，客气上逆，故使硬也。下利而心下痞，服生姜泻心汤、甘草泻心汤。利不止者，当治其下焦，赤石脂禹余粮汤主之。（正一百九）。盖生姜泻心、甘草泻心皆治中焦，此利在下焦，若只治中焦，则利益甚耳。服赤石脂禹余粮汤利复不止，当利其小便，五苓散主之。凡痞服泻心汤不愈，然后可用陷胸丸（正三九）。下之。不可用陷胸汤，盖太猛，只用陷胸丸。大抵结胸与痞皆应下，然表未解者，不可攻也。仲景云：当先解表，表解乃可攻痞，解表宜桂枝汤，（正一）。攻痞宜大黄黄连黄芩汤。（正五九）。外证未解，心下妨闷者，非痞也，谓之支结，柴胡桂枝汤主之（正三十一）。胸胁满，微结，小柴胡汤加干姜牡蛎汤主之（正二九）。若太阳证未除，而数下之，遂协热而利，利不止，心下痞硬，表里不解者，桂枝人参汤主之。（正十六）。十枣汤、正八九。大柴胡汤（正三十）。皆治心下痞。此方最难用，须是表证罢，不恶寒，身凉，其人漐漐汗出，发作有时，

头疼，心下痞硬满，引胁下疼，干呕短气者，乃可行十枣汤。表未解者，慎不可用也。大柴胡汤治伤寒发热，汗出不解，心中痞硬，呕吐而下利者，非大柴胡汤不可也。（正三十）。若发汗吐利后，心下痞硬，噫气不除者，旋覆代赭汤主之。（正百十）。有旋覆代赭汤证，其人或咳逆气虚者，先服四逆汤（正七五）。胃寒者先服理中丸；（正七四）。次服旋覆代赭汤为良。旋覆花代赭汤是解表后心下痞硬证。

（七十八）问呕者干呕附

答曰：无阳则厥，无阴则呕。呕者足阳明胃之经，足阳明之气下行，今厥而上行，故为气逆，气逆则呕。仲景云：呕多虽不大便，不可下，可与小柴胡汤，（正二九）。上焦得通，津液得下，胃气因和，浃然汗出而解。大抵呕证不一，各有治法，要之，小柴胡汤尤相主当耳。与小柴胡汤，胸胁满而呕，日晡发潮热者，可与小柴胡汤加芒硝也。（正三十四）。若呕不止，心下急，郁郁微烦者，与大柴胡汤也。（正三十）。大便秘者，方加大黄。大柴胡治呕最妙，为内有枳实故也。枳实去秽，压虚气，须是去大黄。仲景云：呕多虽有阳明证，慎不可下。《官局》桔梗汤最良，亦用枳实耳，方具第十七卷。古人治呕，多用半夏、生姜。孙真人云：生姜是呕家圣药，仲景治呕皆用之。太阳与阳明合病，必下利，若不利但呕者，葛根加半夏生姜汤主之（正二十七）。胸中有热，胃中有邪气，腹痛欲呕者，黄连汤主之（正八十三）。太阳与少阳合病而自利，若呕者，黄芩加半夏生姜汤主之（正八十六）。《金匮》诸呕吐，谷不得下者，小半夏汤、小半夏加茯苓汤、（杂八十二）。小半夏加橘皮汤皆可选用也。呕而发热者，小柴胡汤主之。（正二十九）。呕而发渴者，猪苓汤主之。（正六十七）。先呕却渴者，此为欲解，急与之水。先渴却呕者，为水停心

下，此属饮家。仲景云：本渴饮水而呕者，柴胡不中与也，宜治膈间有水，赤茯苓汤主之。（杂八十四）。若少阴证而呕者，真武汤去附子加生姜也。（正百单四）。若汗若吐若下后，虚烦不得眠，若呕者，栀子生姜汤（正四十七）。主之。伤寒瘥后呕者，有余热在胃脘，竹叶石膏汤加生姜主之。（正九十四）。又问：有干呕者何也？答曰：大凡呕者，饮食不下。干呕者，今人所谓𦜝也，或因有水，或因下利，脾胃有热，故使干呕。《官局》中桔梗汤最佳。（杂百二十一）。仲景治法，汗自出，干呕者，桂枝证也。（正一）。表不解，心下有水气，干呕发热者，小青龙也。（正三十六）。身凉汗出，两胁痛或干呕者，十枣汤也。（正八十八）。少阴下利脉微，与白通汤。（正九十六）。利不止，厥逆无脉，干呕烦者，白通加猪胆汁汤也。（正九十七）。少阴下利，里寒外热，脉微欲绝，或干呕者，吴茱萸汤也。（正九十九）。《伤寒论》云：食谷欲呕者，属阳明也，吴茱萸汤主之。得汤反剧者，属上焦也。仲景无治法，大抵吴茱萸汤治少阴证也，谷入胃而呕属阳明，宜与小柴胡汤（正二十九）。若病人直患呕吐，而复脚弱，或疼，乃是脚气，当作脚气治。批：按，呕者，声物皆出者也。今云呕者饮食不下何耶？又𦜝与哕盖字异而音义俱同者也。干呕者，其声轻小而短；哕，其声浊恶而长。虽系一证，却有微甚之殊。今云所𦜝，而不叙𦜝证，则有失轻重矣。

（七十九）问吐

答曰：吐有冷热二证：寸口脉数，手心热，烦渴而吐以有热在胃脘，五苓散主之。（正六十六）。伤寒有表证，渴欲饮水也，水入口即吐者，名曰水逆，由心经受热而小肠不利故也，宜服五苓散。发汗后，水药不得入口为逆。若更发汗，必吐下不止，小半夏加茯苓汤、大半夏加橘皮汤主之。曾经汗下，关脉迟，胃中虚冷而吐，干姜黄芩黄连人参汤主之。（正百六）。寒多不饮水而吐者，理中汤去术加生姜主之。（正七十三）。少阴病，饮食入口则吐，心中温温欲吐，复不能吐，始得之手足寒，脉弦迟者，此胸中实，不可下也，当吐之。若膈上有寒饮，干呕者，不可吐也，当温之，宜四逆汤。（正七十四）。吐、利、手足逆冷，烦躁甚者，吴茱萸汤主之。（正九十九）。若伤寒解后，虚羸少气，气逆欲吐，竹叶石膏汤主之。（正九十四）。批：按，仲景以本因寒下，医复吐下，因成寒格吐证，故用此汤。今却言关脉迟，又不言吐下，而言汗下，何耶？又有脉数为胃中虚冷而吐者，仲景尝言之矣，脉异证同，何不引之以为诊视之别。

（八十）问呕吐而利

答曰：呕吐而下利有两证。仲景云：伤寒发热，汗出不解，心中痞硬，呕吐而下利者，大柴胡汤下之。（正三十）。又有霍乱证，霍乱呕吐而利，热多而渴者，五苓散。（正六十六）。寒多不饮水者；理中丸。（正七十三）。或有寒腹满痛，或四肢拘急，下利脚转筋，理中汤加附子一枚生用并粗末作汤服之（正七十三）。吐利汗出，发热恶寒，四肢拘急，手足厥冷者，四逆汤主之。（正七十四）。少阴病吐利，手足逆冷，烦躁欲死，吴茱萸汤主之（正九十九）。吐利止而身体痛不休者，当消息和解其外，宜桂枝汤。（正一）。仲景大柴胡一证云：伤寒发热，汗出不解，心中痞，呕吐而下利者，大柴胡主之，即非霍乱也。吐利已，汗出而厥，四肢拘急不解，脉微欲绝者，通脉四逆加猪胆汤。（正八二）。若夏月中暑，霍乱上吐下利，心腹撮痛，大渴烦躁，四肢逆冷，冷汗自出，两脚转筋，宜服香薷散。（杂八十五）。须井中沉令极冷，顿服之，乃效。香薷散，夏月预宜合下以备，此证其他药不能救，仍须极冷并服之。

（八十一）问咳嗽。

答曰：伤寒咳嗽有两证：有太阳证咳嗽，小青龙汤、（正三十六）。小柴胡也；有少阴证咳嗽，真武汤、（正一百四）。四逆散、（正七十五）。猪苓汤也。大抵热在上焦，其人必饮水，水停心下，则肺为之浮，肺主于咳，水气乘之，故咳而微喘。仲景云：伤寒表不解，心下有水，干呕，发热而咳，小青龙汤主之。小便不利，小腹满者，去麻黄加茯苓。（正三十六）。往来寒热，胸胁满痛，或咳者，小柴胡汤主之，小柴胡去人参、大枣，加五味子、干姜。（正方二十九）。若少阴证咳嗽，四肢沉重疼痛，小便不利，自下利而咳，真武汤主之，真武汤加五味子、干姜。大抵伤寒水气，皆因饮水过多。古人治水气而咳者，病在阳则小青龙主之；病在阴则真武汤主之。四肢厥逆，腹中痛，或泄利而咳，四逆散主之，四逆散加五味子、干姜。（正七十五）。下利六七日，咳而呕渴，心烦不得眠，猪苓汤主之。（正六十七）。《古今录验》橘皮汤治嗽佳。

（八十二）问咽喉痛

答曰：咽喉痛有阴阳二证，脉浮数，批：别本作“洪数”。面赤斑斑如锦文，咽喉痛，唾脓血者，此阳毒也。《病源》云：此为下部脉都不至，阴阳隔绝，邪客于足少阴之络，毒气上冲，故咽喉不利，或痛而生疮也。伤寒脉阴阳俱紧，反汗出者，亡阳也，此属少阴，法当咽痛，而复吐利，此候汗、下、熏、熨俱不可。汗出者，蒿本粉傅之。咽喉痛者，甘草汤、（正五十四）。桔梗汤、（正百一）。猪肤汤、（正一百）。半夏散、（正一百二）。通脉四逆去芍药加桔梗汤、（正八十一）。麻黄升麻汤（正二十五）。可选而用之。又有伏气之病，谓非时有暴寒中人，伏气于少阴经，始不觉病，旬月乃发，脉微弱，法先咽痛，似伤寒，非喉痹之病，次必下利，始用半夏桂甘汤，（杂五十三）。次四逆散主之。（正七十五）。此病只一二日便差，古方谓之肾伤寒也。批：愚详四逆散不主咽痛，恐四逆汤刊误也。杨仁斋亦作汤。

（八十三）问口燥咽干

答曰：脾脏有热则津液枯少，批：按，津液枯少固也，然非独属脾脏有热。脾主太阴，太阴腹满而嗌干，此可言脾热，特一证耳，余皆非也。故令口燥而舌干。仲景云：伤寒无大热，口燥渴而烦，背微寒者，白虎汤加人参也。（正六十五）。又云：阳明病，渴欲饮水，口干舌燥者，白虎加人参汤主之。（正六十五）。若咽干者，慎不可发汗，发汗则重亡津液。少阳证，口苦咽干者，小柴胡主之。（正二十九）。少阴证，口燥咽干者，急下之。病人默默欲眠，目不能开，起居不安，其声嗄，或咽干者，当作狐惑治之。

（八十四）问病人但漱水不欲咽

答曰：阳明病，头疼身热，口燥但漱水不欲入咽者，必衄也。若病人无表证，不发寒热，胸腹满，唇燥，但欲漱水不欲咽者，此为有瘀血，必发狂也。轻者犀角地黄汤，（杂八十六）。甚者抵当汤。（正九十）。阳明病，其人喜忘者，必有蓄血，所以然者？本有久瘀血，故令喜忘，屎虽硬，大便反易，其色必黑者，宜此药下之。假令已下，病人无表证，发热七八日，虽脉浮数者，可下之。假令已下，脉数不解，合热则消谷善饥。或太阳病身黄，脉沉结，小腹硬，小便不利者，无血也。小便自利，其人如狂者，血证谛也。至六七日不大便者，有瘀血也，宜服此药，属阳明。

（八十五）问不欲眠

答曰：太阳证发汗，大汗出，胃中干，烦躁不得眠，欲饮水者，当少少与之，胃中和即愈。若脉浮，小便不利，发渴者，五苓散（正六十六）。主之。下后复发汗，昼日烦躁不得眠，夜而安静，不呕不渴，无表证，脉沉微，身无大热者，干姜附子汤（正七十二）。主之。若发汗，若吐，若下后，虚烦不得眠，剧则反覆颠倒，心中懊恼者，宜栀子豉汤（正四十五）。吐之。栀子豉汤，一盏半为一剂分，再服，一服吐之，止后服。伤寒大热，干呕，呻吟错语不得眠，黄连解毒汤（杂百四）。主之。少阴病，得之二三日已上，心中烦不得眠，黄连阿胶汤主之。若少阴病下利而渴，不得眠，猪苓汤主之。（正六七）。又问：伤寒病瘥后不得眠何也？盖热气与诸阳相并。阴气未复，所以病后仍不得睡也，栀子乌梅汤主之。（杂八十九）。

（八十六）问多眠

答曰：多眠有四证，有风温证，有小柴胡证，有少阴证，有狐惑证。病人尺寸脉俱浮，头疼身热常自汗出，体重，其息必喘，四肢不收，默默但欲眠者，风温证也。风温不可发汗，宜葳蕤汤。（杂四十五）。病人脉浮，头项强痛而恶寒者，太阳证也，十日已去，脉浮细而嗜卧者，外已解也，设胸满胁痛者，与小柴胡汤。（正二十九）。脉但浮者，麻黄汤主之。（正二十）。病人尺寸脉俱沉细，但欲寐者，少阴证也，急作四逆汤（正七十四）。复其阳，不可缓也。若状如伤寒，四肢沉重，忽忽喜眠，须看上下唇，上唇有疮，虫蚀五脏，下唇有疮，虫蚀下部，当作狐惑治之。

（八十七）问身凉汗出，两胁疼痛，或干呕

答曰：此十枣汤证也。仲景云：太阳中风，下利呕逆，表解者乃可攻之。其人漐漐汗出，发作有时，头痛，心中痞硬满，引胁下痛，干呕短气，汗出不恶寒者，此表解里未和也，十枣汤主之。（正八十八）。大抵胁下痛者，此为有饮，须分表里，干呕微利，发热而咳，为表有水，小青龙汤加芫花主之。（正三十六）。身体凉，表证罢，干呕而胁下痛，为里有水，十枣汤主之。十枣汤非小青龙汤之比，须量人虚实，不可妄投。

活人书卷第十一

此一卷，首论咳逆，伤寒咳逆，此证极恶，仲景经中不载。孙真人云：咳逆，遍寻方论，无此名称，深穷其状，咳逆者，哕逆之名。盖古人以咳逆为哕耳。大抵咳逆者，古人所谓哕是也。哕者，今人所谓干呕是也。〔批〕按：咳逆，俗以呃逆与忒逆呼之，然咳逆二字，仅见辨脉，平脉法中，其余篇但有哕而无咳逆，后人遂谓哕即咳逆，而曰咳逆者，哕逆之名，由是哕与咳逆之名义紊矣。仲景《金匮》法中谓哕逆但指与干呕同类者言，何尝指咳逆言乎？咳逆言其才发声于喉间则遽然止，轧然连续数声，然而短促不长，有若咳嗽之咳然，故曰咳逆。哕逆者，则言其似欲呕物以出而无所处，但声之浊恶长而有力，直至气尽而后之，非如此干呕之轻而不慎，故曰哕逆。今乃以哕逆当咳逆何耶？

（八十八）问咳逆

答曰：咳逆者，仲景所谓哕者是也。哕，逆气也。胃寒所生，伤寒本虚，攻其热必哕。又云：伤寒大吐下之，极虚，复发汗者，其人外怫郁，复与之水，以发其汗，因得哕。所以然者，胃中寒故也，橘皮干姜汤、（杂九十）。羌活附子汤、（杂九十一）。半夏生姜汤、（杂九十二）。退阴散（杂十四）。主之。若服药不差者，灸之必愈。其法：妇人屈乳头向下尽处骨间，灸三壮。丈夫及乳小者，以一指为率正也，以男左女右，艾炷如小豆许，与乳相直间陷中动脉处是。然亦有阳证咳逆者，小柴胡汤、（正二十九）。橘皮竹茹汤。（杂五）。仲景又云：伤寒哕而腹满，视其前后，知何部不利，利之即愈。仲景无方，前部宜猪苓汤（正六十七），后部宜调胃承气汤（正四十三）。

扁鹊《中藏经》治伤寒咳逆，丁香散：丁香、柿蒂各一分，甘草、良姜各半钱，沸汤点作一服，乘热猛吃，极效。《三因》第十一卷又有竹茹汤等方，亦丁香散方。竹茹汤治阳证也。《本事方》第八卷治伤寒候咳逆，豆蔻汤治阴证咳逆，丁香、茴香、肉豆蔻等药，若阳证，不可用。凡咳逆，多有先热而吃生冷，或凉药多相激而成，盖阴阳二气相搏，林人之仆，本发大热，以凉药下之，想太甚，咳逆四五日，竟至于服丁香、柿蒂，而后却再以小柴胡之属解其余热，遂愈。下后盖有身热不解。〔批〕想亦当小柴胡汤解之。治伤寒咳逆后二方，出抚州华盖山周先生惟一《备急方》、《救急方》。香附子、橘核各半两，细锉，用酒半盏，先将药在石银器内炒，渐渐滴酒，炒药燋黄色，研细末，每二钱，水一小盏，煎至八分，细细旋呷服。一方单用香附子末。又方大蒜头二个，煨，动研，爆入白姜末，丸得为度。研和，如梧桐子大，捣薤菜自然汁，吞下二十圆，病退再服一十五圆。〔批〕"扁鹊"起，至"十五圆"止，诸本俱无，且议论不类诸条，系后人所增，姑存之以俟。

（八十九）问发黄

答曰：病人寒湿在里不散，热蓄于脾胃，腠理不开，瘀热与宿谷相薄，郁蒸不消化，故发黄。汉赞南方暑湿近夏瘅热。盖瘅者，黄也。古人以黄为瘅。湿热相薄，民多病瘅，甚为跗肿。然发黄与瘀血，外证及脉俱相似，但小便不利为黄，小便自利为瘀血。要之发黄之人，心脾蕴积，发热引饮，脉必浮滑而紧数。若瘀血证，即如狂，大便必黑，此为异耳。凡病人身体发热，头面汗出，身无汗，剂颈而止，渴引水浆，小便不利，如此必发黄，茵陈蒿汤（正九十二）。加五苓散（正六十六）。也。茵陈蒿汤十分，五苓三五分，二件拌和，每服一钱，温水调下，日三服。病人服汤得小便利如皂荚汁赤，一宿腹减，则黄从小便中出也。古人云：治湿不利小便，非其治也。大抵发黄者，瘀热在里，由小便不利而致也。栀子柏皮汤（正五十）、麻黄连翘赤小豆汤（正二十四）可选而用之。又方：伤寒欲发黄者，急用瓜蒂末，口含水，搐一字许入鼻中，出黄水，甚验。即用茵陈蒿汤调五苓散，服之最良。又问：白虎证亦身热，烦渴引饮，小便不利，何以不发黄？答曰：白虎与发黄证相近，遍身汗出，此为热越，白虎证也。头面汗出，颈以下都无汗，发黄证也。又问：太阳病，一身尽痛，发热，身如熏黄者何？太阳中湿也。仲景云：伤寒发汗已，身目为黄，所以然者，以寒湿在里不解故也，以为不可下也，于寒湿中求之。第六卷第四十七问。又问：病人脉弦浮大而短气，腹都满，胁下及心痛，久按之气不通，鼻干不得汗，嗜卧，一身及目悉黄，小便难，有潮热，时时咳嗽者，何也？答曰：少阳中风也，小柴胡汤主之。（正二十九）。

（九十）问发狂

答曰：发狂有二证。阳毒发狂，蓄血如狂，其外证与脉皆不同。病人烦躁，狂走妄言，面赤，咽痛，脉实，潮热，独语如见鬼状，此阳毒也。病人无表证，不发

寒热，唇燥但欲漱水不欲入咽，其脉微而沉，小腹硬满，小便反利，大便必黑，身黄发狂，此血证谛也。病人如热状，烦满口燥，其脉反无热，此为阴伏，此血证审矣。仲景云：太阳病不解，热结膀胱，其人如狂，其血自下者愈。若外不解者，尚未可攻，当先解其表，宜桂枝汤（正一）。外已解，但小腹急结者，乃可攻之，属桃仁承气汤（正四十四）主之。大抵伤寒当汗不汗，热蓄在里，热化为血，其人喜忘而如狂，血上逆则喜忘，血下蓄则内争，甚者抵当汤（正九十）、抵当圆（正八十九），轻者桃仁承气汤（正四十四）、犀角地黄汤（杂八十六）。须取尽黑物为效。失汗[①]，热蓄在膀胱经，若用抵当汤，更须仔细审其有无表证，若有蓄血证而外不解，亦未可便用抵当汤。先用桂枝汤以解其外，缘热在膀胱太阳经故也。又有火邪发惊狂者，医以火于卧床下，或周身用火迫劫汗出，或熨而成火邪，其人亡阳，烦躁，惊狂卧起不安，桂枝去芍药加蜀漆牡蛎龙骨救逆汤、（正十）。桂枝甘草龙骨牡蛎汤主之。凡灸及烧针后，证似火劫者，并用劫法治之，《金匮》风引汤尤良，柴胡加龙骨牡蛎汤（正三十三）更捷。

（九十一）问发斑

答曰：发斑有两证。温毒发斑，热毒发斑。温毒发斑者，冬月触冒寒毒，至春始发，或已发汗吐下，表证未除，毒气未解，故发斑，黑膏（杂九十三）主之。或冬月温暖，人感乖戾之气，至春初为积寒所折，毒气未得泄，迨天气暄暖，温毒始发，肌肉斑烂瘾疹如锦文，而咳，心闷，呕清汁，葛根橘皮汤（杂九十四）屡用之验。黄连橘皮汤（杂百二五）亦佳。广州褚倅子，斑如坏梨屚。热病发斑者，与时气发斑同，或未汗下，或已汗下，热毒不散，

---

① 失汗　儒雅堂本作"失血"。

表虚里实，热毒乘虚出于皮肤，遂发斑疮瘾疹如锦纹，俗呼麸疮，《素问》谓之疹。发斑者，下之太早，热气乘虚入胃故也。下之太迟，热留胃中，亦发斑。服热药过多，亦发斑。微者，赤斑出，五死一生；剧者，黑斑出，十死一生。大抵发斑不可用表药，表虚里实，若发其汗，重令开泄，更增斑烂也，皆当用化斑汤、（杂百二十）。玄参升麻汤、（杂九十五）。阿胶大青汤、（杂九十六）。猪胆鸡子汤，（杂四十六）。或与紫雪大妙。可下者，与调胃承气汤（正四十三）。暑月阳气重者，常宜体候，才有赤点如蚊蚤咬，却急治之。又有阳毒发斑，见四卷二问四问，宜参酌之。〔批〕按：华佗云：热毒未入于胃，而下之胃虚，热入烂胃。又热已入胃，不以时下之，热不得泄，亦胃烂。其斑如鸡头大，微隐起，喜着两胁。今云表虚里实，热毒乘虚，仲景论何曾有此证治哉？王朝奉云：服热药过多亦发斑。素矩云：阳毒出斑，皆由灸迹，指面大青黑，并不免于死者，胃烂故也。故人或谓斑有生者，非斑也，皆疹耳。其状如蚊蚤咬，小点而赤是也，故多生矣。今此瘾疹如锦文者，疹也，非斑也。以斑即是疹，亦非也。如上所言，岂特两证乎？

（九十二）问谵语

答曰：病人有谵语，有郑声二证。郑声为虚，当用温药，白通汤（正九十六）主之。谵语为实，当须调胃承气汤主之（正四十三）主之。服调胃承气汤而谵语止，或更衣者，停后服，不尔，再与之。仲景云：实则谵语，虚则郑声。郑，重也，重语也。世多不别。然谵语、郑声亦相似难辨，须更用外证与脉别之。若大小便利，手足冷，脉微细者，必郑声也；大便秘，小便赤，手足温，脉洪数者，必谵语也。以此相参，然后用药万全矣。大抵伤寒不应发汗，即谵语。仲景云：伤寒四五日，脉沉而喘满，沉为在里，反发其汗，津液越出，大便为难，表虚里实，时则谵语。谵语

属胃，和中则愈，不和则烦而躁，宜调胃承气汤。然亦有三阳合病谵语者；三阳合病，腹满身重，难以转侧，口中不仁，面垢，谵语，遗溺，其脉必滑实，不可汗下，以白虎汤（正六十四）。有胃实谵语者；病人身热汗出，大便硬，为胃实，宜调胃承气汤（正四十三）、大承气汤（正四十一），《外台》承气汤无芒硝，尤稳。或发汗多，亡阳谵语者。仲景云：发汗多，亡阳谵语者，不可下，此为津液不和，与柴胡桂枝汤（正三十一）和其荣卫，以通津液，后自愈。恐人作燥屎攻之，慎不可攻也。有下利谵语者；下利谵语，有燥屎也，调胃承气汤（正四十三）、小承气汤（正四十二）主之。有下后谵语者；伤寒八九日，下之，胸满烦惊，小便不利，谵语，身重不可转侧者，柴胡加龙骨牡蛎汤（正三十三）。有妇人热入血室谵语者；妇人伤寒，发热，经水适来，昼日明了，暮则谵语，如见鬼状者，此为热入血室，无犯胃气及上二焦，素用小柴胡汤（正二十九）治之。若行汤迟，热入胃，令津燥，中焦、上焦不荣，成血结胸状，须当针期门也。妇人中风，发热恶寒，经水适来，七八日热除，脉迟身燥，胸胁下满，如结胸状，谵语者，此为热入血室也，当刺期门，随其实而取之。已上二焦热结在期门也，若犯胃气，昼夜谵语，喜忘，小腹满，小便利，属抵当汤（正九十一）证也。又问：仲景云：无犯胃气，何也？答曰：热因经水适来，乘虚入室，故血室有热，遂令谵语，当以小柴胡（正二十九）解之。即与胃实谵语不同，胃实有燥粪，故宜调胃承气汤（正四十三）。下之，若血室有热谵语，非胃家实，仲景恐人作胃实攻之，故曰无犯胃气也。大抵谵语是热属阳，而反见阴证者逆。

（九十三）问吐血

答曰：伤寒吐血，由诸阳受邪，热初在表，应发汗而不发汗，热毒入深，结于五脏，内有瘀积，故吐血也。瘀血甚者，抵当圆；（正八十九）。轻者，桃仁承气汤，

（正四十四）。兼服犀角地黄汤、（杂八十六）。三黄圆。（杂九十八）。

（九十四）问腹痛 腹胀满附

答曰：本太阳病，医反下之，因而腹满时痛，是有表，复有里，仲景所以用桂枝加芍药汤（正十二）主之；痛甚者，加大黄（正十三）。桂枝加芍药，即是小建中也。太阴脉弱自利，设当行大黄、芍药者，宜减之，其人胃虚，阳气易动故也。下利者，先煎芍药十余沸。〔批〕按：仲景云：大实痛者，桂枝加大黄汤主之。乃胃中邪实结燥而痛，今云痛甚，则与大实证全别矣。《难经》云：痛为实。大抵痛宜下。仲景云：发汗不解，腹满痛甚，急下之，宜大承气汤（正四十一）。又曰：腹中满痛，此为实，当下之，属大柴胡汤（正三十）。腹痛有二证：有热痛，有冷痛。尺脉弦，肠鸣泄利而痛者，冷痛也，小建中汤（正三十七）主之。仲景云：阳脉涩，阴脉弦，法当腹中急痛，先与小建中汤；不瘥者，与小柴胡汤。小柴胡去黄芩加芍药（正二十九）。阴证腹痛，即四逆散、（正七十五）。通脉四逆加芍药汤。（正八十）。腹痛小便不利者，真武汤。（正百四）。关脉实，腹满，大便秘，按之而痛者，实痛也，桂枝加大黄汤、（正十三）。黄连汤、（正八十二）。大承气汤（正四十一）主之。

又问：腹胀满者何也？阴阳不和也，桔梗半夏汤（杂九十九）。最良。仲景论太阳证，发汗后，腹胀满也，厚朴生姜半夏甘草人参汤。（正五十八）。下后，心烦腹满，卧起不安者，栀子厚朴汤。（正四十八）。吐后，腹胀满者，与调胃承气汤。（正四十三）。少阴病，六七日，腹胀不大便者，急下之，宜承气汤。（正四十三）。

（九十五）问烦躁

答曰：伤寒烦躁，太阳与少阴经为多，盖太阳与少阴为表里。阳明经或因不大便，中有燥屎，故烦躁耳。仲景云：病人不大便五六日，绕脐痛，烦躁，发作有时者，此有燥屎也，宜承气汤。大抵得病二三日，脉弱，无太阳、柴胡证，烦躁，心下硬，小便利，屎定硬，以小承气汤（正四十二）少与微利之。然有病已差，尚微烦，必大便硬，当问其小便日几行，若小便少，津液当还入胃，不须攻也。大抵阴气少，阳气胜，则热而烦，故太阳经伤风多烦而躁也。仲景云：太阳伤风，服桂枝汤（正一），烦不解，先刺风池、风府，却与桂枝汤。又云：太阳伤风，脉浮紧，发热恶寒，身疼痛，无汗而烦躁者，大青龙汤（正三十五）主之。又云：伤寒二三日，心中悸而烦者，小建中汤（正三十七）主之。又云：伤寒发热，六七日不解而烦，有表里证，渴欲饮水，水入则吐，五苓散（正六十六）主之。又云：伤寒得病无热，但狂言烦躁不安，精气不与人相当，但与五苓散二大钱服之，当与新汲井水饮一升许，即以指刺喉去之，随手愈。然而太阳证自汗心烦，若小便数者，又不可用桂枝表也。阳虚阴盛，亦发烦躁，阳气弱，为阴所乘而躁，故少阴病亦烦躁，少阴病，二三日已上，心烦不得卧，黄连阿胶汤（正八十三）主之。少阴病，吐利，手足逆冷，烦躁欲死者，吴茱萸汤（正九十九）主之。少阴病，下利咽痛，胸满心烦者，猪肤汤（正一百）主之。少阴下利六七日，咳而呕渴，烦不得眠，猪苓汤（正六十七）主之。少阴病，恶寒而蜷，时时自烦，欲去衣被，大柴胡（正三十）下之。学者当以外证与脉别之。寸关浮数，身热而烦者，属太阳也。尺寸俱沉，手足厥逆，自利而烦者，属少阴也。然有汗之而烦者；仲景云：太阳病，发汗后，大汗出，胃中干，烦躁不得眠，欲得饮水者，少少与之，令胃中和则愈。若脉浮，小便不利，微热消渴，五苓散（正六十六）主之。有下之而烦者；仲景云：下之后，发汗，昼日烦躁不得眠，夜而安静，不呕不渴，无表证，脉沉微者，干姜附子汤（正七十二）主之。又云：发汗吐下后，虚烦不得眠，心中懊憹者，栀子豉汤（正四十五）主之。发汗，若下之，病仍未解，烦躁者，茯苓四逆汤（正七十七）主之。又有病已解而反微烦者，此由病新差，不胜谷，损谷则愈。先用小柴胡汤（正二十九）和其荣卫，以通津液，得屎而解。小柴胡不中，然后以调胃承气汤（正四十三）。

（九十六）问下利者

答曰：伤寒下利多种，须辨识阴阳，勿令差互。三阳下利则身热，太阴下利手足温，少阴、厥阴下利身不热，以此别之。大抵下利挟太阳脉证，便不得用温药。俗医但见下利，便作阴证，用温热药，鲜不发黄、生斑而死也。太阳阳明合病，必下利，葛根汤（正二十六）主之。下利而头痛腰痛，肌热目疼鼻干，其脉浮大而长者，是其证也。太阳少阳合病，自下利，黄芩汤主之；若呕者，黄芩汤加半夏生姜也。（正八十五）。下利而头疼胸满，或口苦咽干，或往来寒热而呕，其脉浮大而弦者，是其证也。阳明少阳合病，必下利，其脉不负者，顺也；负者，失也，互相克贼，名为负也。下利而身热胸胁痛满，干呕，或往来寒热，其脉长大而弦者，是其证也。盖阳明者土，其脉长大；少阳者木，其脉弦。或合病，土被木贼，更下利，为胃已困，若脉不弦者，顺也，为土不负，负者死。自利不渴属太阴。四逆汤（正七十四）、理中汤（正七十三）。自利而渴属少阴。白通汤（正九十六）、白通加猪胆汤（正九十七）、通脉四逆汤（正八十）、猪苓汤（正六十七）、真武汤（正百四）、四逆加人参汤（正七十六）可检证而用之。〔批〕别本"少阴"下有注云："肾虚故引水自救，通用"九字。按：白通、四逆、猪苓、真武等汤，前九卷渴证答中"自利而渴"条下注云：伤寒热入于脏，流于少阴之经，少阴主肾，肾恶燥，故渴而引饮，以渴为热，此以为虚，又且分隶两门，初学检阅，疑误岂小，今详定少阴咳而下利呕渴，及厥阴下利欲饮水，实皆传经之邪热，脉必沉细数，故以连滑等清利之。其或少阴自利而渴，欲吐不吐，心烦但欲寐，是直入本经之阴邪也，脉必沉细，故以姜附等温之。何不如此明示脉证，合而归一门

而分辨之，庶一见而两得焉。清之、温之、随其攸利，又何疑误之有。其余下利，皆因汗下后证也。大抵伤寒下利，须看脉与外证；下利而脉大者，虚也。脉微弱者，为自止。下利日十余行，脉反实者，逆。下利脉数而滑者，有宿食也，下之愈。脉迟而滑者，实也，其利未得便止，更宜下之。下利三部脉皆平，按其心下硬者，急下之。协热利者，脐下必热，大便赤黄色及肠间津汁垢腻。谓之肠垢。寒毒入胃，则脐下必寒，腹胀满，大便或黄白、或青黑、或下利清谷。湿毒气盛，则下利腹痛，大便如脓血，或如烂肉汁也。下利欲饮水者，以有热也。下利谵语者，有燥屎也。寒毒入胃者，四逆汤、（正七十四）。理中汤、（正七十三）。白通汤加附子、（正九十六）。四逆散加薤白（正七十五）主之。协热利者，黄芩汤、（正八十四）。白头翁汤、（正百七）。三黄熟艾汤、（杂一百）。薤白汤（杂百一）。赤石脂圆。（杂百二）。湿毒下脓血者，桃花汤、（正九十八）。地榆散、（杂百三）。黄连阿胶汤。（杂百四）。虽然，自利而渴属少阴，然三阳下利亦有饮水者，乃有热也。三阴下利宜温之，然少阴自利清水，心下痛，口干燥者，却宜下之，此又不可不知也。少阴泄利下重，不可投热药，先浓煎薤白汤（杂百一），纳四逆散，缘四逆散用枳实、芍药之类。有寻常胃中不和，腹中肠鸣下利，生姜泻心汤（正六十三）最妙。此二法不特伤寒证也。

（九十七）问小便不利，小便难

答曰：伤寒发汗后，汗出多，亡津液，胃中极干，故小便不利。医见小便不利，往往利之，误矣。《类纂》云：胃中干则无小便，慎不可利。故仲景云：下之后，复发汗，小便不利者，亡津液耳。若伤寒引饮，下焦有热，小便不通，脉浮

者，五苓散；脉沉者，猪苓汤（正六十七）也。表不解，心下有水，发热而咳，小腹满，小便不利者，小青龙汤去麻黄加茯苓也。（正三十六）。伤寒无汗，翕翕发热，头项强痛，小便不利者，桂枝汤去桂加茯苓白术也。（正方九）。呕而发热，胸胁满，心下怔忪，小便不利者，小柴胡汤去黄芩加茯苓。（正二十九）。少阴病，小便不利者，四逆散加茯苓也。（正七十五）。伤寒有所不利者，行之，取其渗泄也。有渴而饮停者；有燥而烦渴者；有病气去而水气不得行者；其表里得见烦躁，口燥欲饮水，水入即吐，病名水逆；及霍乱，头痛，发热，身疼痛，欲饮水者；有发热汗出，复恶寒，不呕，但心下痞者，并宜五苓散。其脉浮，发热，渴欲饮水，小便不利；少阴病，下利六七日，咳而呕渴，心烦不得眠者，宜与猪苓汤。其大病差后，从腰以下有水气者，牡蛎泽泻散（正九十三）。此利水道渗泄之义也。大抵中湿与发黄，以利小便为先；阳明汗多，以利小便为戒。

又问：小便难，何也？阴虚故也。阴虚者，阳必凑之，为阳所凑也。故小便黄者，中有热也，宜瞿麦、滑石之类泻之。太阳病，发汗，遂漏不止，其人恶风，小便难，四肢微急，难以屈伸者，桂枝加附子汤主之。（正方六）。阳明中风，脉弦浮大，短气，腹满，胁下及心痛，鼻干不得汗，嗜卧，身黄，小便难，潮热而哕者，小柴胡加茯苓（正二十九）主之。

（九十八）问小便自利，小便数

答曰：太阳证，下焦有热，小腹必满，应小便不利，而小便反利者，下血证也，抵当汤（正九十）主之。阳明证，自汗出，应小便少，而小便自利者，津液内竭也，屎虽硬，不可攻也，当用蜜煎导之。（正百十一）。少阴证，四逆，而小便自利者，虚寒证也，四逆汤、（正七十四）。

真武汤去茯苓（正百四）主之。

又问：小便数者，何也？肾与膀胱俱虚，而有客热乘之也。二经既虚，致受于客热，虚则不能制水，故令数小便，热则水行涩，涩则小便不快，故令数起也。诊其趺阳脉数，胃中热，即消谷引饮，大便必硬，小便即数也。太阳病自汗，四肢拘急，难以屈伸，心烦，微恶寒，脚挛急，若小便数者，慎不可行桂枝也，宜与甘草干姜汤、（正五十）。芍药甘草汤（正五十七）也。大抵溲数则大便难，仲景云：趺阳脉浮而涩，浮则胃气强，涩即小便数，浮涩相薄，大便则硬，其脾为约，麻子仁圆（正九十一）主之。太阳病，若汗若吐若下后，微烦，小便数，大便因硬者，与小承气汤（正四十二）。和之愈。

又云：伤寒脉浮，自汗，小便数，若胃中不和，谵语者，少与调胃承气汤（正四十三）。

（九十九）问有数日不大便，有大便难，有大便硬，有燥屎，有大便溏

答曰：伤寒数日不大便，大便硬及有燥屎，皆知用大柴胡、（正三十）。大承气、（正四十一）。小承气（正四十二）。攻之。然仲景论大便不通，亦有数种不可攻者。在第三卷第四十问中，详言之矣。仲景又有阳结、阴结之论，不可不别也。其脉浮而数，能食，不大便，此为实，名曰阳结，宜用小柴胡汤。（正二十九）。所谓和其荣卫，以通津液，纵不了了，得屎而解也。其脉沉而迟，不能食，身体重，大便反硬，名曰阴结，宜用金液丹。所谓阳盛则促，阴盛则结，促结同也。

又问：大便溏者，何也？古人云：岁火不及，寒乃大行，民病鹜溏。大率病人肠中有寒，即大便鸭溏，盖溏者，胃中冷，水谷不利故也。华佗云：寒即溏，热

即垢。仲景说初硬后溏有二证，小便不利，小便少，皆水谷不分耳。

（一百）问病人默默欲眠，目不能闭，起居不安，其声嗄，或咽干

答曰：此名狐惑伤寒也。狐惑与湿䘌皆虫证，初得状如伤寒，或因伤寒变成其疾。其候默默欲眠，目不能闭，起居不安，虫蚀其喉为惑，其声嗄；虫食下部为狐，其咽干。狐惑之病，并恶饮食，面目乍赤、乍白、乍黑，是其证也。大抵伤寒病，腹内热，入食小，肠胃空虚，三虫行作求食，蚀人五脏及下部为䘌病。其候齿无色，舌上尽白，甚者唇黑有疮，四肢沉重，忽忽喜眠，虫蚀其肛，烂见五脏则死。当数看其上下唇；上唇有疮，虫食其脏也；下唇有疮，虫食其肛也。杀人甚急，多因下利而得。治䘌，桃仁汤、（杂百五）。黄连犀角汤、（杂百六）。雄黄锐散（杂百七）。主之。

（百一）问病人欲食，复不能食，常默默欲卧，复不能卧，欲出行，复不能行，饮食或有美时，或有不忺饭时，如强健人而卧不能行，如有寒，如无寒，如有热，复无热，口苦，小便赤，药入即吐利

答曰：此名百合伤寒也。百脉一宗，悉致其病，无复经络也。其状：欲食、复不能食，常默默欲得卧、复不能卧，欲出行、复不能行，饮食或有美时、或有不忺饭时，如强健人、而卧不能行，如有寒、如无寒，如有热、复无热，口苦，小便赤。百合之病，诸药不治，药入即吐利，如有神灵。此多因伤寒、虚劳、大病之后不平复，变成斯疾也。百合知母汤、（杂百八）。滑石代赭汤、（杂百九）。鸡子汤、（杂百十）。百合地黄汤、（杂百十二）。百合洗方、（杂百十一）。栝楼牡蛎散、（杂百十三）。滑石散（杂百十四）。主之。

活人书卷第十二

此一卷，说药证并药方加减法。

所谓药证者，药方前有证也，如某方治某病是也。伤寒有证异而病同一经，药同而或治两证，类而分之，参而伍之，审知某证者，某经之病，某汤者，某证之药，然后用之万全矣。又况百问中，一证下有数种药方主之者，须是将病对药，将药合病，乃可服之。假如下利而心下痞，称十枣汤、大柴胡汤、生姜泻心汤、甘草泻心汤、赤石脂禹余粮汤、桂枝人参汤之类，虽均是治下利而心下痞，其方有冷、有热，仔细详药证以对治之，则无不中矣。〔批〕别本"万发万中矣"。

所谓药方并加减法者，仲景伤寒方一百一十三道，病与方相应，乃用正方，稍有差别，即随证加减。昔人云：学方三年，无病可医；疗病三年，无方可治。往往世传为名论，竟不知执方疗病，或中或否，不知加减，移咎于方。古人用药，如斗运转，故攻病的而取效速，一服知，二服愈。假如理中圆证，肾气动者，去白术；小柴胡汤证，小便不利者，加茯苓。盖脾恶湿，肾恶燥，白术治湿，〔批〕别本作"白术燥"。茯苓利水，故肾气动者去白术，小便不利者加茯苓。以此推之，然后知不可执方疗病，须是随证加减。今于逐方下，说病证用药加减，庶几修合之际，便见治法，兼古方凡称㕮咀者，但云锉如麻豆大，云一升者，只用一大白盏，以古准今，易晓而通用也。寻常疾势轻者，只抄粗末五钱匕，水一盏半，入姜枣煮七八分，去滓服之。〔批〕"服之"别作"温服"。未知再作；病势重者，当依古剂法。古之三两，即今之一两也。二两，即今之六钱半也。古之三升，即今之一升也。料例大者，只合三分之一足矣。

桂枝汤（一）太阳中风，阳浮阴弱，发热汗出，恶寒，鼻鸣干呕者，宜服之。太阳病，头痛发热，汗出恶风者，宜服之。太阳病，下之后，其气上冲者，宜服之。桂枝本为解肌，若脉浮紧，发热汗不出者，不可与之。太阳病，服桂枝汤，烦不解，先刺风池、风府，却与桂枝汤。服桂枝汤，大汗出，脉洪大者，与桂枝汤。若形似疟，一日再发者，宜桂枝二麻黄一汤。服桂枝汤，大汗出，大烦渴不解，脉洪大者，白虎加人参汤主之。服桂枝汤，或下之，仍头项强痛，翕翕发热，无汗，心下满微痛，小便不利者，桂枝去桂加茯苓白术汤主之。伤寒脉浮，自汗出，小便数，心烦，微恶寒，脚挛急，与桂枝汤。得之便厥，咽干，烦躁，吐逆，作甘草干姜汤与之，厥愈；更作芍药甘草汤与之，其脚伸；若胃气不和，与调胃承气汤；若重发汗，加烧针者，四逆汤主之。太阳病，外证未解，脉浮弱者，当以汗解，宜服。太阳病，外证未解，不可下也，下之为逆，解外宜服。太阳病，先发汗不解，复下之，脉浮者不愈。浮为在外，而反下之，故令不愈。今脉浮，故知在外，当须解外则愈，宜服。病常自汗出者，此为荣气和，荣气和者，外不谐也，以卫气不共荣气谐和故尔，以荣行脉中，卫行脉外，复发其汗，荣卫和则愈，宜服。病人脏无他病，时发热〔批〕别作"时作热"。自汗出而不愈者，卫气不和也，先其时发汗则愈，宜服。伤寒，不大便六七日，头痛有热，与承气汤；小便清者，知不在里，当发汗，宜服。伤寒发汗解半日许，复热烦，浮数〔批〕"浮数"上当有"脉"字。者，可更发汗，宜服。伤寒，医下之，清谷不止，身疼痛，急当救里，后身疼痛；清便自调，急当救表。救里，宜四逆汤；救表，宜桂枝汤。太阳病，发热汗出，荣弱卫强，故使汗出，欲救邪风，宜服。伤寒大下后，复发汗，心下痞，恶寒者，不可攻痞，先解表，表解乃可攻痞。解表，宜桂枝汤，攻痞，宜大黄黄连泻心汤。太阳病不解，热结膀胱，其人如狂，血自下，下者愈。其外不解，尚未可攻，当先解其外。外解已，但少腹急结者，乃可攻之，宜桃核承气汤。其解外，宜服。已上属太阳。阳明病脉迟，汗出多，微恶寒，表未解，宜服。病人烦热汗出解，如疟状，日晡发热，脉实者，宜大承气汤；脉浮虚者，宜服。已上属阳明。太阴病脉浮，可发汗，宜服。属太阴。下利腹胀满，身疼痛者，先温里，乃攻表。温里，宜四逆汤；攻表，宜服。属厥阴。吐利止，身痛不休，宜桂枝汤小和之。属霍乱。

桂枝　芍药各三两　甘草二两，炙

上锉如麻豆大，每服五钱匕，水一盏半，入生姜五片，枣子二枚，煮至一盏，去滓，温服。〔批〕仲景姜三两，枣十二枚，水七升，取三升，服一升。须臾，啜热稀粥一盏，以助药力。温覆令一时许，遍身漐漐微似有汗者佳。加减法。桂枝汤自西北二方居人，四时行之，无不应验。江淮间，惟冬及春可行之，自春末及夏至已前，桂枝证可加黄芩一分，谓之阳旦汤。

夏至后有桂枝证，可加知母半两，石膏一两，或加升麻一分。若病人素虚寒者，正用古方，不在加减也。戒曰：桂枝最难用，虽云表不解脉浮可发汗，宜桂枝汤，须是病人常自汗出，小便不数，手足温和，或手足指梢作微冷，少顷却温，身虽微似烦而又憎寒，始可行之。若病人身无汗，小便数，或手足冷，不恶寒，或饮酒家不喜甘者，慎不可行桂枝也。仍有桂枝证，服汤已，无桂枝证者，尤不可再与。

桂枝麻黄各半汤（二）太阳病，得之八九日，如疟状，发热恶寒，热多寒少，其人不呕，清便欲自可，一日二三度发，脉微缓者，为欲愈也，脉微而恶寒者，此阴阳俱虚，不可更发汗、更下、更吐也；面色反有热色者，未欲解也，以其不能得小汗出，身必痒，宜服。属太阳。

桂枝　芍药　甘草炙，各八钱。　麻黄半两，汤泡，焙，秤　杏仁一十二个，汤浸，去皮尖，两仁不用

上锉如麻豆大，每服五钱匕，生姜四片，枣子一枚，水一盏半，煮至八分，去滓，温服。又见辩误。〔批〕仲景方，桂枝一两十六铢，芍药、甘草、麻黄各一两，杏仁二十四个，生姜二两，枣四枚，水五升，先煮麻黄，纳药，取一升八合，服六合。据此，芍药、甘草当用五钱。

桂枝二麻黄一汤（三）服桂枝汤〔批〕别本"服"上有"病人"二字。大汗出，脉洪大者，与桂枝汤如前法；若形似疟，一日再发者，汗出必解，宜服。属太阳。

桂枝八钱半　芍药五钱半　杏仁八个，沸汤浸，去皮尖　甘草二分半，炙　麻黄三钱一字，汤泡，去黄汁，焙干，秤

上锉如麻豆大，每服五钱匕，生姜四片，枣子一枚，水一盏半，煮至八分，去滓，温服。以微汗为度。又见辩误。〔批〕仲景方，桂枝一两十七铢，芍药一两，杏仁十六个，甘草二两二铢，麻黄十六铢，水五升，

先煮麻黄，纳药，取二升，服一升，日再。据此，桂枝当用八钱三字，芍药当用六钱一字，麻黄当用三钱三字，甘草当用五钱一字。

桂枝二越婢一汤（四）太阳病，发热恶寒，热多寒少，脉微弱者，此无阳也，不可发汗，宜服之。属太阳。

桂枝　芍药　甘草各半两　石膏六钱，捶碎　麻黄半两，汤泡，去黄汁，焙干，秤。

上锉如麻豆大，每服五钱匕，生姜四片，枣子一枚，水一盏半，煮至八分，去滓，温服。又见辨误。〔批〕仲景桂枝、芍药、甘草各十八铢，石膏二十四铢，麻黄十八铢，生姜一两三钱，枣四枚，水五升，煮麻黄，纳药，取二升，服一升。据此，石膏当用三分。

桂枝加桂汤（五）烧针令其汗，针处被寒，核起而赤者，必发奔豚，气从小腹上冲心者，灸其核上各一壮，与此药。属太阳。

桂枝五两　芍药三两　甘草炙，二两

上锉如麻豆大，每服五钱匕，生姜四片，枣子一枚，水一盏半，煮至八分，去滓，温服。桂枝汤加桂，以桂能泄奔豚气也。〔批〕仲景水八升，取二升，服一升。

桂枝加附子汤（六）太阳病，发汗，遂漏不止，其人恶风，小便难，四支微急，难以屈伸者，宜服之。属太阳。

桂枝去皮　芍药各一两半　甘草一两，炙　附子泡去皮，用半个

上锉如麻豆大，每服五钱匕，生姜四片，枣子一枚，水一盏半，煮至八分，去滓，温服。〔批〕仲景桂枝、芍药三两，甘草二两，附子一枚，生姜三两，枣十二枚，水八升，取三升，服一升。

桂枝去芍药汤（七）太阳病，下之后，脉促胸满者，宜服之。属太阳。

桂枝一两半，去皮　甘草一两，炙

上锉如麻豆大，每服五钱匕，生姜四片，枣子一枚，水一盏半，煮至八分，去滓，温服。芍药味酸，脉促胸满，恐成结胸，

故去芍药佐，则单用辛甘发散毒气也。〔批〕仲景桂枝三两，甘草二两，生姜三两，枣十二枚，水七升，取三升，服一升。

桂枝去芍药加附子汤（八）太阳病，下之后，脉促胸满者，桂枝去芍药汤主之；若微恶寒者，宜服之。属太阳。

桂枝一两半，去皮　甘草一两，炙　附子去皮，用半个，炮

上锉如麻豆大，每服五钱匕，生姜四片，枣子一枚，水一盏半，煮至八分，去滓，温服。小便利即愈。〔批〕仲景桂枝三两，甘草二两，附子一枚，生姜三两，枣十二枚，水八升，取三升，服一升。

桂枝去桂加茯苓白术汤（九）服桂枝汤，或下之，仍头项强痛，翕翕发热，无汗，心下满微疼，小便不利者，此主之。属太阳。

芍药　茯苓　白术各一两半　甘草一两，炙

上锉如麻豆大，每服五钱匕，生姜四片，枣子一枚，水一盏半，煮至八分，去滓，温服。小便利即愈。〔批〕仲景芍药三两，茯苓、白术三两，甘草一两，水八升，取三升，服一升。

桂枝去芍药加蜀漆牡蛎龙骨救逆汤（十）伤寒脉浮，医火劫之，亡阳必惊狂，卧起不安者，此主之。属太阳。

桂枝　蜀漆各一两半　甘草一两，炙　牡蛎二两半　龙骨二两

上锉如麻豆大，每服五钱匕，生姜四片，枣子一枚，水一盏半，煮至八分，去滓，温服。〔批〕仲景桂枝、蜀漆三两，甘草二两，牡蛎五两，龙骨四两，生姜三两，枣十二枚，水一斗二升，纳药，取三升，服一升。

桂枝加芍药生姜人参新加汤（十一）发汗后，身疼痛，脉沉迟者，此主之。属太阳。

桂枝　人参各一两半　芍药二两　甘草一两，炙

上锉如麻豆大，每服五钱匕，生姜四片，枣子一枚，水一盏半，煮至八分，去滓，温服。〔批〕仲景方，桂枝三两，人参三两，芍药四两，甘草二两，生姜四两，枣十二枚，余以桂枝汤法服。

桂枝加芍药汤（十二）太阳病，反下之，因腹满痛，属太阴，此主之。

桂枝三两　甘草二两，炙　芍药六两，下利者，先煎芍药三四沸

上锉如麻豆大，每服五钱匕，生姜四片，枣子一枚，水一盏半，煮至八分，去滓，温服。〔批〕仲景方，生姜三两，枣十二枚，余依桂枝汤法。

桂枝加大黄汤（十三）太阳病，反下之，因腹满痛，属太阴，桂枝加芍药汤主之；大实痛者，此主之。

桂枝六分，去皮　芍药三两　甘草一两，炙　大黄二两　痛甚者，加大黄大实痛者，加一两半，羸者减之。

上锉如麻豆大，每服五钱匕，生姜四片，枣子一枚，水一盏半，煮至八分，去滓，温服。又见辨误。〔批〕仲景方，桂枝三两，芍药六两，甘草二两，大黄一两，生姜三两，枣十二枚，水七升，取三升，服一升，日三。据此，大黄当用一两。

桂枝甘草龙骨牡蛎汤（十四）火逆下之，因烧针烦躁者，此主之。属太阳。

桂枝半两，去皮　甘草炙　牡蛎熬　龙骨各一两

上锉如麻豆大，每服五钱匕，水一盏半，煮至八分，去滓，温服。〔批〕仲景方，桂枝一两，甘草、龙骨、牡蛎二两，为末，水五升，取二升半，服八合，日三。

桂枝甘草汤（十五）发汗过多，其人叉手自冒心，心下悸，欲得按者，此主之。属太阳。

桂枝二两，去皮　甘草一两，炙

上锉如麻豆大，每服五钱匕，水一盏半，煮至八分，去滓，温服。〔批〕仲景方，桂枝四两，甘草二两，水三升，取一升，顿服。

桂枝人参汤（十六）太阳病，外证未除，而数下之，遂协热而利，利下不止，心下痞硬，表里不解者，此主之。

桂枝一两三钱　甘草一两三钱，炙　干姜炮　人参　白术各一两

上锉如麻豆大，每服五钱匕，水一盏半，煮至八分，去滓，温服，日再，夜一服。〔批〕仲景方，桂枝、甘草四两，干姜不炮，人参、白术四两，水九升，先取五升，纳桂枝，取三升，服一升，日再，夜一。

桂附汤（十七）伤寒八九日，风湿相薄，身体疼痛，不能自转侧，不呕，不渴，脉浮虚而涩者，此主之。若其人大便硬，小便自利者，去桂加白术汤主之。属太阳。〔批〕原本作桂附汤，即桂枝附子汤证也。又于六十九中重出桂枝附子汤。今校改而去其重，因识之。

桂枝二两，若大便硬，小便自利者，去桂，加白术三两　附子一个半，炮，去皮，甘草一两，炙

上锉如麻豆大，每服五钱匕，生姜四片，枣子一枚，水一盏半，煮至八分，去滓，温服，日三服。〔批〕仲景方，桂枝四两，附子、姜三两，甘草二两，枣十二枚，水六升，取二升，分三服。

桂枝加葛根汤（十八）太阳病，项强几几，反汗出，恶风者，此主之。伊尹《汤液论》桂枝汤中加葛根，今监本用麻黄，误矣。

桂枝　甘草炙　芍药各六钱三字　葛根一两三钱　麻黄一两一钱，本无

上锉如麻豆大，每服五钱匕，生姜四片，枣子一枚，水一盏半，煮至八分，去滓服。覆取微汗。〔批〕仲景方，桂枝三两，甘草二两，芍药三两，葛根四两，枣十二枚，水八升，先煮葛根减二升，纳诸药，取三升，服一升。

桂枝加厚朴杏子汤（十九）太阳病，下之微喘者，表未解故也，此主之。属太阳。

桂枝去皮　芍药各一两　甘草六钱三字，炙　杏仁去皮尖，十七个　厚朴去皮，姜汁炙，六钱三字

上锉如麻豆大，每服五钱匕，生姜四片，枣子一枚，煮至八分，去滓，温服。覆取微汗。〔批〕仲景方，于桂枝汤方内，加厚朴二两，杏仁五十个，余依前法。

麻黄汤（二十）太阳病，头痛，发热，身疼，恶风，无汗而喘者，宜服。太阳阳明合病，喘而胸满，不可下，宜服。太阳病，十日以去，脉浮细而嗜卧者，外已解也；设胸满者，与小柴胡汤；脉但浮，无余证者，与服之。太阳病，脉浮紧，无汗，发热，身疼痛，八九日不解，表证仍在，此当发其汗。服药已微除①，其人发烦，目瞑，剧者必衄，衄乃解，所以然者，阳气重故也。此主之。伤寒脉浮紧，不发汗，因衄，此主之。已上属太阳。阳明病，脉浮，无汗而喘，发汗则愈，宜服。脉但浮，无余证者，与服。若不溺，腹满加哕者，不治。已上属阳明。

甘草半两，炙　桂枝一两　杏仁三十五个，去皮尖　麻黄一两半，去节，白沸汤泡，去黄汁，焙干，秤

上锉如麻豆大，每服五钱匕，水一盏半，煮至八分，去滓，温服。覆取微汗，不须啜粥。加减法。伤寒热病，药性须凉，不可太温，夏至后，麻黄汤须加知母半两，石膏一两，黄芩一分。盖麻黄汤性热，夏月服之，有发黄、斑出之失。惟冬及春，与病人素虚寒者，乃用正方，不再加减。〔批〕仲景方，甘草一两，桂枝二两，杏仁七十个，麻黄三两，水九升，先煮麻黄减二升，纳诸药，取二升半，服八合。

麻黄杏子甘草石膏汤（二十一）发汗后，不可更行桂枝汤，汗出而喘，无大热者，可与此服之。属太阳。

甘草一两，炙　石膏四两，碎，绵裹杏仁二十五个，去皮尖　麻黄二两，去节，汤泡，去黄汁，焙干，秤

上锉如麻豆大，每服五钱匕，水一盏半，煮至八分，去滓，温服。〔批〕仲景方，甘草二两，石膏半斤，杏仁五十个，麻黄二两，水七升，先煮减二升，纳诸药，取二升，服一升。

麻黄附子甘草汤（二十二）少阴病，得之二三日，可与此药微发汗，以二三日无证，故微发汗也。属少阴。

麻黄二两，去节，汤泡，去黄汁，焙干，秤　甘草二两，炙　附子一枚，炮去皮，破八片

上锉如麻豆大，每服五钱匕，水一盏半，煮至八分，去滓，温服。相次三两服，以身微汗为度。〔批〕仲景方，水七升，先煮麻黄一两沸，纳药，取三升，服一升，日三。

麻黄细辛附子汤（二十三）少阴病，始得之，反发热，脉沉者，此主之。属少阴。

麻黄二两，去节，汤泡，去黄汁，焙干，秤　细辛二两　附子一枚，炮去皮，破八片

上锉如麻豆大，每服五钱匕，水一盏半，煮至八分，去滓，温服。〔批〕仲景方，水一斗，先煮麻黄减二升，纳药，取三升，服一升，日三服。

麻黄连翘赤小豆汤（二十四）伤寒瘀热在里，身必黄，此主之。属阳明。

麻黄一两，去节，汤泡，去黄汁，焙干，秤　甘草一两，炙　赤小豆半升　杏仁二十枚，去皮尖　生梓白皮切，二两　连翘一两，或作半两，连翘根是。

―――――――

① 微除　此二字据《伤寒论》原文、儒雅堂本加。

上锉如麻豆大，每服五钱匕，生姜四片，枣子一枚，水一盏半，煮至八分，去滓，温服。〔批〕仲景方，麻黄二两，甘草二两，赤小豆一升，杏仁四十个，生梓白皮一升，连翘二两，枣十二枚，生姜二两，水一斗，先煮麻黄再沸，纳药，取三升，分三服，半日服尽。

麻黄升麻汤（二十五）伤寒六七日，大下后，寸脉沉而迟，手足厥逆，下〔批〕别“下”作“尺”。部脉不至，咽喉不利，唾脓血，泄利不止者，为难治，此主之。属厥阴。

麻黄二两半，去节，汤泡，去黄汁，焙干，秤　升麻　当归各一两一分　知母　黄芩　萎蕤各三分　芍药　麦门冬去心　桂枝去皮　茯苓　甘草炙　干姜炮　石膏碎，绵裹　白术各一分

上锉如麻豆大，每服五钱匕，水一盏半，煮至八分，去滓，温服，相次一炊久，进一服，汗出愈。〔批〕仲景方，三分作十八铢，干姜不炮，一分作六铢，水一斗，先煮麻黄一两沸，纳药，取三升，分三服，相去如炊三斗米顷，令尽。

葛根汤（二十六）太阳病，项背强几几，无汗，恶风。又，太阳与阳明合病者，必自利，此并主之。属太阳。

葛根二两　桂枝去皮　甘草炙　芍药各一两　麻黄一两半，去节，汤泡，去黄汁，焙干，秤

上锉如麻豆大，每服五钱匕，生姜四片，枣子一枚，水一盏半，煮八分，去滓，温服。覆取汗为度。〔批〕仲景方，葛根四两，桂枝、甘草、芍药二两，麻黄三两，枣十二枚，水一斗，煮葛根、麻黄减二升，纳药，取三升，服一升。

葛根加半夏汤（二十七）太阳与阳明合病，不下利，但呕者，此主之。属太阳。

葛根四两，或作一两　半夏六钱一字　麻黄三分，去节，汤泡，去黄汁，焙干，秤

甘草炙　桂枝去皮　芍药各半两

上锉如麻豆大，每服五钱匕，生姜四片，枣子一枚，水一盏半，煮至八分，去滓，温服。覆取微汗。〔批〕仲景方，葛根四两，半夏半升，甘草、桂枝、芍药二两，麻黄三两，枣十二枚，生姜三两，水一斗，煮麻黄减二升，纳药，取三升，服一升。

葛根黄芩黄连汤（二十八）太阳病，桂枝证，医反下之，利遂不止，脉促者，表未解也，喘而汗出者，此主之。

葛根四两　黄芩一两半　黄连六两，或作一两半　甘草二两，炙

上锉如麻豆大，每服五钱匕，水一盏半，煮至八分，去滓，温服，日进二三服。〔批〕仲景方，葛根半斤，黄芩二两，黄连三两，甘草二两，水八升，煮葛根减二升，纳药，取二升，分再服。

小柴胡汤（二十九）太阳病，十日以去，脉浮细而嗜卧者，外已解也；设胸满痛，与服；脉但浮者，与麻黄汤。伤寒五六日中风，往来寒热，胸胁苦痛，默默不欲食，心烦喜呕，或胸烦而不呕，或渴，或腹中痛，或胁下痞硬，或心下悸、小便不利，或不渴、身有微热，或咳者，此主之。血弱气尽，腠理开，邪气因入，与正气相薄，结于胁下，邪正分争，往来寒热，休作有时，默默不欲饮食，脏腑相连，其痛必下，邪高痛下，故使呕也，此主之。服柴胡汤已，渴者属阳明，以法治之。伤寒四五日，身热恶风，颈项强，胁下满，手足温而渴者，此主之。伤寒，阳脉涩，阴脉弦，法当腹中急痛，先与小建中汤；不瘥者，此主之。太阳病，过经十余日，发汗吐下之，后四五日，柴胡汤证仍在者，先与小柴胡汤；呕不止，心下急，郁郁微烦者，为未解也，与大柴胡汤下之即愈。妇人中风七八日，续得寒热，发作有时，经水适断者，此为热入血室，

其血必结，故使如疟状，此主之。伤寒五六日，头汗出，微恶寒，手足冷，心下满，不欲食，大便硬，脉细者，为阳微结，必有表，复有里也。脉沉，亦在里也。汗出，为阳微。假令纯阴结，不得复有外证，悉入在里。此为半在里半在表也。脉虽沉紧，不得为少阴病，所以然者，阴不得有汗，今头汗出，故知非少阴也。可与服此。设不了了者，得屎而解。伤寒五六日，呕而发热者，柴胡汤证具，而以他药下之，柴胡证仍在者，复与柴胡汤。此虽已下之，不为逆，必蒸蒸而振，却发热汗出而解。若心下满而硬痛者，此为结胸也，大陷胸汤主之；但满而不痛者，此为痞，柴胡不中与之，宜半夏泻心汤。已上属太阳。阳明病，发潮热，大便溏，小便自可，胸胁满不去者，与服之。阳明病，胁下硬满，不大便而呕，舌上白苔者，可与服之。上焦得通，津液得下，胃气因和，身濈然汗出而解。阳明中风，脉弦浮大而短气，腹都满，胁下及心痛，久按之气不通，鼻干，不得汗，嗜卧，一身及目悉黄，小便难，有潮热，时时哕，身前后肿。刺之小瘥，外不解。病过十日，脉续浮者，与此药主之。已上属阳明。

太阳病不解，转入少阳，胁下硬满，干呕不能食，往来寒热，尚未吐下，脉沉紧者，此主之。若已吐下、发汗、温针，谵语，小柴胡汤证罢，此为坏证，知犯何逆，以法治之。已上属少阳。呕而发热者，宜服。属厥阴。伤寒瘥已后，更发热，此主之。脉浮者，以汗解之；脉沉实者，以下解之。属辨阴阳易瘥后劳复病脉证。

　　黄芩一两半。若腹中痛者，去黄芩，加芍药一两半，芍药或作三分。若心下悸，小便不利者，去黄芩，加茯苓二两　人参一两半。若不渴，外有微热者，去人参，加桂枝一两半，温覆微汗愈。若咳嗽者，去人参并枣子，加五味子一两一分，干姜一两，　枣子六枚。若胁下痞硬，去枣子，加牡蛎二两，熬，牡蛎或作一两　半夏一两一分，汤洗。若胸中烦，不呕者，去半夏、人参，加栝楼实一枚，用四分之一。若渴者，去半夏，更加人参三分，栝楼根二两　柴胡四两，去芦　甘草一两半，炙

　　上锉如麻豆大，每服五钱匕，生姜四片，枣子三枚，水一盏半，煮至八分，去滓，温服。日三服。〔批〕仲景方，黄芩、人参三两，枣十二枚，半夏半升，柴胡半斤，甘草三两，生姜三两，水一斗二升，取六升，去滓，再煎，取三升，服一升，日三。

活人书卷第十三

大柴胡汤（三十）太阳病过十余日，发汗吐下之，后四五日，柴胡证仍在者，先与小柴胡；呕不止，一云：呕止，小安。心下急，郁郁微烦者，为未解也，与大柴胡汤下之则愈。伤寒十余日，热结在里，往来寒热者，与服。伤寒发热，汗出不解，心中痞硬，呕吐而下利者，此主之。已上属太阳。阳明病，汗多者，急下之，宜服。少阴病，下利清水，心下痛，口干者，可下之，宜大柴胡、大承气汤。病腹中满痛，此为实，当下之，宜大承气、大柴胡汤。腹满不减，减不足言，当下之，宜大柴胡、大承气汤。伤寒后，脉沉者，内实也，下之解，宜服。伤寒六七日，目中不了了，睛不和，无表里证，大便难，身微热者，实也，急下之，宜大承气、大柴胡汤。太阳病未解，脉阴阳俱停，必先振慄汗出而解，但阴脉微者，下之而解，宜服。病人无表里证，发热七八日，虽脉浮数者，可下之，大柴胡汤主之。病人烦热，汗出则解，又如疟状，日晡所发热者，属阳明。脉实者，可下之，大柴胡、大承气汤主之。属可下病脉证。

柴胡四两　黄芩　芍药各一两半　半夏一两一分，洗　枳实两枚，去穰，炒。《千金》云：枳实去穰，一分准二枚

上锉如麻豆大，每服五钱匕，生姜四片，枣子一枚，水一盏半，煮至八分，去滓，温服。以利为度，未利再服。本方无大黄，欲下者，加大黄一两。〔批〕仲景方：柴胡半斤，黄芩、芍药三两，半夏半斤，

枳实四枚，生姜五两，枣子十二枚，水一斗二升，取六升，去滓，再煎，服一升，三日。

柴胡桂枝汤（三十一）伤寒六七日，发热微恶寒，支节烦疼，微呕，心下支结，外证未去者，此主之。发汗多，亡阳，谵语者，不可下，与此药和其荣卫，以通津液，后自愈。属发汗后病脉证。

柴胡一两三钱　桂枝去皮　黄芩　人参　芍药各半两　半夏四钱一字，洗　甘草三钱一字，炙

上锉如麻豆大，每服五钱匕，生姜四片，枣子一枚，水一盏半，煮至八分，去滓，温服。〔批〕仲景方：柴胡四两，桂枝、黄芩、人参、芍药一两半，甘草一两，半夏二合半，生姜一两，枣子六枚，水七升，取三升，服一升，日三。

柴胡桂枝干姜汤（三十二）伤寒五六日，已发汗，而复下之，胸胁满微结，小便不利，渴而不呕，但头汗出，往来寒热，心烦者，此为未解也，宜服之。属太阳。

柴胡四两　桂枝去皮　黄芩各一两半　牡蛎熬　甘草炙　干姜各一两　栝楼根二两

上锉如麻豆大、每服五钱匕，水一盏半，煮至八分，去滓，温服。食顷，再服。〔批〕仲景方：柴胡半斤，桂枝、黄芩三两，牡蛎、甘草、干姜二两，栝楼根四两，水一斗二升，取六升，去滓，再煎，取三升，服一升，日三。

柴胡加龙骨牡蛎汤（三十三）伤寒八九日，下之，胸满烦惊，小便不利，谵语，一身尽重不可转侧者，此主之。属太

阳。

柴胡　黄芩　龙骨各一两　铅丹　人参　桂枝　茯苓各三分　大黄半斤①　半夏半合，汤洗，　牡蛎一分半，煅

上锉如麻豆大，每服五钱匕，生姜四片，枣子一枚，水一盏半，煮至八分，去滓，温服。又见辨误。〔批〕仲景方：柴胡四两，黄芩、龙骨、铅丹、人参、桂枝、茯苓一两半，大黄二两，半夏二合半，牡蛎一两，生姜一两半，枣子六枚，水八升，取四升，纳大黄，煮一二沸，服一升。据此，柴胡当用二两，黄芩、龙骨、铅丹、人参、桂枝、茯苓当用三分，大黄当用一两，半夏当用一合二分半，牡蛎当用一分。

柴胡加芒硝汤（三十四）伤寒十三日不解，胸胁满而呕，日晡所发潮热，已而微利，此本柴胡证，下之以不得利，今反利者，知医以圆药下之，此非其治也。潮热者，实也，先宜服小柴胡汤以解外，后以柴胡加芒硝主之。属太阳。

黄芩　人参各半两　柴胡一两三钱三字　芒硝一两　甘草炙，半两　半夏四钱一字，汤洗

上锉如麻豆大，每服五钱匕，生姜四片，枣子一枚，水一盏半，煮至八分，去滓，纳芒硝，更微沸，温服。〔批〕仲景方：于小柴胡汤方内，加芒硝六两，余依前法服，不解更服。

大青龙汤（三十五）太阳中风，脉浮紧，发热恶寒，身疼痛，不汗出而烦躁者，此药主之。若脉微弱，汗出恶风者，不可服之；服之则厥逆，筋惕肉瞤，此为逆也。伤寒，脉浮缓，身不疼，但重，乍有轻时，无少阴证者，此主之。属太阳。

桂枝去皮，一两　甘草一两，炙　石膏如半个鸡子大，碎　杏仁二十枚，去皮尖　麻黄三两，去节，汤泡，去黄汁，焙干，秤

上锉如麻豆大，每服五钱匕，生姜四片，枣子一枚，水一盏半，煮至八分，去

滓，温服，取汗为度。若已周身润，止后服。未周身润，可停待相次服尽，不欲汗多，恐亡阳故也。若汗多不止，用温粉扑之。

温粉方

白术　藁本　川芎　白芷各等分

上捣罗为细末，每末一两，入米粉三两和之，粉扑周身止汗，无藁本亦得。若汗已出后尽剂服，汗多亡阳遂虚，恶风烦躁不得眠也。〔批〕仲景方：桂枝、甘草二两，石膏如鸡子大，杏仁四十个，麻黄六两，生姜三两，枣子十二枚，水九升，煮麻黄减二升，纳药，取三升，服一升，取微似汗。

小青龙汤（三十六）伤寒，心下有水气，咳而微喘，发热不渴，服汤已渴者，此寒去欲解也，此主之。伤寒表不解，心下有水气，干呕，发热而咳，或渴，或利，或噎，或小便不利、小腹满，或喘者，此主之。

芍药　桂枝去皮　干姜炮　甘草炙　细辛各一两半　五味子一两别本或加一分　半夏一两半，汤洗。若渴者，去半夏加栝楼根一两半　麻黄一两半。微利者，去麻黄、加荛花如一弹子，熬令赤色。若噎者，去麻黄，加附子半个，炮。若小便不利，小腹满者，去麻黄，加茯苓二两。若喘者，去麻黄、加杏仁一两半，去皮尖。麻黄汤泡

上锉如麻豆大，每服五钱匕，水一盏半，煮至八分，去滓，温服。杏仁、半夏二味，或各作一两一分。〔批〕仲景方：芍药、桂枝、干姜不炮、甘草、细辛三两，五味子半升，半夏半升，麻黄三两，荛花如鸡子大，附子一枚，茯苓四两，杏仁半升，水一斗，煮麻黄减二升，纳药，取三升，服一升。

小建中汤（三十七）伤寒，阳脉涩，阴脉弦，法当腹中急痛，先与小建中汤；不差者，小柴胡汤主之。伤寒二三日，心

————

① 斤　儒雅堂本作"两"。

中悸而烦者，宜服。

芍药三两　甘草一两，炙　桂枝一两半，去皮　胶饴半升。旧有微溏或呕者，去胶饴。《局方》加黄芪一两半，为黄芪建中汤

上锉如麻豆大，每服五钱匕，水一盏半，生姜四片，大枣子一枚，煮至八分，去滓，下胶饴两匙许，再煎化，温服，日三服，夜二服。尺脉尚迟，再作一剂，加黄芪末一钱。〔批〕仲景方：芍药六两，甘草，桂枝三两，胶饴一升，枣子十二枚，生姜三两，水七升，取三升，纳胶饴，更上微火消解，服一升，日三。

煎造胶饴法

糯米一升，拣，淘净　大麦蘖末六两

上米一如炊饭，甑上至气溜，取下倾入一盆子，入蘖末一合，并汤一盏许，拌和，再上甑至饭熟，却入盆子内，都以蘖末拌和，入一磁罐子，可容五升许，冬月罐子热，春秋夏温，冬月用汤二升许入罐子内，约内面饭上汤三指许即得，布并纸三五重盖定，更以绵或絮抱定近火，春秋夏即温和，至一宿，见米浮在水面上，即以布绞裂取清汁，银石器内煎至面上有膜，即以木篦不住手搅至稀糊，以磁器收，夏月置井中，庶不酸。

大陷胸汤（三十八）太阳病，脉浮而动数，浮则为风，数则为热，动则为痛，数则为虚，头痛发热，微盗汗出而反恶寒，表未解也，医反下之，动数变迟，膈内拒痛，胃中空虚，客气动膈，短气躁烦，心中懊𢙐，阳气内陷，心下因硬，则为结胸，大陷胸汤主之。若不结胸，但头汗出①，余处无汗，剂颈而还，小便不利，身必发黄　伤寒六七日，结胸热实，脉沉而紧，心下痛，按之石硬者，宜服。伤寒十余日，热结在里，复往来寒热者，与大柴胡汤。但结胸无大热者，此为水结在胸胁也，但头微汗出者，此主之。太阳

病，重发汗，而复下之，不大便五六日，舌上燥而渴，日晡所小有潮热，从心下至小腹硬满而痛不可近者，此主之。伤寒五六日，呕而发热者，柴胡汤证具，而以他药下之，柴胡证仍在者，复与柴胡汤，此虽已下之，不为逆，必蒸蒸而振，却发热汗出而解。若心下满而硬痛者，此为结胸也，此主之。已上属太阳。

大黄一两半，去皮，锦文者为末　甘遂一字，赤连珠者，细罗为末　芒硝五分

上以水二盏，先煮大黄至一盏，去滓，下硝，一沸，下甘遂末，温服。得快利，止后服。〔批〕仲景方：大黄六两，甘遂一钱匕，芒硝一升，水六升，煮大黄取二升，纳硝，煮一两沸，纳甘遂末，服一升。

又大陷胸汤方

桂枝一两　甘遂一两或作半两　大枣一两或作三枚　人参一两　栝楼根一枚，去皮，只用四分之一

上锉如麻豆大，每服五钱匕，水一盏，或作二盏，煮至八分，去滓，温服。胸中无坚物，勿服之。

大陷胸圆（三十九）病发于阳而反下之，热入因作结胸；病发于阴而反下之，一有"汗出"。因作痞也。所以成结胸者，以下之太早故也。结胸者，项亦强，如柔痉状，下之则和，宜此药主之。属太阳。

大黄二两，或作四两　芒硝三分　杏仁三分，去皮尖，熬黑　苦葶苈子三钱，熬

上捣罗二味，纳杏仁、芒硝，合研如脂，圆如弹子大，每服一圆，抄甘遂末半钱匕，白蜜一合，水二盏，煮取一盏，顿服，一宿乃下，如不下，再服。甘遂性猛，宜斟酌，量虚实服之。〔批〕仲景方：大黄半斤，芒硝半升，杏仁半升，葶苈半升，甘遂一

---

① 但头汗出　此四字据《伤寒论》原文、儒雅堂本加。

钱匕，蜜二合，水二升，取一升。

小陷胸汤（四十）小结胸病，正在心下，按之则痛，脉浮滑者，此主之。属太阳。

半夏汤洗，秤二两半　黄连一两　栝楼一枚，去皮，或作半枚

上锉如麻豆大，水二盏，先煮栝楼至一盏半，下诸药，煎至八分，去滓，温服。未知再服，微利黄涎便安也。〔批〕仲景方：半夏半升，栝楼实大者一枚，水六升，去滓，纳药，取二升，分三服。

大承气汤（四十一）阳明病，脉迟，虽汗出不恶寒者，其身必重，短气，腹满而喘，有潮热者，此外欲解、可攻里也，手足濈然汗出者，此大便已硬也，此药主之。若汗多微发热恶寒者，〔批〕别"为发热恶寒者"，作"反微恶寒者"。外未解也，一法与桂枝汤。其热不潮，未可与承气汤。若腹大满不通者，可与小承气汤微和胃气，勿令大泄下。阳明病，潮热，大便微硬者，可与此药，不硬者，不可与之。伤寒，若吐若下后，不解，不大便五六日，上至十余日，日晡所发潮热，不恶寒，独语如见鬼状。若剧者，发则不识人，循衣摸床，惕而不安，微喘直视，脉弦者生，涩者死；微者，但发热谵语者，此主之。若一服利，则止后服。阳明病，谵语，有潮热，反不能食者，胃中必有燥屎五六枚也，若能食者，但硬耳，宜服。阳明病，下血谵语者，此为热入血室，但头汗出者，刺期门，随其实而泻之，濈然汗出则愈。汗出谵语者，以为有燥屎在胃中，此为风也，须下者，过经乃可下之，下之若早，语言必乱，以表虚里实故也，下之愈，宜服。二阳并病，太阳证罢，但发潮热，手足濈濈汗出，大便难而谵语者，下之则愈，宜服。阳明病，下之，心下懊侬而烦，胃中有燥屎者，可攻；腹微满，初

头硬，后必溏，不可攻之。若有燥屎者，宜服。病人烦热，汗出则解，又如疟状，日晡所发热者，属阳明也。脉实者宜下之，脉浮虚者宜发汗，下之与大承气，发汗宜桂枝汤。大下后，六七日不大便，烦不解，腹满痛者，此有燥屎也，所以然者，本有宿食故也，宜服。伤寒六七日，目中不了了，睛不和，无表里证，大便难，身微热者，此为实也，急下之，宜服。阳明病，发热汗多者，急下之，宜服。得病二三日，脉弱，无太阳、柴胡证，烦躁，心下硬，至四五日，虽能食，以小承气汤少少与微和之，令小安，至六日，与承气一升。若不大便更六七日，小便少者，虽不大便，但初头硬，后必溏，未定成硬，攻之必溏，须小便利，屎定硬，此主之。发汗不解，腹满痛者，急下之，宜服。腹满不减，减不足言，当下之，宜服。病人小便不利，大便乍难乍易，时有微热，喘冒不能卧者，有燥屎也，宜服。阳明少阳合病，必下利，其脉不负者为顺也，负者失也，互相克贼，名为负也，脉滑而数者，有宿食也，当下之，宜服。已上属阳明也。少阴病，自利清水色纯青，心下必痛，口干燥者，可下之，宜服。少阴病，六七日，腹胀不大便者，急下之，宜服。已上属少阴。下利三部脉皆平，按之心下硬者，急下之，宜服。下利脉迟而滑者，内实也，利未欲止，当下之，宜服。寸口脉浮而大，按之反涩，尺中微而涩，故知有宿食，当下之，宜服。下利不欲食者，以有宿食故也，当下之，宜服。下利瘥，至其年月日时复发者，以病不尽故也，当下之，此主之。下利脉反滑，当下所去，下乃愈，此主之。脉双弦而迟者，必心下硬，脉大而紧者，阳中有阴也，可下之，宜服。病腹中满痛者，此为实也，当下之，宜服此主

之。已上属可下病脉证。

大黄二两，锦纹者，去皮，生用，酒洗过
枳实四枚，或作三枚，去穰，炒净，秤用半
两 厚朴四两，去皮，姜汁炙 芒硝二两，或
作一合半，朴硝有芦头者亦得

上锉如麻豆大，每服五钱匕，水二
盏，先煮厚朴、枳实至一盏余，下大黄，
煮取六分，去滓，入芒硝，煎一二沸，放
温服，以利为度，未利，再与一服。〔批〕
仲景方：大黄四两，厚朴半斤，枳实五枚，芒
硝三合，水一斗，煮二物，取五升，去滓，纳
大黄，取二升，去滓，纳芒硝，煮一二沸，分
再服。

小承气汤（四十二）阳明病，潮热，
大便微硬者，可与大承气汤，不硬者，不
可与之。若不大便六七日，恐有燥屎，欲
知之法，少与小承气汤，汤入腹中转失气
者，此有燥屎也，乃可攻之；若不转失气
者，此但初头硬，后必溏，不可攻之，攻
之必胀满不能食也。欲饮水者，与水则
哕。其后发热者，必大便复硬而少也，与
小承气汤和之。不转失气者，不可攻也。
阳明病，脉迟，虽汗出不恶寒，其身必
重，短气，腹满而喘，有潮热者，此为外
欲解，可攻里也。手足濈然汗出者，此大
便已硬也，大承气汤主之。若腹大满不通
者，与小承气汤微和胃气，胃中燥，大便
必硬，硬则谵语，此药主之。若一服谵语
止，更莫复服。阳明病，谵语，潮热，脉
滑而疾者，此药主之。因与承气汤一升，
腹中转气者，更服一升；若不转气者，勿
更与之。明日又不大便，脉反微涩者，里
虚也，为难治，不可更与承气汤。太阳
病，若吐若下若发汗后，微烦，小便数，
大便硬者，与小承气汤和之愈。得病二三
日，脉弱，无太阳、柴胡证，烦躁，心下
硬，至四五日，虽能食，以小承气汤少少
与微和之，令小安。属阳明。伤寒下利谵

语者，有燥屎也，此主之。属厥阴。

大黄四两，去皮 厚朴二两，去皮，姜
汁炙 枳实四枚，或作三枚，去穰，炒净，秤
半两也

上锉如麻豆大，每服五钱匕，以水一
大盏半，煮至八分，去滓，温服。以利为
度，初服汤更衣者，止后服，不尔者，再
服之。〔批〕仲景方：枳实三枚，水四升，服一
升二合，分二服。

调胃承气汤（四十三）发汗后，恶寒，
虚故也；不恶寒，但热者，实也，当和胃
气，此主之。太阳病未解，脉阴阳俱停，
必先振慄汗出而解，但阳脉微者，先汗出
而解，但阴脉微者，下之而解，若欲下
之，宜服。伤寒，脉浮，自汗出，小便
数，心烦，微恶寒，脚挛急，与桂枝汤欲
攻其表，此误也。得之便厥，咽中干，烦
躁，吐逆，作甘草干姜汤与之，以复其
阳；若厥愈足温者，更作芍药甘草汤与
之，其脚即伸；若胃气不和，谵语者，少
与调胃承气汤。伤寒十三日，过经谵语
者，以有热也，当以汤下之。若小便利
者，大便当硬，而反下利，脉调和者，知
医以圆药下之，非其治也。若自下利者，
脉当微厥，今反和者，此为内实也，此主
之。太阳病，过经十余日，心下温温欲
吐，而胸中痛，大便反溏，腹微满，郁郁
微烦，先此时自极吐下者，与服之。若不
尔者，不可与。但欲呕，胸中痛，微溏
者，此非柴胡证，以呕故知极吐下也。阳
明病，不吐不下，心烦者，可与服。太阳
病三日，发汗不解，蒸蒸热者，属胃也，
此主之。伤寒吐后，腹胀满者，与服。已
上属阳明。

甘草一两 大黄二两，去皮 芒硝一两
三分，或作一两一分

上锉如麻豆大，每服五钱匕，以水一
大盏，煎至七分，去滓，下硝，更上火二

三沸，温顿服之。〔批〕仲景方；大黄四两，酒浸，甘草二两，芒硝半升，水三升，取一升，去滓，纳芒硝，微煮令沸，少少温服之。

桃核承气汤（四十四）太阳病不解，热结膀胱，其人如狂，血自下，下者愈。其外不解者，尚未可攻，当先解其外，外解已，但少腹结者，乃可攻之，宜用此药。属太阳。

大黄四两　桂枝去皮，二两　甘草二两，炙　芒硝二两　桃仁去皮尖，双仁者五十个，捶碎

上锉如麻豆大，每服五钱匕，以水二大盏，煮至八分，去滓，下硝，煎化，温服。以微利为度，未利，移时再服。〔批〕仲景方：水七升，取二升半，去滓，纳硝，上火微沸，先食服五合，日三。

栀子豉汤（四十五）发汗吐下后，虚烦不得眠，若剧者，必反覆颠倒，心中懊憹，此主之。发汗若下之，而烦热胸中窒者，此主之。仲景云：凡用栀子汤，病人旧微溏者，不可与服之。伤寒五六日，大下之后，身热不去，心中结痛者，未欲解也，此主之。已上属太阳。阳明病，脉浮而紧，咽燥口苦，腹满而喘，发热汗出，不恶寒，反恶热，身重。若发汗则躁，心愦愦，反谵语。若加温针，必怵惕，烦躁不得眠。若下之，则胃中空虚，客气动膈，心中懊憹，舌上苔者，此主之。阳明病，下之，外有热，手足温，不结胸，心

中懊憹，饥不能食，但头汗出者，此主之。下利后，更烦，按之心下濡者，为虚烦也，此主之。属厥阴。

香豉二两　肥栀子十六枚，劈碎，或作十四个

上锉如麻豆大，每服五钱匕，水二盏，先煮栀子，至一盏，入豉，煎至七分，去滓，温服。得快吐，止后服。〔批〕仲景方：香豉四两，栀子十四枚，水四升，取栀子汤二升半，纳香豉，取一升半，分二服。

栀子甘草豉汤（四十六）发汗吐下后，虚烦不得眠，若剧者，必反覆颠倒，心中懊憹，栀子豉汤主之。若少气者，此主之。属太阳。

栀子七枚　甘草　豉各一两

上分二服，以水二盏，先煎栀子、甘草，至一盏，纳豉，同煎取七分，去滓，温服。得快吐，止后服。〔批〕仲景方：于栀子豉汤内，加甘草二两，余依前法。

栀子生姜豉汤（四十七）发汗吐下后，虚烦不得眠，若剧者，必反覆颠倒，心中懊憹，栀子豉汤主之。若呕者，此主之。属太阳。

栀子七枚　生姜二两半　豉一两

上分二服，以水二盏，先煮栀子、生姜，至一盏，纳豉，同煎至七分，去滓，温服。得快吐，止后服。〔批〕仲景方：栀子豉汤内，加生姜五两，余依前法。

活人书卷第十四

栀子厚朴汤（四十八）治伤寒下后，心烦，腹满卧起不安者。属太阳。

栀子大者七枚，劈碎　厚朴去皮，姜汁炙，二两　枳实二枚，取去穰，麸炒，秤一分。

上锉如麻豆大，分作二服，以水二盏半，煮至八分，去滓，温服。得吐，止后服。〔批〕仲景方：栀子十四枚，厚朴四两，枳实四枚，水三升半，取一升半，分二服。

栀子干姜汤（四十九）治伤寒医以圆药下之，身热不去，微烦者。属太阳。

栀子七枚　干姜一两

上锉如麻豆大，分二服，以水二大盏，煎至七分，去滓，温服。得吐，止后服。凡用栀子汤，病人旧微溏者，不可与之。〔批〕仲景方：栀子十四枚，干姜二两，水三升半，取一升半，分二服。

栀子柏皮汤（五十）　治伤寒身黄发热。属太阳。

栀子八枚　黄柏一两　甘草半两，炙

上锉如麻豆大，每服五钱匕，水一盏半，煮至七分，去滓，温服。〔批〕仲景方：栀子十五枚，黄柏二两，甘草一两，水四升，取一升半，分再服。

茯苓桂枝甘草大枣汤（五十一）治发汗后，其人脐下悸者，欲作奔豚。属太阳。

桂枝二两，去皮　甘草一两，炙　茯苓去皮，六两，或作四两

上锉如麻豆大，每服五钱匕，枣二个，用甘澜水一盏半，煮至八分，去滓，温服。作甘澜水法：用水二斗，置大盆中，以杓扬之，上有珠子五六千颗，有珠相逐，取用之。〔批〕仲景方：桂枝四两，甘草二两，茯苓半斤，枣十五枚，水一斗，煮茯苓减二升，纳药，取三升，服一升，日三。

茯苓桂枝白术甘草汤（五十二）治伤寒，若吐若下后，心下逆满，气上冲胸，起则头眩，脉沉紧，发汗则动经，身为振振摇者。属太阳。

茯苓二两　桂枝一两半　甘草炙　白术各一两

上锉如麻豆大，每服五钱，水一盏半，煮至八分，去滓，温服。〔批〕仲景方：茯苓四两，桂枝三两，甘草、白术二两，水六升，取三升，分三服。

茯苓甘草汤（五十三）伤寒，汗出而渴者，五苓散主之，不渴者，此主之。属太阳。

桂枝去皮　茯苓各二两　甘草一两，炙

上锉如麻豆大，每服五钱匕，水一盏半，生姜五片，煮至八分，去滓，温服。〔批〕仲景方：生姜三两，水四升，取二升，分三服。

甘草汤（五十四）少阴病，二三日，咽痛者，可与服。不瘥者，与桔梗汤。

甘草二两

上锉麻豆大，每服抄四钱匕，水一盏，煮至六分，去滓，温服，日三服。〔批〕仲景方，水三升，取一升半，服七合，日二。

甘草干姜汤（五十五）伤寒，脉浮，自汗出，小便数，心烦，微恶寒，脚挛急，反与桂枝欲攻其表，此误也，得之便厥，咽中干，烦躁，吐逆者，宜此药。属太阳。

甘草四两，炙　干姜二两，炮

上锉如麻豆大，每服五钱匕，水一盏半，煮至八分，去滓，温服。〔批〕仲景方：水三升，取一升五合，分再服。

炙甘草汤（五十六）治伤寒，脉结代，心动悸。属太阳。

甘草二两，炙　人参一两　生地黄八两　桂枝一两半，去皮　麻仁一两一分　麦门冬一两一分，去心

上锉如麻豆大，每服五钱匕，入姜五片，枣一枚，水一盏半，入酒半盏，煮至八分，去滓，纳阿胶一片，胶烊尽，温服，日三服。〔批〕仲景方：甘草四两，人参二两，生地黄一斤，桂枝三两，麻仁半升，麦门冬半升，姜三两，枣十二枚，阿胶二两，水八升，酒七升，取三升，去滓，纳阿胶，服一升，日三。

芍药甘草汤（五十七）伤寒，脉浮，自汗出，小便数，心烦，微恶寒，脚挛急，反与桂枝欲攻其表，此误也，得之便厥，咽干，烦躁，吐逆者，作甘草干姜汤与之，以复其阳；若厥愈足温者，更与此药。属太阳。

甘草　白芍药各二两

上锉如麻豆大，每服五钱匕，水一盏半，煮至八分，去滓，温服。〔批〕仲景方：甘草、芍药各四两，水三升，取一升半，分再服。

厚朴生姜半夏甘草人参汤（五十八）治发汗后，腹胀满者。属太阳。

厚朴四两，去皮　半夏一两一分　甘草一两　人参半两

上锉如麻豆大，每服五钱匕，水一盏半，生姜五片煮至八分，去滓，温服。〔批〕仲景方：厚朴半斤，半夏半斤，甘草二两，人参一两，生姜半斤，水一斗，取三升，服一升，日三。

大黄黄连泻心汤（五十九）治心下痞，按之濡，其脉关上浮者。若伤寒大下后，复发汗，心下痞，恶寒者，表未解也，不可攻痞，当先解表，表解乃可攻痞，解表宜桂枝汤，攻痞宜服此药。属太阳。

大黄二两　黄连一两　黄芩一两

上锉如麻豆大，每服五钱匕，以百沸汤二大盏，热渍之，一时久，绞去滓，暖动分二服。〔批〕仲景无黄芩，汤二升，分再服。

附子泻心汤（六十）治心下痞，而复汗出恶寒者。属太阳。

大黄二两　黄连　黄芩各一两　附子一枚，炮去皮，破，别煮取汁

上三味，锉如麻豆大，每服五钱匕，以百沸汤二大盏，热渍之一时久，绞去滓，纳附子汁，分温再服。〔批〕仲景方：汤二升，分再服。

半夏泻心汤（六十一）伤寒五六日，呕而发热者，柴胡汤证具，而以他药下之，柴胡证仍在者，复与柴胡汤，此虽已下之，不为逆，必蒸蒸而振，却发热汗出而解。若心下满而硬痛者，此为结胸也，大陷胸汤主之。但满而不痛者，此为痞，柴胡不中与之，宜服此。属太阳。

黄连半两　黄芩　干姜炮　人参　甘草炙，各一两半　半夏一两一分，汤洗七遍

上锉如麻豆大，每服五钱匕，大枣十二枚，水一盏半，煮至八分，去滓，温服。〔批〕仲景方：黄连一两，黄芩、干姜不炮，人参、甘草三两，半夏半升，枣十二枚，水一斗，取六升，去滓，再煎，取三升，服一升，日三。

甘草泻心汤（六十二）伤寒中风，医反下之，其人下利日数十行，谷不化，腹中雷鸣，心下痞硬而满，干呕，心烦不得安，医见心下痞，谓病不尽，复下之，其痞益甚，此非结热，但以胃中虚，客气上逆，故使硬也，宜服此。

甘草二两，炙　干姜炮　黄芩各一两半

人参　黄连各半两　大枣六枚　半夏一两一分，洗

上锉如麻豆大，每服五钱匕，水一盏半，煮至八分，去滓，温服。〔批〕仲景方：甘草四两，干姜不炮，黄芩三两，黄连一两，枣十二枚，半夏一升，脱落参三两，水一斗，煮取六升，去滓，再煎，取三升，服一升，日三。

生姜泻心汤（六十三）治伤寒汗出解之后，胃中不和，心下痞硬，干噫食臭，胁下有水气，腹中雷鸣，下利者。属太阳。

黄芩　甘草炙　人参各一两半　干姜炮　黄连各半两　半夏一两一分，洗

上锉如麻豆大，每服五钱匕，水一盏半，生姜七片，枣子二枚，煮至一盏，去滓，温服。〔批〕仲景方：黄芩、甘草三两，干姜不炮，黄连一两，半夏半升，枣十二枚，生姜四两，水一斗，煮取六升，去滓，再煎，取三升，服一升，日三。

白虎汤（六十四）治伤寒脉浮滑者，表里有热。又三阳合病，腹满身重，难以转侧，口中不仁，面垢，谵语遗尿。发汗则谵语，下之则额上生汗，手足逆冷。若自汗出者。伤寒脉滑而厥者，里有热，并主之。

知母三两　甘草一两，炙　石膏八两，碎，绵裹　粳米二合

上锉如麻豆大，每服五钱匕，水一盏半，煮至八分，取米熟为度，去滓，温服。〔批〕仲景方：知母六两，甘草二两，石膏一斤，粳米六合，水一斗，米熟汤成，服一升，日三。

白虎加人参汤（六十五）服桂枝汤，大汗出，大烦渴不解，脉洪大者。伤寒若吐若下后，七八日不解，热结在里，表里俱热，时时恶风大渴，舌上干燥而烦，欲饮水数升者。伤寒无大热，口燥渴，心烦，背微恶寒者，并主之。属太阳。

人参二两　知母一两半　甘草炙，二两，或作半两　糯米一合半　石膏四两，碎，绵裹

上锉如麻豆大，每服五钱匕，水一盏半，煮至八分，取米熟为度，去滓，温服。〔批〕仲景方：与白虎汤方内，加人参三两，余依白虎汤法。

五苓散（六十六）太阳病，发汗后，大汗出，胃中干，烦躁不得眠，欲得饮水者，少少与饮之，令胃气和则愈。若脉浮，小便不利，微热消渴者。发汗已，脉浮数，烦渴者。伤寒汗出而渴者。不渴者，与茯苓甘草汤。中风发热，六七日不解而烦，有表里证，渴欲饮水，水入则吐，名曰水逆者。本以下之，故心下痞，与泻心汤，痞不解，其人渴而口燥烦，小便不利者。属太阳。太阳病，寸缓关浮尺弱，其人发热汗出，复恶寒，不呕，但心下痞者，此以医下之也。如其不下者，病人不恶寒而渴者，此转属阳明也。小便数者，大便必硬，不更衣十日无所苦也。欲饮水，少少与之，但以法救之，或渴者，属阳明。霍乱，头痛发热身疼，热多饮水者，并主之。属霍乱。

泽泻一两一分　猪苓去黑皮，秤　茯苓去皮，秤　白术各三分　桂枝去皮，半两，不见火

上捣筛为散，拌和，每服抄三钱匕，白汤调下。此药须各自事持秤见分两，然后合。〔批〕仲景方：泽泻一两六铢，猪苓、茯苓、白术十八铢，桂枝半两，服方寸匕，日三。多饮暖水，汗出愈。

猪苓汤（六十七）阳明病，脉浮发热，渴欲饮水，小便不利者。少阴病，下利六七日，咳而呕渴，心烦不得眠者，并主之。

猪苓去皮　茯苓　阿胶炙过　泽泻滑石各一两

上锉如麻豆大，每服五钱匕，水一盏

半，煮至七分，去滓，温服。〔批〕仲景方：阿胶不炙，水四升，煮取二升，去滓，下胶烊消，服七合，日三。

附子汤（六十八）少阴病，得之一二日，口中和，背恶寒者，当灸之。少阴病，身体痛，手足寒，骨节痛，脉沉者，并宜服之。

茯苓　芍药各一两半　人参一两　白术二两　附子一枚，炮去皮

上锉如麻豆大，每服五钱匕，水一盏半，煎至七分去滓，温服，日三服。〔批〕仲景方：茯苓、芍药三两，人参二两，白术四两，附子二枚，不炮，水八升，煮取三升，服一升，日三服。

术附汤（六十九）伤寒八九日，风湿相薄，身体疼烦，不能自转侧，不呕，不渴，脉浮虚而涩者，桂枝附子汤主之；若其人大便坚，小便自利者，此主之。属太阳。

白术二两　甘草一两，炙　附子一枚半，炮去皮

上锉如麻豆大，每服五钱匕，生姜五片，大枣一枚，水一盏半，煮至七分，去滓，温服，日三服。一服觉身痹，半日许再服，三服都尽，其人如冒状，勿怪也。即是附子与术并走皮中，逐水气未得除，故使之耳，法当加桂一两。其大便坚，小便自利，故不加桂也。〔批〕仲景方：生姜一两半，枣六枚，水三升，煮取一升，分三服，日三服。别本作去滓，渴者只一服。

甘草附子汤（七十）治风湿相薄，骨节疼烦，掣痛不得屈伸，近之则痛剧，汗出短气，小便不利，恶风不欲去衣，或身微肿者。属太阳。

甘草炙　白术各一两　附子一枚，炮去皮　桂枝二两，或作三两。身肿者，加防风一两。悸气小便不利者，加茯苓一两半

上锉如麻豆大，每服五钱匕，水一盏半，煮至七分，去滓，温服。汗出即解。〔批〕仲景方：甘草、白术二两，附子二枚，桂枝四两，水六升，煮取三升，服一升，日三服。初服得微汗则解，能食，汗出后烦者，服五合，恐一升多者，服六七合为妙。

芍药甘草附子汤（七十一）发汗病不解，反恶寒者，虚故也，此主之。

芍药三两　甘草三两，炙　附子一枚，炮去皮

上锉如麻豆大，每服五钱匕，水一盏半，煮至七分，去滓，温服。〔批〕仲景方：水五升，煮取一升五合，分服。

干姜附子汤（七十二）下之后，复发汗，昼日烦躁不得眠，夜而安静，不呕不渴，无表证，脉沉微，身无大热者，此主之。属太阳。

干姜一两，炮　附子一枚，生用，去皮

上锉如麻豆大，每服五钱匕，水一盏半，煮至七分，去滓，温服，未知再服。〔批〕仲景方：水三升，煮取一升，顿服。

理中圆（七十三）霍乱，头痛发热身疼痛，热多欲饮水者，五苓散主之；寒多不用水者，此主之。大病瘥后，喜唾，久不了了，胸中有寒，当以圆药温之，宜服此。属阴阳瘥后劳复病脉证。

干姜炮〔批〕仲景各方用姜不炮　甘草炙　人参腹痛者倍之　白术各一两

上捣筛，炼蜜和圆，如鸡子黄许大，以汤数合和一圆，研碎，温服之，日三夜二服。腹中未热，益至三四圆，热粥饮之，微自温覆勿揭衣，然不及汤。又方：

人参　干姜炮　甘草炙　白术各三两

腹痛者，加人参一两半。寒者，加干姜一两半。渴欲得水者，加白术一两半。脐上筑者，肾气动也，去术，加桂四两。吐多者，去术，加生姜三两。下多者，还用术。悸者，加茯苓二两。或四肢拘急，腹满，下利，或转筋者，去白术，加附子一枚，生用。

上锉如麻豆大，每服五钱匕，水一盏

半，煮至八分，去滓，温服，日三服。〔批〕仲景方：干姜不炮，水八升，煮取三升，服一升，日三服。

四逆汤（七十四）伤寒，脉浮，自汗出，小便数，心烦，微恶寒，脚挛急，与桂枝汤，得之便厥，咽干，烦躁，吐逆，作甘草干姜汤与之，厥愈；更作芍药甘草汤与之，其脚伸；若胃气不和，与调胃承气汤；若重发汗，加烧针者。伤寒医下之，续后下利清谷不止，身疼痛，急当救里，后身疼痛，清便自调者，急当救表，救里宜四逆汤，救表宜桂枝汤。属太阳。自利不渴者，以其脏有寒故也，当温之，宜服。属太阴。或脉浮而迟，表热里寒，下利清谷者，此并主之。少阴病，饮食入口则吐，心中温温欲吐，复不能吐，始得之，手足寒，脉弦迟者，此胸中实，不可下也，当吐之。若膈上有寒饮，干呕者，不可吐也，当温之。或脉沉者，急温之，并宜服。属少阴。大汗，若大下利而厥冷者；或大汗出，热不去，内拘急，四肢疼，又下利厥逆而恶寒者；或下利腹满身疼痛者，先温里，乃攻表，温里宜四逆汤，攻表宜桂枝汤；或呕而脉弱，小便复利，身有微热，见厥难治，此并主之。并属厥阴。吐利汗出，发热恶寒，四肢拘急，手足厥冷者；吐利，小便复利，而大汗出，下利清谷，内寒外热，脉微欲绝者，此主之。属霍乱。

甘草二两，炙　附子一个，生用　干姜一两半，炮

上锉如麻豆大，每服抄四钱匕，水一盏半，煮至七分，去滓，温服。强人加附子半个，干姜加一两半。〔批〕仲景方：干姜不炮，水三升，煮取一升二合，分再服。

四逆散（七十五）少阴病，四逆，其人或咳，或悸，或小便不利，或腹中痛，或泄利下重者，此主之。属少阴。

甘草炙　柴胡　枳实去白穰，炒黄　芍药已上各一两

上捣筛，为细散，米饮调下二钱，日三服。咳者，加五味子、干姜各半两，并主下利。悸者，加桂半两。小便不利者，加茯苓半两。腹中痛者，加附子半枚，炮裂。泄利下重，先浓煎薤白汤，纳药末三钱匕，再煮一二沸，温服。〔批〕仲景方服方寸匕，泄利下重者，水五升，煮薤三升，取三升，去滓，以散三方寸匕纳汤中，取一升半，分再服。

四逆加人参汤（七十六）恶寒脉微而利，利止者，亡血也，此主之。属霍乱。

甘草二两，炙　人参一两　附子一枚，生，去皮　干姜一两半，炮

上锉如麻豆大，每服五钱匕，水一盏半，煮至八分，去滓，温服，日三服。〔批〕仲景方：于四逆汤内，加人参一两，余以四物汤法服。

茯苓四逆汤（七十七）治发汗若下之，病仍不解，烦躁者。

茯苓三两　人参半两　甘草一两，炙　干姜七钱半　附子半个，生，去皮

上锉如麻豆大，每服五钱匕．水一盏半，煮至八分，去滓，温服。〔批〕仲景方：茯苓六两，人参一两，甘草二两，干姜一两半，附子一枚，水五升，煮取三升，服七合，日三。

当归四逆汤（七十八）治手足厥寒，脉细欲绝者。属厥阴。

当归洗　桂枝　芍药　细辛各一两半　通草　甘草各一两，炙

上锉如麻豆大，每服五钱匕，水一盏半，枣子一枚，煮至八分，去滓，温服。〔批〕仲景方：当归、桂枝八升，煮取三升，服一升，日三服。

当归四逆加茱萸生姜汤（七十九）有当归四逆汤证，若其人内有久寒者，宜服。属厥阴。

当归洗　桂枝去皮　芍药　细辛各一两半　甘草炙　木通各一两　茱萸五两

上锉如麻豆大，每服五钱匕，生姜四片，大枣一枚，水一盏半，煮至八分，去滓，温服。〔批〕仲景方：当归、桂枝、芍药、细辛三两，甘草、木通二两，茱萸二升，枣二十五枚，水六升，酒六升，煮取五升，分五服。

活人书卷第十五

通脉四逆汤（八十）治少阴病，下利清谷，里寒外热，手足厥逆，脉微欲绝，身反不恶寒，其人面色赤，或腹痛，或干呕，或咽痛，或利止脉不出者。属少阴。下利清谷，里寒外热，汗出而厥者。属厥阴。

甘草炙，二两　干姜三两，炮　附子大者一枚，去皮，破八片，生用

上锉如麻豆大，每服五钱匕，水一盏半，煮至八分，去滓，温服。未瘥，急更作一剂，其脉续续出者愈。面赤者，加连须葱九茎。腹中痛者，去葱加芍药二两。呕者，加生姜二两。咽痛，去芍药，加桔梗一两。利止脉不出者，去桔梗，加人参二两。〔批〕仲景方：干姜不炮，水三升，煮取一升二合，分再服。

通脉四逆加猪胆汁汤（八十一）治吐已下断，汗出而厥，四肢拘急不解，脉微欲绝者。属霍乱。

甘草一两，炙　干姜三两　附子大者一枚，生，去皮　猪胆汁半合

上三味，锉如麻豆大，每服五钱匕，水一盏半，煎至八分，去滓，纳猪胆汁，温服。其脉即来。〔批〕仲景方：于通脉四逆汤内，加猪胆汁半合，余依前法服。

黄连汤（八十二）治伤寒，胸中有热，胃中有邪气，腹中痛，欲呕者。属太阳。

甘草炙　黄连　干姜炮　桂枝各三两　人参二两　半夏二两半

上锉如麻豆大。每服五钱匕，枣二枚，水三盏，煮取一盏半，去滓，分二服。〔批〕仲景方：干姜不炮，半夏半升，枣十二枚，水一斗，煮取六升，服一升，日三夜二。

黄连阿胶汤（八十三）治少阴病，得之二三日已上，心中烦，不得卧者。属少阴。

黄连一两　阿胶三分　鸡子黄半个　黄芩一分　芍药半两〔批〕即黄连鸡子汤。

上锉如麻豆大，每半剂，水二盏，煮取一盏，去滓，纳胶消尽，纳鸡子黄，搅令和，温服，日二服。〔批〕仲景方：四分之一，水作五升，煮取二升，服七合，日三服。

黄芩汤（八十四）太阳与少阳合病，自下利者，与黄芩汤；若呕者，黄芩加半夏生姜汤主之。属太阳。伤寒脉迟，六七日，而反与黄芩汤彻其热，脉迟为寒，今与黄芩汤复除其热，腹中应冷，当不能食，今反能食，此名除中，必死。属厥阴。

黄芩一两一分　甘草炙　芍药各一两

上锉如麻豆大。每服五钱匕，枣子一枚，水一盏半，煮至八分，去滓，温服。黄芩或作一两半。〔批〕仲景方：黄芩三两，甘草二两，芍药二两，枣十二枚，水一斗，煮取三升，温一升，日再夜一。

黄芩加半夏生姜汤（八十五）太阳与少阳合病，自下利者，与黄芩汤；若呕者，此主之。属太阳。

黄芩三分　半夏二分半　芍药　甘草各二分

上锉如麻豆大。每服五钱匕，水二盏，生姜四片，大枣子一枚，煮至八分，去滓，温服。〔批〕仲景方作于黄芩汤内，加半夏半升，姜三两，余依前法服。阳伯按：既

云加生姜，而奉议用之太少，有乖原旨。

文蛤散（八十六）病在阳，应以汗解之，反以冷水噀之，若灌之，其热被劫不得去，弥更益烦，肉上粟起，意欲饮水，反不渴者，宜服。属太阳。若不差者，与五苓散。寒实结胸，无热证者，与三物白散。庞安常云小陷胸汤，非也。

文蛤一两

上一味为散，沸汤和服方寸匕。〔批〕仲景方五分之一。

三物白散（八十七）治寒实结胸无热证者。属太阳。

贝母三分　桔梗三分，去芦　巴豆去心皮，熬黑，研如脂，一分

上为散，纳巴豆研和，以白饮和服，强人半钱匕，羸人可减之。病在膈上必吐，在膈下必利，不利进热粥一杯，利过不止进冷粥一杯。身热皮粟不解，欲引衣自覆，若以水噀之，洗之，益令热劫不得出，当汗而不汗则烦，假令汗出已，腹中痛，与芍药三两如上法。

十枣汤（八十八）太阳中风，下利呕逆，表解者，乃可攻之，其人漐漐汗出，发作有时，头痛，心下痞硬满，引胁下痛，干呕，短气，汗出不恶寒者，此表解里未和也，宜服。属太阳。

芫花炒赤，熬　甘遂　大戟

上各等分，异筛秤末，合和之，入白中再杵治三百下，先以水一升半，煮肥枣子一十枚，煮取八合，去滓，纳药末，强人一钱匕，羸人可半钱，再单饮枣汤送下，平旦服。若下少病不除者，明日更服，加半钱，利后糜粥自养，合下不下，令人胀满，通身浮肿而死。

抵当圆（八十九）伤寒有热，小腹满，应小便不利，今反利，为有血也，当下之，不可余药，宜服。属太阳。

桃仁四个，去皮尖　大黄三分，去皮

虻虫五个，去翅足，熬　水蛭五个，熬去子，杵碎，水蛭再生化，为害尤甚，须锉断，用石灰炒，再熬

上为筛，只为一圆，水一大白盏，煮至七分，顿服。晬时当下血，不下，更作之。〔批〕仲景方：桃仁二十个，大黄三两，虻虫二十五个，水蛭二十个，为四圆。水一升，煮一圆，取七合。

抵当汤（九十）太阳病六七日，表证仍在，脉微而沉，反不结胸，其人发狂者，以热在下焦，小腹硬满，小便自利者，下血乃愈。所以然者，以太阳随经瘀热在里故也。或太阳病，身黄，脉沉结，小腹硬，小便不利者，为无血也；小便自利，其人如狂者，血证谛也。或伤寒有热，小腹满，应小便不利，今反利者，为有血也。当下之，不可余药，并宜服。属太阳。阳明证，其人喜忘者，必有蓄血，所以然者，本有久瘀血，故今喜忘，屎虽硬，大便反易，其色必黑者，宜此药下之。或病人无表里证，发热七八日，虽脉浮数者，可下之。假令已下，脉数不解，合热则消谷喜饥，至六七日不大便者，有瘀血，宜服。属阳明。

大黄一两，去皮，酒洗　虻虫十枚，去翅足，熬　桃仁七枚，去皮尖，槌碎用　水蛭十枚，熬去子，杵碎，水蛭入腹再生化，为害尤甚，须锉断，用石灰炒，再熬

上锉如麻豆大，作二服，水二盏，煮七分，去滓，温服。〔批〕仲景方：大黄二两，虻虫三十个，桃仁二十个，水蛭三十个，为末，水五升，煮取三升，服一升，不下，再服。

麻仁圆（九十一）趺阳脉浮而涩，浮则胃气强，涩则小便数，浮涩相搏，大便则硬，其脾为约，此主之。属阳明。

麻仁五两　芍药四两　厚朴五寸，去皮，姜汁炙　枳实四两，炙　大黄八两，去皮

杏仁二两半，去皮尖

上为散，蜜和为圆，如桐子大，饮下十圆，未知，益之，日三服。〔批〕仲景方：麻仁三两，芍药半斤，厚朴一尺，枳实半斤，大黄一斤，杏仁一升。别本芍药四两。

茵陈蒿汤（九十二） 阳明病，发热汗出者，此为热越，不能发黄也；但头汗出，身无汗，剂颈而还，小便不利，渴引水浆者，此为瘀热在里，身必发黄。或伤寒七八日，身黄如橘子色，小便不利，腹微满者，此并主之。属阳明。

茵陈蒿嫩者，一两　大黄三钱半，去皮　栀子大者，三枚

上锉如麻豆大，每服五钱匕，以水二大白盏，先煮茵陈减半盏，次纳二味，煮八分，去滓，温服，日三服。小便当利，尿如皂荚汁状，色正赤，一宿腹减，黄从小便中去也。〔批〕仲景方：茵陈蒿六两，大黄二两，栀子十四枚，水一斗，煮取三升，分三服。

牡蛎泽泻散（九十三） 治大病瘥后，从腰以下有水气者。阴阳易瘥后劳复病脉证。

牡蛎熬　泽泻　蜀漆洗去腥　商陆熬　葶苈熬　海藻洗去咸　栝楼根各等分

上为散，饮服方寸匕。小便利，止后服。

竹叶石膏汤（九十四） 治伤寒解后，虚羸少气，气逆欲吐者。阴阳易瘥后劳复病脉证。

半夏一分，汤泡洗　石膏四两，杵碎　淡竹叶半把　人参半两　甘草半两，炙　麦门冬二两，去心，或作二两二分

上锉如麻豆大，每服五钱匕，水一盏半，入粳米百余粒，煮取八分，米熟汤成，去滓，温服。呕者，加生姜一两半。〔批〕仲景方：半夏半升，石膏一斤，淡竹叶二把，人参三两，甘草二两，麦门冬一升，粳米半升，水一斗，煮取六升，去滓，纳米，米熟汤成，去米，服一升。

枳实栀子汤（九十五） 治大病瘥后劳复者。阴阳易瘥后劳复病脉证。

枳实一枚，去穰，麸炒　栀子三两半，肥者　豉一两半，绵裹

上以清浆水二盏半，空煎退八分，纳枳实、栀子，煮取九分，下豉，再煮五六沸，去滓，温服。覆令汗出。若有宿食，纳大黄如博棋子五六枚同煮。〔批〕仲景方：枳实三枚，栀子十四枚，豉一升，水七升，空取四升，纳枳实、栀子，取二升，下豉，分再服。

白通汤（九十六） 治少阴病下利脉微者。属少阴。

附子一枚，生用　干姜一两，炙

上锉如麻豆大，每服五钱匕，水一盏半，入葱白四寸，煮至七分，去滓，温服。〔批〕仲景方葱作四茎，姜不炮，水三升，煮取一升，分再服。

白通加猪胆汁汤（九十七） 少阴病，下利，脉微者，与白通汤。利不止，厥逆无脉，干呕烦者，此主之。服汤，脉暴出者死，微续者生。属少阴。

猪胆半合　干姜半两，炮　葱白四茎　尿二合半　附子半个，生去皮

上以水一盏，煮至五分，去滓，纳尿、胆汁，和相得，分温再服。〔批〕仲景方：猪胆一合，干姜一两，不炮，葱白四茎，尿五合，附子一枚，水三升，煮取一升，纳猪胆，尿，分再服。

桃花汤（九十八） 治少阴病，下利便脓血者。或病二三日至四五日，腹痛，小便不利，下利不止，便脓血者。属少阴。

干姜一分，炮　赤石脂四两，一半碎，一半筛末

上锉如麻豆大，每服抄四钱匕，入糯米一撮，水一盏半，煮至一盏，去滓，再入赤石脂末一方寸匕服，日三服。若一服愈，勿再服。糯米或粳米。〔批〕仲景方：干姜一两，不炮，赤石脂一升，米一升，水七升，煮米熟，服七合，纳赤石脂末方寸匕。

吴茱萸汤（九十九）食谷欲呕，属阳明也，此主之。得汤反剧者，属上焦也。属阳明。少阴病，吐利，手足逆冷，烦躁欲死者。或干呕吐涎沫，头痛者，此并主之。属少阴厥阴。

人参一两，去芦　吴茱萸一两六钱半，汤洗三遍

上锉如麻豆大，每服抄四钱匕，生姜四片，枣子一枚，水二盏半，煮至八分，去滓，分二服。〔批〕仲景方：人参三两，吴茱萸一升，生姜三两，枣十二枚，水七升，煮取二升，服七合，日三服。

猪肤汤（一百）治少阴病，下利，咽痛，胸满，心烦者。属少阴。

猪肤二两六钱半

上一味，以水二大白盏半，煮取一盏许，去滓，加白蜜一合半，白粉一合，相和，温服。〔批〕仲景方：猪肤一斤，水一斗，煮取五升，蜜一升，粉五合，分六服。

桔梗汤（百一）治少阴病二三日咽痛，与甘草汤不瘥者。属少阴。

桔梗一两　甘草二两，炙

上锉如麻豆大，每服五钱匕，水一盏半，煮至八分，去滓，温服，再服。〔批〕仲景方：水三升，煮取一升，分再服。

半夏散及汤（百二）治少阴病咽中痛者。属少阴。

半夏汤洗　桂枝去皮　甘草炙

上等分，各别捣筛已。令和治之，每服抄三钱匕，水一大盏，煮至八分，令冷，少少咽之。〔批〕仲景方：白饮和服方寸匕，日三服。若不能散者，水一升，煎七沸，纳散两方寸匕，更煎三沸，令小冷。

苦酒汤（百三）苦酒，米醋是也。治少阴病，咽中伤，生疮，不能语言，声不出者。属少阴。

半夏洗，碎如枣核，十四枚　鸡子一枚，去黄，纳苦酒着鸡子壳中

上二味，纳半夏着苦酒中，以鸡子壳置刀环中，安火上，令二三沸，去滓，少少含咽之，不瘥，再服。〔批〕仲景方：不瘥，更作三剂。

真武汤（百四）太阳病发汗，汗出不解，其人仍发热，心下悸，头眩身𥆧动，振振欲擗地者，此主之。属太阳。少阴病，二三日不已，至四五日，腹满小便不利，四肢沉动疼痛，自下利者，此为有水气，其人或咳，或小便利，或下利，或呕者，此主之。属少阴。

白术二分　茯苓三分。小便利者，去茯苓　芍药三分。下利者，去芍药加干姜二分　附子一枚，炮去皮，破八片，用二片。呕者，去附子，加生姜三两，或云生姜足前成三两

上锉如麻豆大，每服五钱匕，生姜四片，水一盏半，煮至八分，去滓，温服，日三服。若咳者，加五味子三分，细辛一分，干姜一分。〔批〕仲景方：白术二两，茯苓、生姜、芍药三两，附子一枚，水八升，服七合，日三服。咳者，加五味子半升，细辛、干姜各一两。小便利者，去茯苓。下利者，去芍药，加干姜二两。呕者，去附子，加生姜足前成半斤。

乌梅圆（百五）伤寒，脉微而厥，至七八日肤冷，其人躁无暂安时者，此为脏厥，非蛔厥也。蛔厥者，其人当吐蛔。令病者静而复时烦者，此为脏寒，蛔上入其膈，故烦，须臾复止，得食而呕又烦者，蛔闻食臭出，其人常自吐蛔。蛔厥者，此主之。属厥阴。

乌梅七十五个　细辛　附子炮去皮　人参　黄柏　桂枝各一两半，去皮　干姜二两半　黄连四两　蜀椒去目，出汗，一两　当归一两

上十味，异捣筛，合治之，以苦酒渍乌梅一宿，去核，蒸之五升米下，饭熟杵成泥，和药令相得，纳臼中，与蜜杵三千下，圆如桐子大，先食饮服十圆，日三服。稍加至二十圆。禁生冷、滑腻等物。

〔批〕仲景方：乌梅三百个，细辛、附子、人参、黄柏、桂枝六两，干姜十两，黄连一斤，蜀椒四两，当归四两。

干姜黄芩黄连人参汤（百六）伤寒本自寒下，医复吐下之，寒格，更逆吐下，若食入口即吐，此主之。属厥阴。

干姜炮　黄芩　黄连　人参各三分

上锉如麻豆大，每服五钱匕，水一盏半，煮至八分，去滓，温服。〔批〕仲景方：各三两，水六升，煮取二升，分再服。

白头翁汤（百七）热利下重者，或下利欲饮水者，以有热也，并主之。属厥阴。

黄柏　秦皮　黄连各一两半　白头翁一两半，或作一两

上锉如麻豆大，分作五服，每服水二大盏，煮至八分，去滓，温服，不瘥，再服。〔批〕仲景方：白头翁二两，余三两，水七升，煮取二升，服一升，不愈，更服一升。

赤石脂禹余粮汤（百八）伤寒服汤药，下利不止，心下痞硬。服泻心汤已，复以他药下之，利不止。医以理中与之，利益甚。理中治中焦，此利在下焦，宜服此药。复不止者，当利其小便。属太阳。

赤石脂碎　禹余粮各四两

上锉，每服五钱匕，水一盏半，煮八分，去滓，温服。〔批〕仲景方：各一斤，水六升，煮取二升，三服。

旋覆代赭汤（百九）治伤寒发热，若吐若下解后，心下痞硬，噫气不除者。属太阳。

旋覆花三分　人参半两　代赭石一分　甘草三分，炙　半夏三分，汤洗

上锉如麻豆大，每服五钱匕，生姜四片，枣子一枚，煮至八分，去滓，温服。〔批〕仲景方：旋覆花三两，人参二两，代赭一两，甘草三两，半夏半升，姜五两，水一斗，煮取六升，再煎取三升，服一升，日三服。

瓜蒂散（百十）病如桂枝证，头不痛，项不强，寸脉微浮，胸中痞硬，气上冲喉咽不得息者，此为胸有寒也，当吐之，宜服。属太阳。

瓜蒂熬黄　赤小豆各半两

上各捣筛已，合治之，取一钱匕，豉一合，汤七合，先渍之须臾，煮作稀糜，去滓，取汁和散，温顿服。不吐少少加，得快吐乃止。诸亡血虚家，不可与之。〔批〕仲景有病人云云一法。

蜜煎导法（百十一）阳明病，自汗出，若发汗，小便自利者，此为津液内竭，屎虽硬，不可攻之，当须自欲大便，宜蜜煎导而通之。若土瓜根及大猪胆汁，皆可为导。属阳明。

蜜四两

上一味，内铜器中，微火煎之，稍凝如饴状，搅之勿令焦着，欲可圆，捻作挺，如指许长二寸，当热时急作，令头锐，纳谷道中，以手急抱，欲大便时，乃去之。〔批〕仲景方：蜜七合。

猪胆汁方

上以大猪胆一枚，泻汁，和法醋少许，以灌谷道中，如一食顷，当大便。

烧裈散（百十二）伤寒阴阳易之为病，其人身体重，少气，小腹里急，或引阴中拘挛，热上冲胸，头重不欲举，眼中生花，膝胫拘急者，此主之。属易瘥篇。

裈裆烧灰

上一味，以水和服方寸匕。小便利，阴头肿，即愈。〔批〕仲景方：日三服，妇人病，取男子裈裆。

活人书卷第十六

此一卷，载杂方。大率仲景证多而药少，使皆如仲景调理既正，变异不生，则麻黄、桂枝、青龙用之而有余，以后世望圣人难矣。仲景药方缺者甚多，至如阴毒伤寒、时行温疫、温毒发斑之类，全无方书。今采《外台》、《千金》、《圣惠》、《金匮玉函》，补而完之，凡百有余道，以证合方，以方合病，虽非仲景笔削，然皆古名方也。譬犹周易参同，华严合论，步骤驰骋，不外乎圣人之意。又况俗学久矣，一旦革之，悉用古法，即阳春白雪，复生谤毁，适足以杜绝治法。今拨归经络，裁减汤剂，参以杂方，庶几庸人易晓，日就月将，辛甘发散、酸苦涌泄之术行，即俗方不革而自寝矣。此余所以载杂方之意也。又况五积散、败毒散、升麻汤、萎蕤汤之类，纵治不对病，用之或差，亦无所害，载之卷末，以俟后之用方者采择。

升麻汤（一）治伤寒中风，头痛，憎寒壮热，肢体痛，发热畏寒，鼻干，不得睡。兼治小儿、大人疮疹，已发、未发皆可服。兼治寒暄不时，人多疾疫，乍暖脱着衣巾，及暴热之次忽变阴寒，身体疼痛，头重如石者。

升麻　白芍药　甘草炙　干葛各等分

上锉如麻豆大，每服五钱匕，水一盏半，煮至八分，去滓，温服。若大段寒即热服，若热即温服。疮疹亦准此。服药已，身凉，止药。小儿量度多少服，如老儿吃，去芍药，加柴胡一两，人参半两，雪白芍药一分。

防风白术牡蛎散（二）治发汗多，头眩汗出，筋惕肉瞤。

白术　牡蛎粉炒黄　防风独茎者，去芦头，各等分

上捣罗为细末，每服抄一钱匕，以酒调下，米饮亦得，日二三服。汗止，便服小建中汤。

李根汤（三）治气上冲，正在心端。

半夏汤洗，半两　桂枝一两　当归一分　芍药一分　茯苓一分　黄芩一分　甘草炙，一分　生姜半两　甘李根白皮二合

上锉如麻豆大，每服五钱匕，水一盏半，煮至八分，去滓，温服。

大橘皮汤（四）动气在下，不可发汗，发汗则无汗，心中大烦，骨节疼痛，目运恶寒，食则反吐，谷不得入，先服大橘皮汤，吐止后，服小建中汤。〔批〕即《金匮》橘皮竹茹汤。

甘草炙，半两　人参一分　竹茹半升　橘皮一两半　生姜一两　枣子八个，去核

上锉如麻豆大，每服五钱匕，水三大盏，煮取一盏，去滓，分二服。八十二问末云：治嗽佳。

橘皮竹茹汤（五）治哕逆。

橘皮二两〔批〕橘皮一本作"一升"　竹茹一升半　甘草二两，炙　人参半两　半夏一两，汤洗　生姜半两　枣子三十个

上锉如麻豆大，每服五钱匕，水二大盏，煮至一盏，去滓，温服，日三服。

生姜橘皮汤〔批〕即《金匮》橘皮汤。治干呕哕，若手足厥冷者。

橘皮四两　生姜半斤

上锉碎，作一服，水七盏，煮至三盏，去滓，温服一盏，下咽即愈。

阴旦汤（六）治伤寒肢节疼痛，内寒外热，虚烦。

芍药二两　甘草二两，炙　干姜三两，炮　黄芩三两，此一味，酌量加减　桂枝四两　大枣十五个

上锉如麻豆大，每服五钱匕，水一盏半，煮至八分，去滓，温服，日三夜二，覆令小汗。

阴毒甘草汤（七）治伤寒初得病一二日，便结成阴毒，或服药六七日已上，至十日，变成阴毒，其病身重背强，腹中绞痛，咽喉不利，毒气攻心，心下坚强，短气不得息，呕逆，唇青面黑，四肢厥冷，其脉沉细而疾。仲景云：此阴毒之候，身如被杖，咽喉痛，五六日可治，七日不可治。

甘草炙　升麻　当归　桂枝去皮，各二分　雄黄一分　鳖甲一两半，酸炙　蜀椒一分，出汗，闭口者及子去之

上锉如麻豆大，每服五钱匕，水一盏半，煮至八分，去滓服，如人行五里顷，更进一服，温覆取汗，毒当从汗出，汗出即愈。若未汗，再作服。

白术散（八）治阴毒伤寒，心间烦躁，四肢逆冷。

白术一两　附子一两，炮裂，去皮脐　川乌头一两，炮裂，去皮脐　桔梗去芦头，一两　细辛一两　干姜半两，炮裂，锉

上件药捣筛为细末，每服二钱匕，水一中盏，煮至六分，不计时候，稍热和滓顿服。

附子散（九）治阴毒伤寒，唇青面黑，身背强，四肢冷。

桂枝半两　当归半两，微炒　白术半两　附子三分，炮裂，去皮　干姜一分，炮裂，锉　半夏一分，汤洗七遍，去滑

上件捣筛为细散，每服抄三钱匕，水一中盏，入生姜半分，煮至六分，去滓，不计时候，热服，衣覆取汗，如人行十里，未汗再服。

正阳散（十）治阴毒伤寒，面青，张口出气，心下硬，身不热〔批〕别本"不热"作"虚热"。只额上有汗，烦渴不止，舌黑，多睡，四肢俱冷。阳伯按：成聊摄《明理论》中言舌黑俱热证不备。

甘草一分，炙，锉　麝香一钱，细研入〔批〕"钱"，别本作"分"　附子一两，炮裂，去皮脐　干姜一分，炮裂，锉　皂荚一挺，去黑皮，酥炙令黄色，去子

上件捣罗为细末，每服抄二钱匕，水一中盏，煮至五分，不计时候，和滓热服。阳伯按：此二段阴证，亦有舌黑，渴及昏愦者，学者非功力深到，差谬多矣。

肉桂散（十一）治伤寒服冷药过度，心腹胀满，四肢逆冷，昏沉不识人，变为阴毒。别本无厚朴、木香二味，茱萸汤浸七遍，焙干，微炒。

肉桂去皱皮，三分　高良姜锉，二分　厚朴三分，去粗皮，姜炙香熟　白术三分　木香三分　人参去芦头一两　赤芍药一两　陈橘皮一两　附子一两，炮裂，去皮脐　前胡去芦头，一两　当归一两，锉，微炒　吴茱萸半两，汤浸〔批〕茱萸汤煮七遍，焙干，微炒

上件捣为粗末，每服抄四钱匕，水一中盏，枣子三枚煮至六分，去滓，不计时候，稍热频服。

回阳丹（十二）治阴毒伤寒，面青，手足逆冷，心腹气胀，脉候沉细。

荜澄茄半两　木香半两　干蝎半两　吴茱萸半两，汤浸七遍，焙干，微炒　附子炮裂，去皮脐，半两　硫黄细研入，半两　干姜一分，炮裂，锉

上件药，捣罗为细末，酒煮面糊为圆

如梧桐子大，每服三十圆，不计时候，生姜汤下，频服三服，复以热酒一盏投之，以厚衣盖定，取汗为度。

还阴丹（十三）治阴毒伤寒，心神烦躁，头痛，四肢逆冷。

附子炮裂，去皮脐　干姜炮裂，锉　桂心各半两　硫黄五两　太阴玄精石　硝石各二两，另研

上件药，用生铁铫先铺玄精末一半，次铺硝石末一半，中间下〔批〕别本"下"作"放"。硫黄末，又着硝石末盖硫黄，都以玄精盖上讫，用小盏合着，以三斤炭火烧令得所，勿令烟出多，急取瓦盆合着地面，四向着灰，盖勿令烟出，直候冷，取出细研如面，后三味捣罗为末，与前药同研令细，用软饭为〔批〕别本"令"至"和"六字作"极细米粉煮烂为"七字。圆如梧桐子大，每服十五圆至二十圆，煎艾汤下，频服，汗出为度，病重则三十圆。此方甚验，喘促与吐逆者，入口便住。若服此药三五服不退，便于脐下一寸灸之，须是大段日夜不住手灸，不限多少壮数灸之，仍艾炷勿令小，小则不得力，若其人手足冷，小腹硬，即须更于脐下两边各一寸，各安一道，三处灸之，仍与当归四逆汤并还阴丹，亦须频服，内外通逐，〔批〕一本"逐"作"透"。方得解退，若迟慢即便死矣。若是阴证，加以小便〔批〕别本作"小肠"。不通，及阴囊缩入，小腹绞痛欲死者，更于脐下二寸石门穴大段急灸之，仍须与还阴丹、当归四逆加吴茱萸生姜汤，慎勿与寻常利小便药也。世有医者，见小便不通，便用炒盐及里热药于脐下便熨，欲望小便通，缘阴气在小腹之间，致被热物熨着，无处所出得，即便奔上冲心，往往有死者。

天雄散（十四）正元散、退阴散附。治阴毒伤寒，身重背强，腹中绞痛，咽喉不利，毒气攻心，心下坚强，短气呕逆，唇青面黑，四肢厥冷，其脉沉细而疾。

麻黄去根节，半两　当归锉，微炒，半两　半夏汤洗七遍，去滑　白术半两　干姜三分，炮　陈橘皮三分，汤浸，去白穰，炒　天雄炮，去皮脐，一两　肉桂一两，去粗皮　川椒一分，去目及闭口者，微炒去汗　厚朴一两，去粗皮，涂生姜汁，炒令香

上件药捣为粗末，每服五钱匕，水一大盏，入生姜半钱，枣子三枚，煮至五分，去滓，不拘时，稍热服，如人行十里，未汗再服。

正元散　出《本事方》。治伤寒如觉风寒吹着，四肢烦疼，头目百骨节疼痛，急煎此药服，如人行五里，再服，或连进三服，取汗立差。若患阴毒伤寒，入退阴散半钱同煎。或伤冷，或伤食，头昏气满，及心腹诸疾，服之无不有效。

麻黄去节，秤　陈皮　大黄生　甘草炙　干姜炮　肉桂去皮　芍药　附子炮，去皮　吴茱萸汤洗，焙炒　半夏泡，各等分，纳麻黄一倍，茱萸减半用之

上捣为末，每服一大钱，水一盏，生姜三片，枣子一枚，煮至七分，热服。如出汗，以衣被盖覆，切须候汗干，去衣被。如是阴毒，不可用麻黄，免发出汗。

退阴散　出《本事方》。治阴毒伤寒，手足逆冷，脉沉细，头痛腰重，连进三服，小小伤冷，每服一字，入正元散内同煎，入盐一捻，阴毒伤寒咳逆，煎一服，细细呷便止。

川乌　干姜各等分

上捣为粗末，炒令转色，放冷，再捣为细末，每服一钱，水一盏，盐一捻，煮半盏，去滓，温服。

葱熨法（十五）治气虚阳脱，体冷无脉，气息欲绝，不省人事，及伤寒阴厥，百药不效者。

葱以细索缠如绳许大，切去根及叶，惟存白，长三二寸许

上如大饼馇，先以火爇一面，令通热，又勿令灼人，即以热处搭病人脐，连脐上下四围以旧布拥隔火气。上用熨斗满贮火放葱饼上熨之，令葱饼中热气郁郁入肌肉中，须预作三四饼，一饼坏不可熨，又易一饼，良久病人当渐醒，手足温，有汗即瘥。更服四逆汤辈温其内。昔曾有患伤寒冥冥不知人，四体坚冷如石，药不可入，用此遂瘥。

葶苈苦酒汤（十六）治伤寒七八日，内热不解。

葶苈熬，杵膏一合　苦酒米醋是也，一升半　生艾汁半升，无生艾，煮熟艾汁，或用艾根捣取汁亦可

上汁煎取七合，分作三服。

阳毒升麻汤（十七）治伤寒一二日，便成阳毒，或服药吐下之后，变成阳毒，腰背痛，烦闷不安，面赤，狂言或走，或见鬼，或下利，脉浮大数，面赤斑斑如锦纹，喉咽痛，下脓血，五日可治，七日不可治。

升麻二分　犀角屑　射干　黄芩　人参　甘草一分

上锉如麻豆大，以水三升，煮取一升半，去滓，饮一汤盏，食顷，再服，温覆，手足出汗则解，不解重作。

大黄散（十八）治阳毒伤寒未解，热结在内，恍惚如狂者。

甘草一两，炙　木通一两　大腹皮一两　桂心三分　川芒硝二两　川大黄一两半，锉　桃仁二十一枚，汤洗，去皮尖双仁，麸炒令微黄

上件捣为粗末，每服抄四钱匕，水一中盏，煮至六分，不计时候，温服。以通利为度。

栀子仁汤（十九）治阳毒伤寒，壮热，百节疼痛。

栀子仁一两　大青一两　赤芍药一两　知母一两　柴胡一两半　川升麻二两　黄芩二两　石膏二两　甘草半两，炙　杏仁汤洗，去皮尖双仁者　麸炒微黄，二两

上件捣为粗末，每服抄四钱匕，水一中盏，入生姜半分，豉一百粒，煮至六分，去滓，不计时候，温服。

黑奴圆（二十）治时行热病，六七日未得汗，脉洪大或数，面赤目瞪，身体大热，烦躁，狂言欲走，大渴甚。又五六日已上不解，热在胸中，〔批〕庞安常作"胃中"。口噤不能言，为坏病伤寒，医所不治，弃为死人，或人精魂已竭，心下才暖，拨开其口，灌药下咽即活。兼治阳毒及发斑证。

黄芩一两　釜底煤即百草霜，研入一两　大黄一两一分，或作二两　芒硝一两　灶突墨一两，研入　梁上尘一两　小麦奴小麦未成熟时，丛中不成麦，捻之成黑勃是也。无此亦得，各一两　麻黄去节，泡一二沸，焙干秤，三两　〔批〕别大黄、麻黄作一两

上件捣罗为极细末，炼蜜为圆如弹子大，以新汲水三合研下一圆。渴者，但以冷水尽足饮之，须臾当寒，寒竟汗出便瘥。若日移五尺不汗，依前法再服一圆，瘥即止，须微利也。此药须是病人大渴倍常，躁盛渴者，乃可与之。若小渴者，强与，翻为祸耳。

五积散（二十一）治阴经伤寒，脾胃不和，及感寒邪，并食积所伤。

官桂去皮，二两　人参二两　川芎一两　厚朴去皮，净，三两　白茯苓　半夏汤洗七遍　芍药洗净　当归洗　麻黄去节　干姜各三两　甘草二两半　枳壳五两，麸炒令黄色　桔梗十二两，紧实白者，洗净，焙干　陈橘皮八两，洗净，不去穰　苍术二十四两，新米泔水浸去皮。〔批〕一作"新者净洗，焙干"，

无"新米……"七字　吴白芷四两，洗净，焙干

上件除枳壳、肉桂、橘皮外，其余并一处生捣为粗末，分作六分，与大镬内用文武火炒令黄熟，不得焦，用纸摊于板上，候冷，入前件枳壳、官桂、橘皮末，一处和匀，入瓷合盛。每服二钱，水一盏，生姜三片，同煎至七分，去滓，温服。人伤寒入葱白一茎，豆豉七粒同煎，速服出汗。或脾胃不和，内伤冷食，浑身疼痛，头昏无力，胃膈不快，吃食不下，〔批〕别本"食"作"物"。气脉不和，四肢觉冷，至晚心躁困倦，即入盐少许同煎。或是阴经伤寒，手足逆冷，或睡里虚惊及虚汗不止，〔批〕别"里"作"中"。脉细疾，面青呕逆，更宜入附子同煎。加减多少，并在临时观看虚实轻重候之。

霹雳散（二十二）治阴盛隔阳，烦躁，不饮水。

附子一枚及半两者，炮熟，取出用冷灰培之，去皮脐，细研入　真腊茶一大钱

上同和，分作二服，每服用水一盏，煎六分，临熟入蜜半匙，放温冷服之。须臾躁止得睡，汗出即瘥。

火焰散（二十三）治伤寒恶候。

舶上硫黄　黑附子去皮，生用　新腊茶各一两，为细末

上先用好酒一升调药，分大新碗五口，放于火上，摊荡令干，合于瓦上，每一碗下烧熟艾一拳大，以瓦楷起，无令火着，直至烟尽，令即刮取，却细研入瓷合盛。每服二钱，酒一盏，共煎七分，有火焰起勿讶，取起待温服下。凡伤寒阴毒者，四肢冷，脉沉细，或吐，或泻，五心躁烦，胸中结硬，或转早伏阳在内，汤水不得下，或无脉，先吃一服，如吐，却更进一服，服后心中热，其病已瘥，下至脏腑中，表未解者，浑身壮热，脉气洪大，便宜用发表药，或表解者，更不发热，便得睡眠，浑身有汗，方可用下胸膈、行脏腑药，渐用调和脾胃，补养元气汤散。如服此药二服不应，不可治也。

丹砂圆（二十四）治伤寒阴阳二毒相伏，危恶形证。

硝石半两　太阳石　舶上硫黄　水银太阴石　玄精石各一两，研

上件药为末，先用无油铫子，〔批〕一作铁铫子。以文武火炒，下诸药末，令匀，如灰色，研如粉面，生姜自然汁浸，蒸饼为圆如绿豆大，每服五圆，龙脑、牛黄、生姜、蜜水下，压躁也。若阳毒，枣子煎汤下。若阴毒，任汤下，不得于屋底炒。

活人书卷第十七

五味子汤（二十五）治伤寒喘促，脉伏而厥。

人参二钱半　麦门冬去心，二钱半　杏仁去皮尖，二钱半　橘皮去白，二钱半　五味子半两　生姜二钱半　枣子三枚，破

上锉如麻豆大，水二大白盏，煮至一盏，去滓，分作二服。

鼹鼠粪汤（二十六）疗伤寒病后，男子阴易，及诸般劳复。

韭根一大把　鼹鼠粪十四枚，两头尖者是也

上二味，水二升，煮取半升，去滓，再煎三沸，温温尽服，必有粘汗出为效，未汗再作服。亦治诸般劳复。

竹皮汤（二十七）疗伤寒后交接劳复，卵肿，腹中绞痛欲绝。

刮竹青皮一升

上一味，以水三升，煮取一升半，绞去滓，分服立愈。

知母麻黄汤（二十八）伤寒瘥后，或十数日，或半月，二十日，终不惺惺，常昏沉似失精神，言语错谬，又无寒热，医或作鬼祟，或作风疾，多般治不瘥，或朝夕潮热颊赤，或有寒热似疟，都是发汗不尽，余毒在心胞络间所致也。〔批〕千古高见。

知母一两半　麻黄去节　甘草炙　芍药　黄芩各半两　桂枝去皮，半两，盛暑中可减桂枝作一分〔批〕与九十七知母桂心汤方同铢异

上锉如麻豆大，每服五钱比，水一盏半，煎至八分，去滓，温服，半日可相次二三服，温覆令微汗，若心烦不眠，欲饮水，当稍稍与之，令胃中和，即愈。未汗，须再服，以汗为度。

鳖甲散（二十九）伤寒八九日不瘥，名曰坏伤寒，诸药不能治者。

升麻　前胡去芦　乌梅去核　枳实麸炒，去穰　犀角镑　黄芩各半两　生地黄切两合　甘草一分，炙　鳖甲去裙，米醋炙赤黄，研碎，半两

上锉如麻豆大，每服五钱比，水一盏半，煎至八分，去滓，温服。

人参顺气散（三十）伤寒头疼，憎寒壮热，四肢疼痛。

干葛　甘草炙　白术　桔梗去芦　香白芷　人参各一两　干姜半两，炮　麻黄去节，一两半

上捣罗为粗末，每服三钱，水一盏半，生姜三片，葱白二寸，煎至八分，通口服，如要出汗，连进二服。

苍术散（三十一）治伤寒一二日，头疼，发热憎寒，身体疼痛。

石膏一两　桔梗半两　麻黄一两，去节，汤洗，焙干秤　山茵陈去梗，半两　甘草炙　苍术各半两，米泔浸，去皮

上为粗末，每服二钱，水一盏，煎至八分，连服数服，出汗。

麻黄葛根汤（三十二）治伤寒一日至二日，头项及腰脊拘急疼痛，浑身烦热恶寒。

芍药三两　豆豉一合　干葛四分　麻

黄三两，去节，汤泡一二沸，焙干秤

上锉如麻豆大，每服四钱，葱白七根，水一盏半，煮至八分，去滓，温服，以厚衣盖覆，如人行四五里间，再服，良久如未得汗，更煮葱粥少少与之，热投以助药力，取汗即愈。

败毒散（三十三）治四时伤风、温疫、风湿，头目昏眩，四肢痛，憎寒壮热，项强，目睛疼，寻常风眩、拘倦、风痰，皆可服之，神效。

羌活去苗　独活去苗　前胡去苗　柴胡去苗　川芎　枳壳麸炒，去穰　白茯苓去皮　桔梗　人参各一两，去芦　甘草半两，炙

上件捣为末，每服三钱，生姜三片，水一盏，煎至七分，或沸汤点末服亦可。老人、小儿亦宜，日三二服，以知为度。又烟瘴之地，山岚瘴气，或温疫时行，或人多风痰，或处卑湿脚弱，〔批〕"弱"，别本作"气"。此药不可阙也。

独活散（三十四）治伤风热等疾。

羌活　独活并去芦头　枳壳去穰，麸炒通黄　防风　黄芩细坚者　麻黄沸汤泡一二沸，焙干秤　人参　细辛华阴者　甘草炒赤色　茯苓　蔓荆子　甘菊花各一两　石膏水飞过，二两

上捣为粗末，每服三钱，水一盏，生姜三片，薄荷四五叶，同煎至七分，去滓，微热呷服之。年高者，以川芎代黄芩。

桂枝石膏汤（三十五）治伤寒三日外，与诸汤不差，发热，脉势仍数，邪气犹在经络，未入脏腑者。

石膏二两，碎　黄芩半两　栀子四枚，小者可用八枚　桂枝去皮　甘草各半两　升麻　干葛　白药子各三分　生姜三分

上锉如麻豆大，每服五钱匕，水一盏半，煎取八分，去滓，温服，食顷再服。

若得汗，即停后服。此方可夏至后代桂枝证用；若加麻黄去节半两，以代麻黄、青龙汤用之也。有汗脉缓为桂枝汤证，无汗脉紧为麻黄，烦躁为青龙证。

栀子升麻汤（三十六）治晚发伤寒，三月至夏为晚发。

栀子十枚，掰碎　升麻一两半　生地黄半斤，切碎　柴胡二两半　石膏二两半

上锉如麻豆大，每服五钱匕，水一盏半，煎至八分，去滓，频服。病不解，更作。若头面赤，去石膏，用干葛二两。无地黄，用豆豉代之。

橘皮汤（三十七）治伤暑痰逆恶寒。

甘草一两　人参一分　陈橘皮去白，二两

上为粗末，每服五钱，用新青竹轻轻刮皮一团，姜四片，枣子一枚，水一盏半，煎至八分，去滓，热服。如不恶寒，即宜竹叶汤。

解肌汤（三十八）治伤寒温病天行头痛壮热。〔批〕别作治夏至前春温病及天行云云。

葛根一两　黄芩半两　芍药半两　甘草炙，一分　桂心一分　麻黄三分，去节，汤泡一二沸，焙干秤

上锉如麻豆大，每服五钱匕，水一盏半，枣子一枚，煮至八分，去滓，日三服。三四日不解，脉浮者，宜再服发汗。脉沉实者，宜下之瘥。

小柴胡加桂汤（三十九）治疟疾先寒后热，兼治支结。

柴胡八两　人参　甘草炙　半夏浸七次，切　黄芩　桂去皮，各三两

上锉如麻豆大，每服五钱匕，水二盏，生姜七片，枣子二枚，煮至八分，去滓，复煎取六分清汁温服，日三夜二。若渴者，去半夏，加人参、栝楼根同煎服。

白虎加桂汤（四十）治疟疾但热不寒

者，及自汗作渴。

知母六两　甘草炙，二两　石膏一斤　粳米二合　桂去皮，三两

上锉如麻豆大，每服五钱匕，水一盏半，煮八分，去滓，温服。

柴胡桂姜汤（四十一）治寒多微有热，或但寒不热，亦治劳疟。

柴胡四两　黄芩　桂枝去皮，各一两半　牡蛎熬，研碎，一两　甘草炙　干姜各一两　栝楼根二两

上锉如麻豆大，每服五钱匕，水一盏半，煮至八分，去滓，温服。初服微烦，覆服汗出即愈。

疟母煎（四十二）治久疟不愈，结为癥瘕，寒热。

鳖甲十二分，炙　黄芩三分　乌扇烧存性，三分　鼠妇熬，三分　干姜炮，三分　大黄三分　桂枝去皮，三分　紫葳三分　厚朴姜炙，三分　柴胡六分，去芦　芍药五分　石苇去毛，三分　虻虫五分，熬，去足翅，一作䗪虫　牡丹皮五分，去心　桃仁三分，炒，去皮尖，双仁　葶苈一分，熬　瞿麦二分　半夏汤洗，一分　人参一分　阿胶炒，三分　蜂巢熬，四分　朴硝十二分　蜣螂六分，炙

上捣罗为末，煅灶下灰一斗，清酒一斗五升，浸灰，候酒尽一半，着鳖甲于中，煮令泛烂如胶漆，绞取汁，纳诸药煎，为圆如梧桐子大，空心服七圆，日三服。一方无鼠妇、朴硝，加海藻三分，大戟一分。

祛邪圆（四十三）治疟疾脉浮大，寒热往来，用此吐之。卫州书云：疟寒多热少者，痰多也。然寒多热少而脉浮，则痰无疑矣，可吐之。若脉迟微者，恶寒疟耳，宜服柴胡桂姜也。

恒山　甘草炙　大黄　知母各二两　麻黄四两，去节，汤泡一二沸，焙干秤

上捣罗为末，炼蜜为圆如梧桐子大，每服十五圆，面向东，无根水吞下。

猪胆鸡子汤（四十四）治伤寒五六日斑出。

猪胆汁三合　鸡子一枚　苦酒三合，即米醋

上三味和合，煎三沸，强人尽服，羸人煎六七沸服，汗出差。

萎蕤汤（四十五）治风温，兼疗冬温，及春月中风、伤寒，发热，头眩痛，喉咽干，舌强，胸内疼，痞满，腰背强。

萎蕤三分　石膏一两，研末　白薇　麻黄去根节，汤泡，焙干秤　大羌活去芦　甘草炙　芎各半两　杏仁去皮尖，双仁者，槌碎　葛根半两，生者可用二两，尤佳　青木香一分，冬一两，春用半两，炒

上锉如麻豆大，每五钱匕，水一盏半，煎一中盏，日三四服。

知母葛根汤（四十六）治风温身体灼热甚者。

知母三钱　干葛八钱　石膏六钱　萎蕤五钱　甘草炙，二钱　黄芩二钱　木香二钱　升麻二钱　人参二钱　防风二钱　杏仁炒，二钱　天南星生，二钱　羌活二钱　芎二钱　麻黄去节，四钱，汤泡，焙干

上锉如麻豆大，每服五钱匕，水一盏半，煮至一盏，去滓，温服，未知再服。

栝楼根汤（四十七）治风温加渴甚者。

石膏一两　栝楼根三分　人参半两　防风半两　甘草炙，半两　葛根一两，半生用，干者只三钱

上锉如麻豆大，每服五钱匕，用水一盏半，煮至一中盏，去滓，温服。

汉防己汤（四十八）治风温脉浮，身重，汗出。

甘草炙　黄芪蜜炙，各一两　汉防己四两　白术三两　生姜三两　大枣十二个

上锉如麻豆大，每服五钱匕，水一盏

半，煎取一中盏，去滓，饮讫，仍坐被中，汗出如虫行，或卧被中取汗。

老君神明散（四十九）辟疫疠〔批〕别作治瘟疫。

白术二两　桔梗一两　附子二两，泡去黑皮　乌头四两，泡去皮脐　真华阴细辛一两

上捣粗筛，缝绢囊盛带之，居闾里，皆无病。若有疫疠者，温酒服方寸匕，覆取汗，得吐即瘥。若经三四日，抄三寸匕，以水二碗，煮令大沸，分三服。

务成子萤火圆（五十）主辟疾疫恶气百鬼虎狼蛇虺蜂虿诸毒，五兵白刃盗贼凶害皆辟之。昔刘子南佩之，为虏所围，矢下如雨，未至数尺，矢辄堕地，虏以为神，故五兵不能加害矣。出神仙感应篇。圣散子附。

萤火　鬼箭削去皮羽　蒺藜各一两　雄黄　雌黄　矾石各二两，炒汁尽　羚〔批〕"羚"，别本作"殺"　羊角　锻灶灰　铁锤柄入铁处烧焦，各一两半

上捣筛为散，以鸡子黄并丹雄鸡冠一具和之，如杏仁大，作三角缝囊盛五圆，带左臂，仍更挂户上。

续添圣散子方苏内翰云：昔尝览《千金》三建散方，于病无所不治，而孙思邈特为著论，以谓此方用药节度，不近人情，至于救急，其验特异，乃知神物效灵，不拘常制，至理开感，智不能知。今予所谓圣散子者，殆此类也。自古论病，惟伤寒为至危急，表里虚实，日数证候，应汗下之类，差之毫厘，辄至不救。若时毒流行，用圣散子者，一切不问阴阳二感，连服取瘥，不可与伤寒比也。若疫疾之行，平日辄煮一釜，不问老幼良贱，各服一盏，即时气不入其门，平居无病，能空腹一服，则饮食快美，百病不生，真济世卫家之宝也。其方不知其所从出，而故

人巢君世宝之，以治温疫，百不失一。予既得之，谪居黄州，连年大疫，所全活者，不可胜数。巢君初甚惜此方，指江水为盟，约不传人，余切隘之，以传蕲水道人庞安常，庞以医闻于世，又善著书，故以授之，且使巢君之名与此方同不朽。东坡居士序。

木猪苓去皮　石菖蒲　高良姜　茯苓
独活去芦头　附子炮裂，去皮脐　麻黄去根节　藁本去沙土　厚朴去皮，姜汁炙　芍药　柴胡去芦头　枳壳麸炒，去穰　泽泻
细辛华阴者　防风去芦头　藿香去土　半夏汤洗，姜汁浸，各半两　肉豆蔻十枚，去皮，面里煨　甘草一两，炙　吴茱萸半两　吴术庞安常云：蜀人为苍术之白者为白术，盖茅术也，而谓今之白术为吴术。半两

上锉为粗末，每服五钱，水一盏半，煮取八分，去滓，热服。余滓两服合为一服重煎，空心服之则效。

调中汤（五十一）治夏末秋初忽有暴寒折于盛热，热结于四肢，则壮热头痛，寒伤于胃，则下利，或血、或水、或赤带下，壮热晕闷，脉沉数，宜下之。

大黄去皮，三分　葛根　黄芩　芍药
桔梗去芦　藁本择真者，无此以芎代之
茯苓去皮　白术　甘草炙，各半两

上锉如麻豆大，每服五钱匕，水一盏半，煮取一中盏，去滓，温服，移时再服之，得快利，壮热便歇。小儿减与服。凡秋夏暑热积日，或有暴寒折之，热无可散，喜搏着肌中，作壮热气也。胃为六腑之表，最易为暴寒伤之而下利也，虚弱人亦不壮热，但下利或霍乱也，不宜服此。少实人可服。又有服五石人〔批〕"五石人"别本作"五柔圆"。喜壮热，适与别药断下，则加热喜闷而死矣。亦不止便作痹热毒，若壮热不渴则剧，〔批〕"不止"至"剧"十四字，安常总论无。是以宜调中汤下和其胃气也。调中汤去大黄，即治风温证，兼治阳病因下，遂协热利不止，及伤寒不因下

而自利，表不解而脉浮数者，皆可去大黄煎服之，殊验也。〔批〕安常大黄下有加葛根成一两六字。

射干汤（五十二）治初秋夏月暴雨冷，及天行暴寒，其热喜伏于内，咳嗽曲折不可得气息，喉哑失声，干嗽无唾，喉中如哽。

射干　当归　肉桂　麻黄去节，汤泡，焙秤　枳实炙　紫菀　独活　橘皮　甘草炙，各二两　生姜四两，泡　半夏五两，洗　杏仁三两，去皮尖、两仁者，炒

上锉如麻豆大，每服五钱匕，水一盏半，煮至八分，去滓，温服。

半夏桂枝甘草汤（五十三）治伏气之病，谓非时有暴寒中人，伏气于少阴经，始不觉病，旬月乃发，脉便微弱，法先咽痛，似伤寒非喉痹之病，次必下利，始用半夏桂枝甘草汤，次用四逆散主之。此病只二日便瘥，古方谓之肾伤寒也。

半夏汤洗七次　甘草炙　桂心各等分

上等分，锉如麻豆大，每服五钱匕，水一盏半，煮至七分，放冷，少少含，细咽之，入生姜四片煎服。

麻黄杏仁薏苡甘草汤（五十四）病人一身尽疼，发热日晡所剧者，名曰风湿。此病因伤于汗出当风，或久伤取冷所致也。

甘草一分，炙　薏苡仁半两　杏仁去皮尖，炒，十粒　麻黄去节，汤泡，秤二分

上锉如麻豆大，水三盏，煮取一盏半，去滓，分温二服，有微汗，避风。

防己黄芪汤（五十五）治风湿，脉浮身重，汗出恶风。

防己一两　甘草半两，炙　白术三分　黄芪一两一分，去芦头

上锉如麻豆大，每服五钱匕，生姜四片，大枣一枚，水一盏半，煮取八分，去滓，温服，良久再服。喘者，加麻黄半两。胃中不和者，加芍药三分。气上冲者，加桂枝三分。下有陈寒者，加细辛三分。服后当如虫行皮中，从腰如冰，后坐被上，又以一被绕腰以下，温令微汗瘥。

杏仁汤（五十六）疗风湿，身体疼痛，恶风微肿。

桂心二两　天门冬去心　麻黄去节，汤洗，焙秤　芍药各一两　杏仁二十五个，去皮尖、两仁者，炒　生姜一两半

上锉如麻豆大，每服五钱匕，水一盏半，煮取八分，去滓，温服。

小续命汤（五十七）治中风及脚气痹弱，不能转侧，兼治小儿慢惊风。

防风一分半　芍药　白术　人参　川芎　附子生　防己　黄芩各一分　桂枝半两　甘草半两，炙　麻黄半两，去节，汤泡三次，焙干〔批〕一本防风二两半，附子半两，余俱各一两。

上锉如麻豆大，每服五钱匕，水一盏半，煮至一盏，去滓，取八分清汁，入生姜汁，再煎一二沸，温服，日三夜二。若寒中三阳，所患必冷，煎成清汁旋入生姜自然汁一匙，再煎一二沸，温服。暑中三阴，所患必热，本方去附子，减桂枝一半。若柔痓自汗者去麻黄，夏间及病有热者，减桂附一半，冬及始春去黄芩。

附术散（五十八）伤寒手足逆冷，筋脉拘急，汗出不止，项强直摇头，口噤。

附子炮　白术各一两　川芎三钱　独活半两　桂心二钱

上捣罗为末，每服三钱，水一中盏，枣子二枚，同煮至五分，去滓，温服。

桂心白术汤（五十九）治伤寒阴痓，手足厥冷，筋脉拘急，汗出不止。

白术　桂心　防风去芦头　附子炮，去皮七，裂　川芎　甘草炙微赤，锉，各一两半

上锉如麻豆大，每服五钱匕，水二

盏，生姜四片，枣子三枚，同煮至八分，去滓，温服。

附子防风散（六十）治伤寒阴痉，闭目合面，手足厥冷，筋脉拘急，汗出不止。

白术一两　茯苓七钱半　干姜炮，七钱半　甘草炙　桂心半两　五味子一两　附子炮裂，去皮脐。七钱半　防风七钱半，去芦头　柴胡一两半，去苗

上捣筛为粗散，每服三钱，水一盏，生姜四片，煎至六分，去滓，温服，不计时候。

八物白术散（六十一）治伤寒阴痉，三日不差，手足厥冷，筋脉拘急，汗不出，〔批〕本作"汗出不出"。恐阴气内伤。

白术五钱　茯苓五钱　五味子五钱　麻黄去根节，汤泡三沸，焙，五钱　羌活半两　桂心七钱半　高良姜二钱半　附子七钱半，炮裂，去皮脐

上捣筛为粗散，每服四钱，水一大盏，生姜四片，煎至五分，去滓，温服，不计时候。

柴胡半夏汤（六十二）治痰热头疼，利膈除烦闷，手足烦热，荣卫不调，肢节拘倦，身体疼痛，嗜卧少力，饮食无味，兼治五饮，消痰癖。〔批〕别作"五嗽，胞前痰癖"。

柴胡八两　半夏二两半，洗　白术三两　甘草炙　人参　黄芩　麦门冬去心，各三两

上锉如麻豆大，每服五钱匕，水一盏半，生姜五片，枣子一枚，煮至八分，去滓，温服。

金沸草散（六十三）治伤寒中脘有痰，令人壮热，头痛，项筋紧急，时发寒热，皆类伤风，但头不痛为异耳。

前胡三两　甘草一两，炙　细辛一两　旋覆花即金沸草，三两　荆芥穗四两　赤茯苓〔批〕一本作"赤芍药"。二两　半夏净洗，姜汁浸，一两

上捣罗为粗末，每服三钱，水一盏，生姜五片，枣子一枚，同煎至七分，去滓，热服。未知再服。

活人书卷第十八

大半夏汤（六十四）治膈间有寒痰。

半夏汤洗，如法薄切，焙干　茯苓　生姜各一分

上为粗末，每遇膈间有寒痰，只作一服，水两盏半，煎至一盏，滤去滓，临睡温呷。如有热痰，加炙甘草一分。如脾胃不和，去甘草，入陈橘皮一分同煎。

越婢汤（六十五）治风湿痹脚弱。

石膏四两　白术二两　附子一两，炮去皮脐　甘草一两，炙微赤，锉　麻黄三两，去节，汤泡，焙干

上锉如麻豆大，每服抄四钱匕，水一盏半，生姜三片；枣子一枚，煮至八分，去滓，温服。

脾约圆（六十六）治老人津液少，大便涩，及脚气有风，大便结燥。

大黄二两，酒浸，焙干　枳实麸炒，去穰　厚朴刮去皮，姜汁炙　芍药以上各半两

麻子仁一两半，微炒，另研　杏仁去皮尖，麸炒黄，三分，另研〔批〕一本麻子作一两

上为细末，炼蜜和杵千下，圆如梧桐子大。每服二十丸，温水下，不拘时候，未知加五圆、十圆，至五十圆，止下利，服糜粥将理。与正方九十异同，分两各别。

黑神圆（六十七）治温疫时气有食积者。

巴豆新好者〔批〕别作"二"。"新白仁者"一两，轻槌去谷，以急流水两碗浸一宿，然后更煮三五十沸，候冷漉出，去心膜，以帛子拭去水，然后研如膏，用厚纸十数层裹，以重物压去油用　五灵脂二分，黑色者为上

大戟半两，生用，去皮，裹面如粉白者为妙　荆三棱半两，生用　杏仁半两，炒过后研，入药再研　豆豉二两，须是新软者为妙，不得令晒干，与巴豆膏同研细

上三味为极细末，方入巴豆、豆豉研细，后入杏仁更研，令细，别入飞罗面半匙，以井花水调如糊，渐次拌药，搜和得所，入臼中捣二三千下，圆如绿豆大，晒干，入瓷合内，频晒，或微火焙亦得。如遇伤寒有食积者，脉沉结，身体不热，即下之，量患人脏腑虚实加减圆数服用，煎姜枣汤吞下，取微利为度，不可太过，溏泄身热，下之则为痞气、结胸。若病在上可吐者，同生姜干嚼三五圆。

神功圆（六十八）治三焦气壅，心腹痞闷，六腑风热，大便不通，津液内枯，大肠干涩，里急后重，或下鲜血，痰唾稠粘，风气下流，腰疼脚重，脐下胀痛，溺赤如金色。

大黄三两　人参半两　麻子仁五两，另研　诃子皮净取二两

上为细末，炼蜜为圆如梧桐子大，每服二十圆，温水下，日三服，以通利为度。产后大便秘，米饮下十圆。

五柔圆（六十九）治老人、虚人脚气，亡津液虚秘大便结，调补三焦。

大黄四两　前胡一两　半夏洗七遍　苁蓉酒浸　芍药　茯苓去皮　细辛　当归　葶苈炒，各半两

上为细末，炼蜜为圆如梧桐子大，温水下二十圆，以通利为度。

大三脘散（七十）治三焦气逆，胸膈虚痞，两胁气痛，手面浮肿，大便秘涩，兼治脚气。〔批〕别作治中焦虚痞，两胁气痛，面目手足浮肿，大便云云。

独活一两　白术三分　甘草三分，微炙　干木瓜一两，切，焙干秤　紫苏一两　沉香一两　木香三分　大腹皮一两　陈橘皮三分　川芎三分　槟榔三分，面裹煨熟

上十一味，同一处杵为粗散，每剂秤一分，水二盏，同煎至一盏，去滓，分二服，带温服，取便利为效。如能临晚常进半剂，依法煎服，即腑脏调和。风气人多秘滞，数宜服之，未通利者，依法煎服此药，极不虚人气血，不损元神，经验多矣。脚气，心腹气闷，大便秘滞者，最良。

槟榔散（七十一）治脚肿。

橘叶一大握　沙木一握　小便半盏　酒半盏，同已上药煎

上煎数沸，调槟榔末二钱，食前服。

薏苡仁酒法（七十二）治脚痹。

薏苡仁　牛膝各二两　海桐皮一两　五加皮一两　独活一两　防风一两　杜仲姜汁炙，一两　白术半两　枳壳一两，炒　生干地黄二两半

上锉为粗末，以生绢袋盛之，纳无灰酒五升，春秋冬浸二七日，夏月盛热分作数剂，逐旋浸酒，每日空心温服一盏或半盏，日三四次，常令酒气醺醺不绝，久服觉皮肤下如数百条虫行，即风湿气也。

木瓜散（七十三）治脚气。

大腹皮一枚　紫苏一分　干木瓜一分　甘草一分，炙　木香一分　羌活一分

上锉为粗散，分作三服，每服水一盏半，煎至八分，去滓，通口服之。

葱豉汤（七十四）治伤寒一二日，头项腰背痛，恶寒，脉浮而紧，无汗。

葱白十五茎　豉二大合　干葛八分　麻黄四分，去节〔批〕别本"分"作"钱"。

上锉如麻豆大，以水二升，先煮麻黄六七沸，掠去白沫，纳干葛，煎数十余沸，下豉，次下葱，煎取八合，去滓，分温两服，如人行五六里路久，再服，服讫良久，煮葱豉粥热吃，即以衣覆，出汗为度。

连须葱白汤（七十五）治伤寒已发汗，或未发汗，头疼如破。

生姜二两　连须葱白寸切，半升

上以水二升，煮取一升，去滓，分作二三服，服此汤不差者，与葛根葱白汤。

葛根葱白汤（七十六）治头疼不止。

葛根　芍药　知母各半两　葱白一把　川芎一两　生姜一两

上锉如麻豆大，以水三升，煎取一升半，去滓，热分二服。

雄鼠屎汤（七十七）治劳复。

栀子十四枚，掰　枳壳三枚，炙　雄鼠屎十四枚，两头尖者

上为粗末，每服四钱，水一盏半，入葱白二寸，香豉三十粒，同煎至一盏，去滓，分二服。勿令病人知鼠屎。

黄芩芍药汤（七十八）治鼻衄。

黄芩三分　芍药　甘草炙，各半两

上锉碎，每服三钱，水一盏，煎至六分，去滓，温服。

酒蒸黄连圆（七十九）治暑毒伏深，累取不瘥，无药可治，伏暑发渴者。

黄连四两，以无灰好酒浸面上约一寸，以重汤熬干

上罗为细末，面糊为圆如梧桐子大，热水下三五十圆，胸膈凉，不渴，为验。

茅花汤（八十）治鼻衄不止。

茅花一大把，无花，以根代之

上以水三盏，煎浓汁一盏，徐徐服之，即瘥。

枳实理中圆（八十一）治伤寒，结胸

欲绝，心膈高起，手不得近。

茯苓　人参　白术　干姜炮　甘草炙，各二两　枳实十六片，麸炒

上捣罗为细末，炼蜜为圆如鸡子黄大，每服一圆，热汤化下，连进二三服，胸中豁然。渴者，加栝楼根二两。下利者，加牡蛎二两煅之。

小半夏加茯苓汤（八十二）治诸呕哕，心下坚痞，膈间有水痰眩悸。

半夏五两，汤浸，洗七遍　赤茯苓三两，去皮

上锉如麻豆大，每服半两，水三盏，煎至一盏，去滓，秤生姜四钱，取自然汁投药中，更煎一二沸，热服，不拘时候。

桔梗枳壳汤（八十三）治伤寒痞气，胸满欲绝。

桔梗　枳壳麸炒，去穰，各一两

上锉如麻豆大，以水二盏，煎至一盏，去滓，分二服。

赤茯苓汤（八十四）治伤寒呕哕，心下满，胸膈间宿有停水，头眩心悸。

川芎半两，或作二钱半　人参一两，去芦头　赤茯苓一两或作五钱　半夏半两，汤浸，洗七遍，去滑　白术半两　陈橘皮一两，汤浸，去白穰，焙

上锉如麻豆大，每服四钱，水二盏，生姜五片，煎至一盏，去滓，温服，不拘时候。

香薷散（八十五）治阴阳不顺，清浊相干，气射中焦，名为霍乱。此皆由饱食豚脍，复啖乳酪，海陆百品，无所不餐，多饮寒浆，或眠卧冷席，风冷之气，伤于脾胃，诸食结而不消，阴阳二气壅而不反，阳气欲降，阴气欲升，阴阳交错，变成吐利不已，百脉昏乱，荣卫俱虚，冷搏于筋，则转筋痛，宜服此药。

香薷穗一两半　厚朴去皮，二两　黄连二两。以上三味，以生姜四两同炒，令紫色用

上捣为粗末，每服三钱，水一盏，酒半盏，同煎至七分，去滓，用新汲水频频浸换，令极冷顿服之，药冷则效速也，仍煎时不得犯铁器，慢火煎之，兼治非时吐利霍乱，腹中撮痛，大渴躁烦，四肢逆冷，冷汗自出，两脚转筋，疼痛不可忍者，须入瓶封口下井中沉令极冷，顿服之，乃有神效。

犀角地黄汤（八十六）治伤寒及温病，应发汗而不发汗，内有瘀血，鼻衄吐血，面黄，大便黑色，此方主消化瘀血，兼治疮疹出得太盛，以此解之。

芍药三分　生地黄半斤　牡丹去心，一两　犀角一两为屑，如无，以升麻代之

上锉如麻豆大，每服五钱匕，水一盏半，煎取七分。有热者，加黄芩二两。如狂者，亦加之。其人脉大来迟，腹不满自言满者，为无热，更不用黄芩。

黄连解毒汤（八十七）治时疾三日已汗解，或因饮酒复剧，苦烦闷，干呕，口燥，呻吟错语，不得卧。

黄连三分　黄柏半两　栀子四枚，掰　黄芩一两

上锉如麻豆大，每服五钱匕，水一盏半，煎取一盏，去滓，温服，未知再服，进粥以此渐差。《外台》云：凡大热盛烦呕，呻吟错语不得眠者，传此方，诸人用之有效，此直解毒热，除酷热，不必饮酒剧者。

酸枣仁汤（八十八）治伤寒吐下后，心烦乏气，昼夜不眠。

酸枣四升，取仁炒　甘草一升　知母二两　茯苓三两　川芎三两　干姜三两　麦门冬一升，去心

上为粗末，每服四钱，水一盏，煎至六分，去滓，温服。〔批〕《金匮》酸枣二升，茯苓、川芎作二两，无干姜、麦门冬，余并同。别本"一升"作"六两"。

栀子乌梅汤（八十九）治伤寒后，虚烦不得眠，心中懊恢。

栀子半两　黄芩半两　柴胡一两　甘草半两，炙令微赤　乌梅肉十四枚，微炒用

上锉如麻豆大，每四钱，水一盏半，生姜三片，竹叶十四片，豉五十粒，煎至七分，去滓，温服。

橘皮干姜汤（九十）治哕。

橘皮　通草　干姜炮　桂心各二两　人参一两　甘草炙，二两

上锉如麻豆大，每服四钱，水一盏，煎至六分，去滓，温日三服。

羌活附子散（九十一）治咳逆。

羌活　附子炮　茴香微炒，各半两　木香　干姜炮，各一枣许大

上锉为细末，每服二钱，水一盏，盐一捻，同煎一二十沸，带热服，一服即止。

半夏生姜汤（九十二）治哕欲死。即《金匮》小半夏汤。

生姜二两，切　半夏洗七次，一两一分

上锉如麻豆大，水二盏，煎取八分，去滓，分温二服。

黑膏方（九十三）治温毒发斑。

好豆豉一升　生地黄半斤，切

上二味，以猪膏二斤，合露之，煎令三分减一，绞去滓，用雄黄、麝香如豆大，内中搅和，分三服，尽服之毒便从皮中出则愈，忌芜荑。

葛根橘皮汤（九十四）治冬温未即病，至春被积寒所折不得发，至夏得热其寒解，冬温始发，肌中斑烂瘾疹如锦纹，而咳心闷，但呕吐清汁，服此汤即静。

葛根　橘皮　杏仁去皮尖　知母　黄芩　麻黄去节，汤泡，　甘草炙，各半两

上锉如麻豆大，每服五钱匕，以水一盏半，煎至八分，去滓，温服。

玄参升麻汤（九十五）治伤寒发汗吐下后，毒气不散，表虚里实，热发于外，故身斑斑如锦纹，甚则烦躁谵语，兼治喉闭肿痛。

玄参　升麻　甘草炙，各半两

上锉如麻豆大，每服五钱匕，水一盏半，煎至七分，去滓，温服。

大青四物汤（九十六）治伤寒热病十日已上，发汗及吐利后，热不除，身上斑出。一名阿胶大青汤。

大青四两　豉八合　阿胶一两　甘草一两，炙

上锉如麻豆大，每服五钱匕，水一盏半，煎至一盏，去滓，旋入胶，再煎令烊，温服。

知母桂心汤（九十七）治伤寒后不瘥，朝夕有热如疟状。

麻黄一两，去节　甘草一两，炙　知母二两，炒，或作一两　芍药一两　黄芩一两　桂心二两，或作一两

上锉如麻豆大，每服抄四钱匕，水一盏半，生姜四片，煎取七分，去滓，温服，日三服，温覆令微汗愈。若心烦不眠，其人欲饮水，当稍稍与之，令胃中和则愈。

三黄圆（九十八）治吐血黄疸。

黄连三两　大黄一两　黄芩二两

上捣罗为细末，炼蜜为圆如梧桐子大，每服十五圆，白汤吞下。

桔梗半夏汤（九十九）治伤寒冷热不和，心腹痞满，时发疼痛，顺阴阳，消痞满。

桔梗微炒，细锉　半夏生姜汁制　陈橘皮各一两　枳实半两，麸炒赤色

上锉如麻豆大，每服五钱匕，水一盏半，生姜三片，同煎七分，去滓，温服。

三黄熟艾汤（一百）治伤寒四五日而大下，热利时作，白通〔批〕别本"通"作"虎"。汤诸药多不得止，宜服此汤除热止

利。

黄芩　黄连　黄柏各三分　熟艾半鸡子大

上锉如麻豆大，每服五钱匕，水一盏半，煎取七分，去滓，温服。

薤白汤（百一）伤寒下利如烂肉汁赤，滞下，伏气腹痛，诸热毒，皆主之。

豆豉半升，绵裹　薤白一把　栀子七枚，大者，掰破

上锉，以水二升半，先煎栀子十沸，下薤白，煎至二升，下豉，煎取一升二合，去滓，每服一盏。

赤石脂圆（百二）伤寒下利〔批〕别本作"热利"。

黄连　当归各二两　赤石脂　干姜炮，各一两

上为细末，炼蜜为圆如梧桐子大，每服三十圆，米饮吞下，日进三服。

地榆散（百三）治伤寒热毒不解，日晚即壮热腹痛，便痢脓血。

地榆一两，锉　犀角屑一两　黄连一两，去须，微炒　茜根一两　栀子仁半两　黄芩一两

上捣为粗末，每服抄四钱匕，水一盏，入薤白五寸，煎至六分，去滓，不计时候，温服。

黄连阿胶汤（百四）治伤寒热毒入胃，下利脓血。

栀子仁半两　黄柏一两，微炒　黄连二两，去须，微炒　阿胶一两

上捣碎，每服五钱匕，水二盏，煎至一盏，去滓，入阿胶，再煎胶烊，不计时，温服。

桃仁汤（百五）治蛊。按力切，虫食病。

槐子碎，一两　艾一两　大枣十五枚，去核　桃仁一两，去皮尖，双仁，炒

上以水二大盏半，煎一盏半，去滓，分三服。

黄连犀角汤（百六）治伤寒及诸病之后，内有疮出下部者。

黄连半两　乌梅七个　木香一分　犀角一两，如无，以升麻代之

上锉碎，以水二大盏半，煎至一盏半，去滓，分三服。

雄黄锐散（百七）治下部蜃疮。

雄黄研　苦参　青葙子　黄连各二分　桃仁去皮尖，研，一分

上为散，以生艾捣汁和如枣子核大，绵裹纳下部，扁竹汁更佳，冬间无艾，只用散绵裹纳下部亦得。

百合知母汤（百八）治百合病发汗后者。

百合七枚，掰　知母三两，切

上先以水洗百合，渍一宿，当白沫出，去其水，更以泉水二升，煎取一升，去滓，别以泉水二升煎知母，取一升，去滓，后合和，煎取一升五合，分温再服。

滑石代赭汤（百九）治百合病下之后者。

百合七枚，掰　滑石三两，碎，绵裹　代赭如弹丸大一枚，研碎，绵裹

上先以水洗百合，渍一宿，当白沫出，去其水，更以泉水二升，煎取一升，去滓，别以泉水二升煎滑石、代赭，取一升，去滓，后合和，重煎取一升五合，分温再服。

鸡子汤（百十）治百合病吐之后者。

百合七枚，掰　鸡子黄一枚

上先以水洗百合，渍一宿，当白沫出，去其水，更以泉水二升，煎取一升，去滓，纳鸡子黄，搅令匀，煎五分，温服。

百合洗方（百十一）治百合病一月不解，变成渴者。

百合一升

上以水一斗，渍一宿，温暖以洗身，洗已，食煮饼，勿以盐豉也。

百合地黄汤（百十二）治百合病不经吐下发汗，病形如初者。

百合七枚，掰　生地黄汁一升

上以水洗百合，渍一宿，当白沫出，去其水，更以泉水二升，煎取一升，去滓，纳地黄汁，煎取一升五合，分温再服。大便当如漆，中病勿更服。

栝楼牡蛎散（百十三）治百合病渴不瘥者。

栝楼根　牡蛎熬，等分

上捣罗为细末，饮服方寸匕，日三服。

滑石散（百十四）治百合病变成寒热者。一作“发寒热”。

百合一两，炙　滑石三两

上杵罗为散，饮服方寸匕，日三服。当微利者，止，勿服之，热即除。

治中汤（百十五）治脾胃伤冷物，胸膈不快，腹痛气不和。

人参　干姜炮　陈橘皮汤洗，去穰
白术　甘草炙　青橘皮去穰

上各等分为细末，每服三钱，水一盏，煎数沸，热服，寻常入盐点服。

阳旦汤（百十六）治中风伤寒，脉浮发热往来，汗出恶风，项强，鼻鸣，干呕。

桂枝　芍药以上各三两　甘草炙　黄芩各二两

上锉如麻豆大，每服五钱匕，水一盏半，枣子一枚，生姜三片，煎至一盏，去滓，取八分清汁，温服。自汗者，去桂枝，加附子一枚，炮。渴者，去桂枝，加栝楼根三两。利者，去芍药、桂枝，加干姜三两。心下悸者，去芍药，加茯苓四两。虚劳里急者，正阳旦汤主之，煎时入胶饴为佳。若脉浮紧发热无汗者，不可与

也。

白虎加苍术汤（百十七）治湿温多汗。

知母六两　甘草炙，二两　石膏一斤
苍术三两　粳米三两。按：白虎汤、竹叶石膏汤皆用粳米，此方亦合用粳米

上锉如麻豆大，每服五钱匕，水一盏半，煎八分，去滓，取六分清汁，温服。

七味葱白汤（百十八）许仁则治伤寒，或因起动劳复，或因吃食稍多，皆成此候，若复甚者，一如伤寒。若初有此证，宜服此汤。

干葛切，三两　麦门冬去心，三两　葱白连须切，半斤　新豉半合，绵裹　生姜切，一合　干地黄三两　劳水四升，以杓扬之千遍，名曰劳水

上七味，用劳水煎之，三分减二，去滓，分二服，渐渐覆盖取汗。

增损四顺汤（百十九）治少阴下利，手足冷，无热候者。

甘草二两，炙　人参二两　龙骨二两
黄连　干姜各一两　附子一枚，炮去皮脐

上锉如麻豆大，每服三钱，水一盏，煎七分，日三服，不差复作。下利腹痛，加当归二两。呕者，加橘皮二两。

化斑汤（百二十）治斑毒。

人参半两　石膏半两　萎蕤　知母
甘草各一分

上锉如麻豆大，每服五钱匕，水一盏半，入糯米一合，煎八分，取米熟为度，去滓，温服。

《官局》桔梗汤（百二十一）治干呕。

桔梗　半夏　陈橘皮已上各一两　枳实炒。半两

上锉如麻豆大，每服抄三钱匕，水一盏半，生姜五片，煎至七分，去滓，温服。

麻黄加术汤（百二十二）治中湿。

甘草半两，炙　桂枝一两，去皮　苍术

半两　麻黄一两，去节，汤泡　杏仁三十五个，去皮尖

上锉如麻豆大，每服五钱匕，水一盏半，煎取八分，去滓，温服。

竹皮大圆（百二十三）治虚烦。

石膏二分，研　桂一分　生竹茹二分　甘草三分，炙　白薇一分

上为细末，枣肉圆弹子大，米饮服一圆，日三夜一。有热者，倍白薇。烦喘者，加枳实一分。

《古今录验》橘皮汤（百二十四）疗春秋伤寒，秋夏冷湿，咳嗽喉中鸣声，上气不得下，头痛方。

陈橘皮　紫菀　麻黄去节，汤泡　当归　桂枝　杏仁去皮尖　甘草炙　黄芩各半两

上锉如麻豆大，每服五钱匕，水一盏半，煎至一盏，去滓，温服。

黄连橘皮汤（百二十五）温毒发斑。

黄连四两，去毛　陈橘皮去白　杏仁去皮尖　枳实炙　麻黄去节，汤泡　葛根各二分　厚朴姜汁炙　甘草各一两，炙

上锉如麻豆大，每服五钱匕，水一盏半，煎至八分，去滓，温服。下利当先止。

麦门冬汤（百二十六）治劳复，能起死人，或劳气欲绝者。

麦门冬一两，去心　甘草二两，炙

上锉如麻豆大，先用水二盏，入粳米半合，煎令米熟，去米留水，约得水一盏半，入煎药五钱匕，枣子二枚去核，新竹叶十五片，同煎取一盏，去滓，温服，不能服者，绵滴口中。

活人书卷第十九

此一卷，论妇人伤寒。古人治病，先论其所主，男子调其气，妇人调其血。血室不蓄，则二气和谐，血室凝结，水火相刑。伤寒气口紧盛即宜下，人迎紧盛即宜汗，妇人左关浮紧不可下，当发其汗，以救其血室，荣卫得和，津液自通，浃然汗出而解。仲景云：妇人伤寒，经水适断，昼日明了，暮则谵语，如见鬼状，此为热入血室，无犯胃气及上二焦。无犯胃气者，言不可下也，小柴胡汤主之。若行汤迟，则热入胃，令津〔批〕别本"津"下有"液"字。燥中焦，上焦不荣，成血结胸状，须当针期门也。五行相克以生，相扶以出，平居之日，水常养于木，水木相生，则荣养血室，血室不蓄，脾无蕴积，脾无蕴积，则刚燥不生，刚燥既生，若犯胃气，则昼夜谵语，喜忘，小腹满，小便利，属抵当汤证也。伤寒胃实谵语宜下之，妇人热入血室谵语不可下耳。虽然妇人伤寒与男子治法不同，男子先调气，妇人先调血，此大略之词耳。要之，脉紧无汗名伤寒，脉缓有汗为中风，热病脉洪大，中暑脉细弱，其证一也。假如中暍用白虎，胃实用承气，岂必调血而后行汤液耶？仲景《伤寒论》所以不分男女，良亦以此，学者皆可随病于男子药证中，以意选用也。

若妊妇伤寒，药性须凉，慎不可行桂枝、半夏、桃仁等药，小柴胡去半夏，名黄龙汤。盖为妊妇而去也。大抵产前先安胎，产后先补血，次服伤寒药，若病稍退则止药，不可尽剂，此为大法。黄帝问：妇人重身，毒之何如？岐伯曰：有故无殒，亦无殒也，大积大聚，其可犯也，衰其大半而止，过者死。

妇人伤寒药方

男子妇人伤寒，仲景治法别无异议，比见民间有妇人伤寒方书，称仲景所撰，而王叔和为之序，以法考之，间有可取，疑非古方也，特假圣人之名，以信其说于天下耳。今取《金匮玉函》治妇人伤寒与俗方中可采者列为一卷，虽不足以尽妇人伤寒之详，并可于百问中参用也。

小柴胡汤（一）治妇人伤寒发热，经水适来，昼日明了，暮则谵语，如见鬼状者，此为热入血室，无犯胃气及上二焦。

又治妇人中风七八日，续得寒热，发作有时，经水适断，此为热入血室，其血必结，致使如疟状者。

刺期门穴（二）治妇人伤寒，发热恶寒，经水适来，得之七八日，热除脉迟身凉和，胸胁下满，如结胸状，谵语者，此为热入血室也，当刺期门，随其实而取之。针法在第二卷中。

泻心三黄汤（三）妇人伤寒六七日。〔批〕别作"七八日"。胃中有燥屎，大便难，烦躁，谵语，目赤，毒气闭塞，不得流通。

蜀大黄　鼠尾黄芩　鸡爪黄连各等分

上锉如麻豆大，每服四钱，水一盏半，煎至八分，去滓，温服，取微利。如目赤睛疼，宜加白茯苓、嫩竹叶，泻肝气之余。

桂枝红花汤（四）妇人伤寒，发热恶寒，四肢拘急，口燥舌干，经脉凝滞，不时〔批〕一本作"不得"。往来。

桂心　芍药　甘草炙，各三两　红花二两

上锉如麻豆大，每服五钱匕，水一盏半，生姜四片，枣子二枚，煎至七分，去滓，温服，良久再服，汗出而解。〔批〕别本桂枝、芍药、甘草作一两。

黄芩芍药汤（五）妇人伤寒，口燥咽干，腹满不思饮食。

黄芩　白芍药　白术　干地黄各一两

上锉如麻豆大，每服五钱匕，以水一盏半，煎至七分，去滓，温服。寒加生姜同煎。

柴胡当归汤（六）妇人伤寒，喘急烦躁，或战而作寒，阴阳俱虚，不可下。

柴胡三两　白术二两　人参　甘草炙　当归　赤芍药各一两　五味子　木通各半两

上锉如麻豆大，每服五钱匕，水一盏半，生姜四片，枣子二枚，煎至七分，去滓，温服。

干地黄汤（七）妇人伤寒瘥后，犹有余热不去，谓之遗热。

大黄　黄连　黄芩各一两　柴胡去芦　甘草炙　白芍药各一两半　干地黄一两

上锉如麻豆大，每服五钱匕，以水一盏半，煮至七分，去滓，温服。取微溏利汗出解。

烧裈散（八）妇人伤寒未平复，因交合，里急腰胯连腹内痛，名曰阴阳易证也。

男子裈裆烧灰

上一味，以水和服方寸匕。男子病，用妇人裈裆烧灰，小便利，阴头肿即愈。〔批〕干姜汤：疗妇人得温病，虽瘥平复，未满

一百日，不可与人交合，为阴易之病，病必拘急，手足拳挛，皆死。丈夫病瘥伤妇人，名阳易，急疗之，可瘥。满一百日，不可疗也，宜服此药。干姜炮一分。上锉如麻豆大，每服五钱匕，水二盏，煎至六分，去滓，温服，汗出得解，手足伸遂愈。

青竹茹汤（九）妇人病未平复，因有所动，致热气上冲胸，手足拘急搐搦，如中风状。

栝楼根无黄者，二两　青竹茹刮半斤，淡竹者佳

上以水二升半，煎取一升二合，去滓，温分作二三服。

当归白术汤（十）妇人病未平复，因有所动，小腹急痛，腰胯疼，四肢不任，举动无力，热发者。

白术一分　当归一两　桂枝去皮　甘草炙　芍药　附子生，去皮，破，半斤　人参　黄芪各一分　生姜半两

上锉如麻豆大，以水三升，煮取一升半，去滓，通口服一盏，食顷再服一盏，温覆微汗便瘥。

妊妇伤寒药方

妊妇伤寒，仲景无治法，用药宜有避忌，不可与寻常人一概治之也。

加减四物汤（十一）妊妇产前腹痛，及治月事或多或少，或前或后，胎气不安，产后血块不散，或去血过多，或恶露不下。

当归切，焙　川芎　熟干地黄　白芍药各一两

上捣为粗末，每服四钱，水一盏半，煎至八分，取六分清汁，带热服，日二三服，以知为度。若妊妇下血，即入艾五七叶，阿胶末一钱匕，同煎，服如前法。疾势甚大，散药不知，以四味各半两，细锉，以水四盏，煎至二盏半，去滓，分四

服，热吃，食前服，一日之中令尽，以知为度。平常产乳，服至三腊止。如虚弱血脏不调，至一月止。因虚致热，热与血搏，口干渴欲饮水，加栝楼一两，麦门冬三分。腹中刺痛，恶物不下，加当归、赤芍药各一分。血崩，加地黄、蒲黄各一两。因热生风，加川芎一分，柴胡半两。身热脉躁，头昏项强，加柴胡、黄芩各半两。秘涩者，加大黄半两，桃仁一分。滑泻，加官桂、附子各一分。发寒热，加干姜、牡丹皮、芍药各一分。呕者，加白术、人参各半两。腹胀，加厚朴、枳实各一分。虚烦不得眠，加竹叶、人参各一分。躁，大渴者，加知母、石膏各半两。水停心下，微吐逆者，加猪苓、茯苓、防己各一分。虚寒，状类伤寒，加人参、柴胡、防风各三分。

阿胶散（十二）妊妇伤寒安胎，次治其病。

阿胶炒　桑寄生　白术吴者佳　人参　白茯苓各等分，瓦上炒

上为粗末，每服五钱匕，水一盏半，煮八分，去滓，温服。或为细末，糯米饮调服二钱匕，日二服。

白术散（十三）妊妇伤寒安胎。

白术　黄芩各等分，新瓦上并同炒令香

上捣为粗末，每服抄三钱匕，水一盏，生姜三片，枣子一枚，掰破，同煎至七分，去滓，温服。但觉头痛发热，便可服三两，服即瘥。若四肢厥冷，阴证见者，未可服也。

葱白汤（十四）妊妇伤寒，憎寒发热，当发其汗，无妊亦可用。

葱白十茎　生姜三两，切

上以水三升，煮取一分，分作二服，取汗为度。〔批〕别葱一把，姜二两。

苏木芍药汤（十五）妊妇伤寒，或中时行，洒淅作寒，振慄而悸，或哕者。

赤芍药　广陈皮　黄芩　黄连　甘草炙　苏木各一两

上锉如麻豆大，每服五钱匕，以水一盏半，煎至八分，去滓，温服。衣盖有汗出差。若胎不安，兼服阿胶散。

黄龙汤（十六）妊娠寒热头疼，嘿嘿不欲饮食，胁下痛，呕逆，痰气；及瘥后伤风，热入胞宫，寒热如疟；并经水适来适断；病后劳复，余热不解。

柴胡二两　黄芩　人参　甘草各一分

上锉如麻豆大，每服五钱匕，水二盏，煮取一盏，去滓，温服。

柴胡石膏汤（十七）妊妇伤暑，头痛恶寒，身热躁闷，四肢疼痛，背项拘急，唇口干燥。

柴胡四两　甘草二两，炙　石膏八两

上锉如麻豆大，每服抄三钱匕，以水一盏，生姜五片，煎至六分，去滓，温服，不计时候。若气虚体冷，加人参四两。

枳实散（十八）妊妇伤寒，四日至六日已来，加心疼腹胀〔批〕别"心疼腹胀"作"心腹胀闷"上气，渴不止，食饮不多，腰疼体重。

枳实一两，麸炒微黄　麦门冬半两，去心　陈橘皮三分，汤浸去白穰，炒

上锉如麻豆大，每服抄三钱匕，水一盏，入生姜半分，葱白七寸，煎至六分，去滓，温服。〔批〕别麦冬作一两。

旋覆花汤（十九）妊妇伤寒，头目旋痛，壮热心躁。

旋覆花半两　白术三分　前胡一两，去芦头　赤芍药半两　黄芩三分　麻黄三分，去节根　人参三分　石膏一两　甘草半两，炙

上锉如麻豆大，每服四钱，水一盏半，生姜半分，煎取六分，去滓，温服。

麦门冬汤（二十）妊妇伤寒壮热，呕

逆头痛，不思饮食，胎气不安，并宜服。

人参一两　石膏一两　前胡三分〔批〕别前胡作半两　黄芩三分　葛根半两　麦门冬半两，去心

上锉如麻豆大，每服五钱匕，水一盏半，生姜四片，枣子二枚，淡竹茹〔批〕别本作竹叶一分，煮取八分，去滓，温服。

栀子大青汤（二十一）妊妇发斑，变为黑色，及尿血。

大青　杏仁去皮尖　黄芩各一两半　升麻　栀子仁各二两

上锉如麻豆大，每服五钱匕，以水一盏半，细切葱白三寸〔批〕别葱白三根煎取一盏，去滓，温服。〔批〕别本青、杏、芩各半两

芦根汤（二十二）《千金》治妊娠热病头痛，壮热心烦，呕吐不下食。

知母四两　青竹茹三两

上锉如麻豆大，每服五钱匕，水一盏半，入生芦根一握，粳米一撮，煎至一盏，去滓，温服，尽更作，瘥止。

涂脐法（二十三）治妊娠遭时疾，身大热，涂之令子不落。名伏龙肝散

灶心中黄土

上用水调涂脐下，干复易涂，瘥乃止。一方酒和涂方五寸。又泔清和涂之并佳。

葱白豉汤（二十四）治妊娠热病。

葱白二两半　豉半斤

上以水三升，煮取一升，分作二服，取汗为度。

葱白一物汤（二十五）治妊娠热病，主安胎，若胎已死者，服之须臾胎出。

葱白一把

上以水一升，煮令熟，服之取汗，食令尽。

伏龙肝散（二十六）

用伏龙肝鸡子许，水调服之。伏龙肝即灶下黄土是也

葛根一物汤（二十七）治妊娠热病烦闷。

葛根汁每服一小盏，如人行五里，再一服，如无生者，用干葛

上㕮咀，煎浓汁服。

栀子五物散（二十八）广济疗伤寒，头痛壮热。

栀子　前胡　知母各二两　黄芩一两　白石膏四两

上锉如麻豆大，每服五钱匕，水一盏半，煎至一盏，去滓，温服。

前胡七物汤（二十九）治妊娠伤寒，头痛，肢节烦疼，壮热。

前胡　知母　栀子仁各二两　石膏四两　大青　黄芩各一两半　甜竹茹三分

上锉如麻豆大，每服五钱匕，水一盏半，葱白三茎，煎至一盏，去滓，温服。〔批〕别本前胡六分，石膏十二分，知母四分，栀子四分，大青四分，黄芩五分，竹茹三分，葱白三寸

升麻六物汤（三十）救急，疗妊娠七月伤寒，壮热，赤斑变黑，溺血。

升麻　栀子仁各二两　大青　杏仁去皮尖　黄芩各一两半

上锉如麻豆大，每服五钱匕，水一小盏半，入葱白三茎，煎至一盏，去滓，温服。

产后药方

阳旦汤（三十一）治妇人产后伤风，十数日不解，头微痛，恶寒，时时有热，心下坚，干呕汗出。方在十八卷一百一十六

治痉法（三十二）妇人产后血虚多汗，喜中风，身体强直，口噤背反张，作痉治之。法在第十六卷问中。一方用荆芥穗，不以多少，微炒，为细末，好酒调五钱匕服之。

神功圆（三十三）治妇人产后亡津液，大便多秘，或谵语烦躁，不可用汤液，宜神功圆，用青木香汤吞下。方在十八卷六十八

桂心牡蛎汤（三十四）妇人产后头疼，身体发热，兼治腹内拘急疼痛。

桂心三两　黄芩二两　白芍药　干地黄　牡蛎煅，各五两

上锉如麻豆大，每服五钱匕，以水一盏半，煎至一盏，去滓，温服。

蜀漆汤（三十五）妇人产后，寒热往来，心胸烦满〔批〕别"满"作"闷"骨节疼痛，及头疼壮热，日晡加甚，又如疟状。

黄芪五两　生地黄一斤　蜀漆叶一两　桂心　甘草炙　黄芩各一两　知母　芍药各二两

上锉如麻豆大，每服五钱匕，水一盏半，煎取一盏，去滓，温服。

增损柴胡汤（三十六）妇人产后虚羸，发热，饮食少，腹胀，或往来寒热等疾。

柴胡三钱　人参　白芍药　半夏汤泡　甘草炙　陈橘皮　川芎各三分

上锉如麻豆大，每服抄四钱匕，水一大盏，生姜三片，枣子一枚，煎至七分，去滓，食后温服，日三服。

竹叶防风汤（三十七）妇人产后伤风，发热面赤，喘而头痛。〔批〕《金匮》方。

竹叶半把　防风　人参　桂枝去皮　桔梗　甘草炙，各半两　葛根一两半

上锉如麻豆大，每服四钱，水一盏半，生姜三片，枣子一枚，煎至八分，去滓，温服。衣盖汗出瘥。颈项强，加附子炮去皮脐一钱，同煎。呕者，加半夏一钱。

三物黄芩汤（三十八）妇人草蓐中伤风，四肢苦烦热，头疼，与小柴胡汤，头不疼但烦，与此药。〔批〕《金匮》方。

黄芩半两　苦参一两　干生地黄二两

上锉如麻豆大，每服四钱，水一盏半，煎至八分，去滓，温服。

小柴胡汤（三十九）妇人产后亡血汗多，故令郁冒，其脉微弱，不能食，大便反坚，但头汗出，所以然者，血虚而厥，厥而必冒，冒家欲解，必大汗出，以血虚下厥，孤阳上出，故但头汗出，所以产妇喜汗出者，亡阴血虚，阳气独盛，故当汗出，阴阳乃复。所以便坚者，呕不能食也。方在第十二卷二十九

干姜柴胡汤（四十）妇人伤寒，经脉方来初断，寒热如疟，狂言见鬼。

柴胡去芦　桂枝一两半　栝楼根二两　牡蛎一两，熬　干姜二两，炮　甘草炙，一两

上锉如麻豆大，每服五钱，水一盏半，煎至七分，去滓，温服。初服微烦，再服汗出而愈。〔批〕别本此方并海蛤散俱在前柴胡当归汤后。

海蛤散（四十一）妇人伤寒，血结胸膈，揉而痛不可抚近，法当刺期门，仲景无药方，此方疑非仲景，然其言颇有理，姑存焉。

海蛤　滑石　甘草炙，各一两　芒硝半两

上捣罗为散，每服二钱，鸡子清调下，小肠通利，则胸膈血散，腹中血聚，则小肠壅，小肠既壅，腹中血不流行，宜用此方。若小便利，血数行，更宜桂枝加红花二两，发其汗则愈。

活人书卷第二十

此一卷，论小儿伤寒。小儿大人，治法一般，但小分剂，药性差凉耳。寻常风壅发热，鼻涕痰嗽烦渴，惺惺散主之。咽喉不利，痰实咳嗽，鼠粘子汤主之。头额身体温热，大便黄赤，腹中有热，四顺散、连翘饮、三黄圆主之。头额身体温〔批〕别"温"作"发"。热，大便白而酸臭者，胃中有食积，双圆主之。小儿无异疾，惟饮食过度，不能自节，心腹胀满，身热头痛，此双丸悉治之。小儿身体潮热，头目碎痛，心神烦躁，小便赤，大便秘、此剧热也，洗心散、调胃承气汤主之。头疼发热而假人恶寒者，此伤寒证也，升麻汤主之。无汗者，麻黄黄芩汤；有汗者，升麻黄芩汤，皆要药也。小儿寻常不可过服凉药，胃冷虫动，其证与惊相类，医人不能辨，往往复进惊药，如脑、麝之类，逐痰发吐，胃虚而成慢惊者多矣。小儿须有热证方可疏转，仍慎用圆子药利之，当以大黄、川芎等咬咀作汤液，以荡涤蕴热，盖圆子巴豆乃攻食积耳。

小儿伤寒药方

洗心散（一）治遍身壮热，头目碎痛，背膊拘急，大热冲上，口苦唇焦，夜卧舌干，咽喉肿痛，涕唾稠粘，痰壅，吃食不进，心神躁热，眼涩睛疼，伤寒鼻塞，四肢沉重，语声不出，百节疼痛，大小便不利，麸豆疮，时行瘟疫，狂语多渴，及小儿天吊风，夜惊啼，并宜服之。

当归四两，炒　芍药四两，生用　甘草四两，炙　荆芥四两　白术一两，炙　麻黄四两，去节，炙　大黄四两，以米泔水浸一炊间，漉出令干，慢炒取熟

上为末，每服二钱，水一盏半，生姜一片，薄荷二叶，煎至八分，放温，和滓服了，仰卧，仍去枕少时，如五脏壅实，煎四五钱匕。若要溏转，则热服。

惺惺散（二）治小儿风热，及伤寒时气，或疮疹发热。

桔梗　细辛　人参　白术　甘草炙　栝楼根　茯苓　川芎各等分

上捣罗为末，每服二钱，用水一盏，生姜二片，薄荷二叶，同煎七分服。三岁已下作四五服，五岁已上分二服。凡小儿发热，不问伤风、伤寒、风热，先与此散数服，往往辄愈。

四顺散（三）解大人、小儿膈热，退壅盛，凉心经。

大黄煨　甘草炙　当归酒洗　芍药各等分

上为细末，每服二钱，水一盏，薄荷三叶，煎七分，温服。小儿量岁数与之。

麻黄黄芩汤（四）治小儿伤寒无汗，头疼发热恶寒。

麻黄去节，一两　黄芩　赤芍药各半两　甘草炙　桂枝去皮各半两，或作一分

上捣罗为细末，每服一钱或二钱，暖水调下，日进三服。兼治天行热气，生豌豆疮不快，烦躁昏愦，或出时身尚疼热。

升麻黄芩汤（五）治小儿伤风有汗，头疼发热恶寒。

升麻　葛根　黄芩　芍药各三钱　甘草一钱半，炙

上锉如麻豆大，每服三钱，水一盏，煎至六分，去滓，温服。泻者不可服。若时行疮痘出不快，烦躁不眠者，加木香一钱半。

甘露饮子（六）治伤寒壮热口渴，及胃中客热，口臭不思饮食，或饥烦不欲食，齿龈肿疼，脓血不住口，舌咽中有疮，赤眼，目睑重不欲开，疮疹已发未发，并宜服之。

天门冬　麦门冬并去心，焙　甘草炙　熟干地黄　枳壳麸炒，去穰　枇杷叶去毛　黄芩　生干地黄　石斛去苗　山茵陈

上各等分，㕮咀，每服三钱，水一盏，煎至六分，去滓，温服，食后临卧。

双圆（七）治小儿身热头痛，饮食不消，胸腹胀满，或心腹疼痛，大小便不利，或下重数起，未瘥，可再服。小儿蒸候，哺食减少，气息不快，夜啼不眠，是腹内不调，并宜服此圆下之。

甘遂半两　朱砂二钱，另研　蕤核取仁，四两半，另研　牡蛎二两，熬一两一分半，炙　甘草　麦门冬去心，二两半　巴豆六十枚，去皮心膜，研，新布绞去油，日中燃之，白如霜

上麦门冬、甘草、甘遂、牡蛎四味为极细末，入巴豆、朱砂、蕤仁合和一处，捣二千杵，更入少蜜捣和极熟，旋圆。半岁小儿服如荏子大一双；一岁小儿服如半麻子大，分为一双；二岁小儿服麻子大一枚，分一双；三四岁者服麻子大二圆；五六岁者服麻子微大二圆；七八岁者如小豆大二圆；十岁者微大于小豆二圆。常以鸡鸣时服，如至日出时不下者，投热粥饮数合，即下，药圆皆双出也，下利甚者，浓煎冷粥饮之，便止。

石膏麻桂汤（八）治小儿伤寒未发热，咳嗽，头面热。

甘草半两，炙　石膏半两　麻黄一两，去节，汤泡　芍药半两　桂心一分　黄芩一两　杏仁十枚，去皮尖

上㕮咀，每服二钱，水一中盏，生姜二片，煎半盏，去滓服。儿若甚小，以意增减之。

连翘饮（九）治小儿一切热。

连翘　防风　甘草炙　山栀子各等分

上为末，每服二钱，水一盏半，煎七分，去滓，温服。

麦门冬汤（十）治婴儿未满百日，伤寒鼻衄，身热呕逆。

麦门冬三分，去心　石膏　寒水石　甘草各半两，炙　桂三钱半

上锉如麻豆大，每服三钱，水一盏，煎至七分，去滓，温服。

十物升麻汤（十一）治小儿伤寒变热毒病，身热面赤口燥，心腹坚急，大小便不利，或口疮，或因壮热，四肢挛掣，惊，仍作痫疾，时发时醒，醒后身热如火者。

升麻　白薇　麻黄去根、节　葳蕤　柴胡　甘草各半两，炙　黄芩一两　朴硝　大黄　钩藤各一分

上锉如麻豆大，每服三钱，水盏半，煎至七分，去滓，下硝，再煎化，温服。

六物黄芩汤（十二）治婴儿腹大短气，热有进退，食不安，谷为之不化。

黄芩　大青　甘草炙　麦门冬去心　石膏各半两　桂三钱

上锉如麻豆大，每服三钱，水一盏，煎七分，去滓，温服。

五物人参饮（十三）广济疗小儿天行壮热，咳嗽，心腹胀满。

人参　甘草各半两　麦门冬一两，去心　生地黄一两半，如无，只用生干地黄半两

上锉如麻豆大，每服三钱，水一盏，

入茅根半握，煎至七分，去滓，温服。

八物麦门冬饮（十四）治小儿天行壮热，咳嗽，心烦。

麦门冬三两，去心　甘草炙　人参各一两　紫菀　升麻各二两　贝母一分半

上锉如麻豆大，每服三钱，水一盏，入茅根半握，煎至七分，去滓，再入竹沥少许，重煎，合和服。

枣叶饮（十五）疗小儿天行壮热，五日以后，热不歇者。

枣叶半握　豉一合　麻黄半两，去根节　葱白切，一合

上件四味，用童子小便二盏，煎至一盏，去滓，分作二服。

小儿疮疹药方

此一卷，论小儿疮疹。与伤寒相类，头痛，身热，足冷，脉数，疑似之间，只与升麻汤。缘升麻汤解肌，兼治疮子，已发未发皆可服。但不可疏转，世人不学，乃云初觉以药利之，宣其毒也，误矣。又云疮痘已出不可疏转，出得已定，或脓血大盛，却用疏利，亦非也。大抵疮疹首尾皆不可下，小儿身热、耳冷、尻冷、咳嗽，辄用利药，即毒气入里，杀人也。但与化毒汤、紫草木通汤、鼠粘子汤。出得大盛，即用犀角地黄汤解之。若疮痘出不快，烦躁不得眠者，水解散、麻黄黄芩汤、升麻黄芩汤、活血散主之。疮黑倒靥，猪尾膏、无比散、龙脑膏子，无不验也。若热毒攻咽喉痛者，如圣汤。疮痘入眼，决明散、拨云散、蜜蒙花散、通圣散与蛤粉散主之。治疮疹之法，无出此矣。

升麻汤（十六）治伤寒中风，头痛，憎寒壮热，肢体疼痛，发热畏寒，鼻干不得卧。并治大人、小儿疮疹，已发未发，皆可服。兼治寒暄不时，人多疾疫，乍暖脱着衣巾，及暴热之次忽变阴寒，身体疼痛，头重如石者。方在第十六卷第一。

犀角地黄汤（十七）治伤寒及温病，应发汗而不发汗，内有瘀血者，及鼻衄吐血不尽，内有余瘀血，面黄，大便黑者，此方主消化瘀血，兼治疮疹出得太盛，以此方解之。方在第十八卷八十六。

麻黄黄芩汤（十八）治小儿天行热气，生豌豆疮，出不快，益烦躁，身重昏愦，或疮出身尚疼热者。方在本卷第四。

升麻黄芩汤（十九）治小儿时行疮痘出不快，烦躁不眠，加木香一钱半。方在本卷第五。

化毒汤（二十）治小儿痘疮已出未出，并可服之。

紫草嫩而肥大者佳　升麻　甘草炙，各半两

上锉如麻豆大，作一服，以水二盏，糯米一撮，煎至一盏，去滓，量大小温服。

紫草木通汤（二十一）治小儿痘疹。

紫草去芦　木通　人参　茯苓去皮　粳米各等分　甘草半之

上锉如麻豆大，每服抄四钱匕，水一盏半，煎至一盏，去滓，澄清，温温分服。

鼠粘子汤（二十二）治痘疹欲出未得透，皮肤热气攻咽喉，眼赤，心烦躁者。

鼠粘子四两，炒香　甘草一两，炙，炒　防风半两，去节，〔批〕别防风一两半　荆芥穗二两

上为细末，每服二钱，沸汤点服，食后临卧，日进三服。大利咽膈，化痰涎，止咳嗽。若春冬间常服，免生疮疖，老幼皆宜服。

水解散（二十三）治天行头痛，壮热一二日，兼治疱疮未出烦躁，或出尚身体发热。

大黄一两　黄芩　桂心　甘草炙　芍

药各一两　麻黄四两，去节，汤泡，焙，秤

上捣罗为末，患者以生熟汤浴讫，以暖水调下二钱，相次二服，得汗利便瘥。强实人服方寸匕，此调风实之人，三伏中亦宜用之，若去大黄，即春夏通用。

活血散（二十四）治疮子或出不快。

白芍药末一钱

上用酒调，如欲止痛，只用温熟水调下。

猪尾膏（二十五）治疮子倒靥。

小猪儿尾尖，刺血一两，点入生脑子少许。

上同研，用新水调下，立效。

无比散（二十六）治疮疹恶候不快，及黑疮子，应一切恶候。

牛黄一分　麝香一分　龙脑一分　腻粉一分，研细　朱砂一两，先研如粉

上同研细，小儿一字，大人半钱，水银少许，同小䝈猪尾上血三两滴，新汲水少许，同调服，先宁稳得睡，然后取转下如烂鱼肠、蒲桃穗之类涎臭恶物便安。小儿用奶汁滴尤妙。

龙脑膏子（二十七）治时疾发豌豆疮，及赤疮子未透，心烦狂躁，气喘妄语，或见鬼神，或已发而陷伏，皆宜早治，不尔，毒入脏必死。

梅花龙脑一钱，生者

上细研，旋滴猪心血和圆如鸡头子大，每服一圆。心烦狂躁者，用紫草汤化下。若疮子陷伏者，用温酒化下，少时心神便定，得卧，疮疹发透，依常将息取安也。

如圣汤（二十八）小儿疮疹，毒攻咽喉肿痛。

桔梗一两　甘草生，一两　牛蒡子炒，

一两　麦门冬去心，半两

上为细末，每服二钱，沸汤点，细细呷服，入竹叶煎调尤妙。

决明散（二十九）治疹豆疮入眼。

决明子一分　栝楼根半分　赤芍药一分　甘草一分，炙

上捣罗为末，每服半钱，蜜水调下，日进三服。

拨云散（三十）治疹痘疮入眼，及生翳膜。

桑螵蛸真者一两，炙令焦，细研

上为极细末，入麝香少许，令匀，每服二钱，生米泔水调下，临卧服之。

蜜蒙花散（三十一）治疹痘疮并诸毒气入眼，〔批〕别作“目”。及生翳。

青葙子　决明子　车前子各半钱　蜜蒙花一钱半，净

上为细末，用羊肝一片，破开作三片，掺药令匀，却合定作一片，以湿纸七重裹，煻灰火中煨熟，空心食之。

通圣散（三十二）治疹痘疮入眼及生翳。

绿豆皮　谷睛草去根，各一两　白菊花二两，如无，黄甘菊代之，然不如白菊花

上捣罗为末，每服一大钱，干柿一个，生粟米泔水一盏，共一处煎，候米泔尽，只将干柿去核吃之，不拘时候，一日可吃三个，日浅者五七日可效，远者半月即愈。

蛤粉散（三十三）治小儿疮子入眼。

谷精草　蛤粉各等分

上为末，每服一钱匕，猪肝二两许，批开掺药卷了，青竹叶裹，麻缕缠定，水一碗，煮令熟，入收口瓷瓶内熏眼，候温取食，日作，不过十日便退。

附　录

青词

窃以神农尝药，伊尹论方，证顺阴阳，虽克求于民瘼，时无疫疠，盖有赖于神明，瞻彼昊穹，哀此黎庶。伏念臣浪游东土，空阅流光。蒇闻经国之谋，端议济人之术。冥冥长夜，怜横死之无辜；断断穷年，矧余生之多病。自朝及夕，考古验今。首尾几二十一年，前后仅九万余字。焦心皓首，绝笔青编。原其微功，实自潜祐。属成书之将上，爰奏牍以先天。恭即兰场，肆陈醮席。冀九清之降鉴，祈万宇于康宁。仰获证明，庶传永久。臣无任恳祷之至。

进表

臣闻钟山非矫，幽人蹑屐于深林；衡岳虽遥，志士献书于北阙。盖行藏之有数，非狂狷所能知。中谢伏念臣出自蔀屋之微，尝奉大廷之对。昔为冗吏，今作闲人。乃因三余，著成《百问》。上稽伊尹汤液之论，下述长沙经络之文。诠次无差，搜罗殆尽。从微至著，盖不可加；自古及今，实未曾有。载在简册，图之丹青。思欲胶口而不传，大惧利己而无益。恐先朝露，虚弃寸阴。学古入官，既无裨于国论，博施济众，庶或广于仁风。伏惟皇帝陛下，经纬之文，出自天纵；纪纲之治，成于日跻。疆宇开拓于版图，弦歌洋溢乎天下。栖神内景，属意生民。收拾人才，凡片善寸长，皆有所用；勤恤民隐，

虽沉疴垂老，各安其居。玉烛亘天以流离，朱草填廷而委积。湛恩滂沱，温诏丁宁。致兹丘园一介之愚，亦效涓埃万分之助。蒇明大道，敷奏弥文。杨雄所怀以既章，蔡泽没齿而无憾。重惟道途修阻，巾笈护持。未免客嘲，焉令鬼泣。顾因果之有在，兹俯仰而不惭。偿合宸衷，自售舆议。特羁縻于丹灶，徒景仰乎公车。谨遣男遗直，赍臣所撰书一函八册，共二十卷，躬诣检院，投进以闻，委有观采，伏乞宣付国子监印造颁行。如臣学植浅陋，违戾于经，即乞委官参详，然后布之天下，以福群生。臣无任干天冒圣，激切屏营之至。

政和元年正月一日奉议郎致仕臣朱肱谨上

谢表

命涣丝纶，恩加田里，抚躬无状，愧汗交流。中谢窃以彭泽拂衣，本非绝物，东山投褐，终以为民。自古及今，非狂则狷。求之载藉，赖有斯人。伏念臣忧患余生，栖迟末路。爰脱身于簪绂，遂晦迹于渔樵。流浪江湖，侵寻岁月。穷通有路，莫知税驾之由；出处何心，第顾倦游而止。晓猿夜鹤，春韭秋菘。绝交几近于矫情，苦誓未忘于匿怨。岂知圣世，率在周行。然而丘壑之志已坚，桑榆之光无几。辞华衰落，素无翰墨之称；趋操阔疏，谁借齿牙之论。偶缘著述，误被选抡。特起于五湖寂寞之滨，置之在三坟讨论之地。未之一可，先阅两官。不期投老以偷安，

乃复弹冠而再仕。此盖伏遇皇帝陛下，发明道术，游戏艺文。欲稽上古之书，罩及卫生之士。肇新学校，爰择师儒。岂容幽人，而在此选。臣不敢随缘应世，与物为春。消息有时，虽佩山公之语；始终一节，虽逃俗士之讥。

谢启

命出于中，恩归有自。艺成而下，唯济世可以无嫌；禄在其中，苟为贫有何不可。如肱者瞿聃遮眼，医卜藏身。十载投闲，怜桑麻之已长；一朝就列，愧松菊以难存。方将穿墨池以灌园，安丹灶而息火。扫除伎俩，淘汰因缘。不虞汤液之言，偶合春秋之法。道俗交庆，鱼鸟亦惊。龙光祗荷于殊恩，陶冶实资于大化。此盖伏遇太师相公，无心造物，有意为民。以人物升沉为深忧，以世谛俯仰为可愧。苟有一得，不问其他。致兹流落之余，亦任使令之数。敢不激昂晚节，棰策下愚。稽首倾心，岂特平日之师仰；断臂抉目，盖将投老以依归。

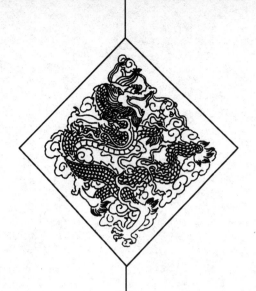

朱肱学术思想研究

《南阳活人书》系朱肱所著。朱肱，字翼中，号无求子，北宋吴兴人，授奉议郎及医学博士，人称朱奉议。朱氏治伤寒学，考古验今，潜心二十一年，几经充实，于公元1108年完成此书的撰写工作。《活人书》是整理研究仲景《伤寒论》较早的著作之一，他参合晋以下诸家之说，论述精详，在阐发仲景学说，发展外感病的理论体系和辨证论治方面，做出了一定的贡献，受后世推崇。历代医家对之多有较高的评价。如汪琥曾说：《活人书》"设一百问，以畅发仲景奥义……采《外台》、《千金》、《圣惠》等方，以补仲景之未备"。徐灵胎也说："宋人之书，能发明《伤寒论》，使人有所执持而易晓，大有功于仲景者，《活人书》为第一。"并非过誉之言。后世如李知先的《活人书括》、钱闻礼的《类证增注伤寒百问歌》、杨士瀛的《伤寒活人总括》，都是在朱氏《活人书》的基础上整理阐述而成。尤以陶华、方中行、喻嘉言等的学术思想，都受到朱氏较大的影响。可见朱氏《活人书》在伤寒学的发展史上，是一部值得重视的著作。

（一）六经皆是经络，证有所归

朱肱首重经络，首倡六经即是经络之说，认为伤寒六经即足三阳、足三阴六条经络，是辨病位之纲。说："治伤寒先须识经络，不识经络，触途冥行，不知邪气之所在，往往病在太阳，反攻少阴；证是厥阴，乃和少阳，寒邪未除，真气受毙"。以足三阳、三阴经络的循行特点来解释六经病证，如太阳经为诸阳主气，或中寒邪，必发热而恶寒；头项腰痛，身体疼，腰脊强，脉尺寸俱浮者，是知太阳经受病。在确定邪之所在部位之后，"然后切脉，以辨其在表在里，若虚若实"，对病

证作定性的工作。由于识得经络，熟知各经的生理特性，就可知其传变，正确地立法处方，如阳明证宜下，太阴证宜温，太阳不离麻桂，少阳不越柴胡。指出："古人治伤寒有法，非杂病可比，五种不同，六经各异，阴阳传受，日数浅深，药剂温凉，用有先后，差之毫厘，轻者危殆"，此为辨明六经的意义所在。

朱氏所述虽不如现代六经纲领之说确切，但确实已具六经提纲的雏形，实开后世黄元御诸家六经纲领说之先河。其经络说对明以后诸家有深刻启示，以致流传于今而不败。

（二）伤寒最重辨脉，脉证合参

伤寒重脉诊，温病重舌诊，这是今之医家皆知道的诊法特征。朱肱是较早、较深刻地阐述脉诊在伤寒辨治中的重要意义者。他在《活人书·卷二》中强调指出："治伤寒先须识脉，若不识脉，则表里不分，虚实不辨"。"脉浮为在表，脉沉为在里；阳动则有汗，阴动则发热；得汗而脉静者生，汗已而脉躁者死；阴病阳脉则不成，阴病阴脉则不永。生死吉凶，如合龟镜。"他认为相似病的辨别主要靠切脉，表里阴阳虚实证的区分亦凭切脉，治则的确立、病症生死吉凶的预测也须参考脉象。脉象还是诊断病名分析病机的重要依据："伤寒脉紧，伤风脉缓，热病脉盛，中暑脉虚，人迎紧盛伤于食，率以脉别之。"足见其对脉诊的重视程度。

关于诊脉部位他主张应尊仲景数部诊脉法，对于寸、关、尺及气口、人迎、太溪、冲阳脉皆须细诊详察。他首倡七表八里脉象分类法："苟知浮、芤、滑、实、弦、紧、洪属于表，迟、缓、微、涩、沉、浮、濡属于里，表里内外，阴阳消息，以经处之，亦过半矣。"这样，凭脉

即可初定阴阳表里之机，故此分类法又是后世脉象分类的前驱。

朱氏还十分重视脉证合参的辨证原则。他在该书第二卷中说："大抵问而知之以观其外，切而知之以察其内，证与脉不可偏废。"

（三）突出阴阳表里，明辨大纲

鉴于伤寒属于外感病证，具有由表入里发展的一般规律，而阴阳又属于辨证总纲，因此，朱氏从众多的六经具体病症中提纲挈领，突出了阴阳表里的辨证大纲。他在该书卷四中说："治伤寒须识阴阳二证。手足各有三阴三阳，合为十二经，在手背者为阳属表为腑，在手掌里者为阴属里为脏。足经仿此，伤寒只传足经不传手经。"指出十二经络本来就是以阴阳作为总的划分，合则可以阴阳总括，分则有三阴三阳、手足之别，辨证首先分清阴证阳证，则能得其要领，不致于出现原则错误。所以他十分重视阴证、阳证的鉴别。

朱氏还强调了表里的辨证："治伤寒须辨表里，表里不分，汗下差误。"表证、里证已明，则治疗大法可立："在表宜汗，在里宜下，半在里半在表宜和解，"又须根据表里缓急，权衡轻重，采取先救里或先救表的不同措施。由于表证和里证又各有寒热虚实之分，因此在表里大纲的前提下，尚须条分缕析，因证而异。

朱氏首倡阴阳表里辨证，其中又包括了寒热虚实之证，这就开创了以八纲论六经一派，以八纲分析六经病症至今仍为研究《伤寒论》的重要方法，朱氏实为此说之启源者。

（四）辨病辨证结合，疗效彰著

朱肱主张方证相合，他说："所谓药证者，药方前有证也，如某方治某病是也。伤寒有证异而病同一经，药同而或治两证，类而分之，参而伍之，审知某证者，某经之病，某汤者，某证之药，然后用之万全矣"。又说："一证下有数种药方主之者，须是将病对药，将药合病，乃可服之"。如十枣汤、大柴胡汤、生姜泻心汤、赤石脂禹余粮汤、桂枝人参汤均能治下利而心下痞，但其方有冷热之异，须仔细详药证以对治之，方投之能中。还指出必须随证加减："仲景伤寒方一百十三道，病与方相应，乃用正方，稍有差别，即随证加减"。并就伤寒方证和加减法一一作了论述。

憾于"仲景证多而药少"，乃采辑《外台》、《千金》、《圣惠方》、《肘后方》等方补而备之，特别补充了阴毒、温疫、温毒等病的方剂。如所选的五积散、败毒散、葱豉汤、黄连解毒汤等被后世所习用的效方，回阳丹、霹雳散等方，对阴证伤寒的治疗有影响。

朱氏将辨病和辨证结合在一起，互为补充，并将精审细辨证候作为治法依据。他说："今于逐问下，详载疾状而名之曰某病，庶几因名识病，因病识证，如暗得明，胸中晓然，而处病不差矣。"这一主张也是符合仲景原意的。《伤寒论》已初步具有了病证结合的观点，书中六经提纲主证既是证，也具有病的意义，因此太阳病、阳明病等皆有病名之意，病名之下又分若干具体证候。朱肱正是发挥了这一思想，在确定病名的前提下，对具体症状一一细辨，明析证候性质。比如发热、恶寒、咳、喘、渴、呕、吐、烦、疼、痞、满、秘、利、发黄、发斑、发狂等症，皆是定其病名，详其证候而分别治之。

综上所述，朱肱的《活人书》是一部有创新思想的著作，同时可以看出朱氏不是一位墨守成规的医学家。他的这本书总结了北宋以来有关伤寒学的研究成果，在一定程度上推动了伤寒学的研究成果和伤寒学术发展。正如明徐镕所说："历晋沿唐及宋，千余年间，惟奉议一人，始类聚，得仲景之旨也。"可见这部书在伤寒学发展史上影响深远，具有一定地位，是一部反映北宋时代伤寒学术思想的代表性著作。

但是朱氏也有不少片面的甚至是错误的观点。这些观点，对于后世同样起到很大的影响。如"伤寒传足不传手"、"四时温疫责邪在脏"，以及治疗温疫混用热药等等，已逐渐为后人所扬弃。另外，还有一些问题，值得进一步探索，如"太阳病三纲鼎立说"，既得到许叔微、成无己、喻嘉言、方中行等医学家的赞同，也受到柯韵伯、尤在泾等家的反对，成为伤寒学中一个延续最久也最热烈的争鸣。总之，我们要以历史唯物主义的态度来评价古人，对于朱氏的《活人书》来说，毕竟瑕不掩瑜，应该给予肯定。另一方面，对于我们后人来说，在学术上必需批判地继承，庶能知其过而不蹈其非，汲取其精华而扬弃其糟粕。

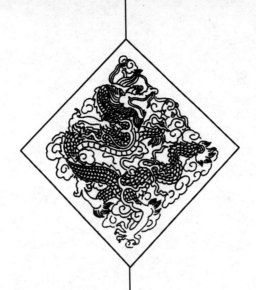

朱肱研究论文题录

王大鹏．《南阳活人书》的学术特点〔J〕．浙江中医学院学报，1987，7（6）：8～10

刘辉．研究伤寒类证 推阐仲景心法—朱肱研究伤寒学方法评述〔J〕．河南中医，1987，7（6）：8～10

宋经中．朱肱释阴阳辨议〔J〕．北京中医学院学报，1987，10（6）：47

廖晖明．朱肱学术思想拾遗〔J〕．河北中医，1987，9（6）：17～18

聂广．医道繁贵乎辨—试析朱肱研究《伤寒论》的特点〔J〕．上海中医药杂志，1988，（1）：40～41

刘辉 "伤寒传足不传手" 说非朱肱所倡〔J〕．浙江中医杂志，1988，23（1）：29

沈敏南．试论六经学说的发展〔J〕．中医研究，1991，4（2）：19～20

长青．朱肱〔J〕．山西中医，1992，8（1）：44

周崇仁．论宋代医家对《伤寒论》的贡献〔J〕．上海中医药杂志，1993，（6）：35～40

李金田．略论朱肱对《伤寒论》的整理编次〔J〕．甘肃中医学院学报，1996，13（3）：3～5

叶新苗．试论《南阳活人书》的诊断特色〔J〕．浙江中医杂志，1996，31（8）：365～366

金丽．试论《南阳活人书》对伤寒学术的贡献〔J〕．中医文献杂志，1998，（1）：9～11

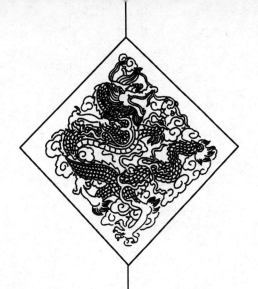

伤寒总病论

宋·庞安时 撰

点校说明

　　庞安时（公元 1042~1099），宋·蕲州蕲水（今湖北浠水县麻桥）人，是我国北宋时期著名的伤寒学家之一。庞氏少时即喜医方，名倾淮南诸医。精研伤寒，妙得长沙遗旨。其学术思想，上承《内》、《难》，旁涉诸家，阐发伤寒，推论温病，每多灼见。其著述有《伤寒总病论》及《难经辨》，后者已失。《伤寒总病论》是庞安时三十年潜心研究《伤寒论》的结晶。全书共六卷，前三卷论述伤寒六经证，后三卷载暑病等热病。当时庞氏已认识到伤寒与温病是性质不同的两类外感热病，故提出寒温分治的主张。庞氏之论对后世温病学说创立和发展具有很大的启发。

　　本次点校本以清道光三年黄氏士礼居复宋刻本为底本，四库全书影印本、宣统三年武昌医馆重刻士礼居本为参校本，力求保持原貌，但也作了以下改动：

　　一、全书全部改为简体横排

　　二、底本中的眉批移入正文，前冠以［批］字

　　三、古今字一律径改为现代通行字

　　四、通假字一律径改为现代通行字

　　五、由于版式改变，原"右"字一律径改为"上"字

　　限于学识，肯定存在错误和不足，敬请斧正。

校注者

2005.3.9

伤寒总病论目录

　　启：久不为问，思企日深，过辱存记，远枉书教。具闻起居佳胜，感慰兼集。惠示伤寒论，真得古圣贤救人之意，岂独为传世不朽之资，盖已义贯幽明矣。谨当为作题首一篇寄去，方苦事多，故未能便付去人，然亦不久作也。老倦甚矣。秋初决当求去，未知何日会见。临书惘惘，惟万万以时自爱，不宣，再拜。

安常处士阁下
五月廿八日

　　人生浮脆，何者为可恃，如君能著书传后有几。念此便当为作数百字，仍欲送杭州开板也。知之，知之。

又白

卷第一

叙论

庞曰：《素问》云：冬三月是谓闭藏，水冰地裂，无扰乎阳。又云：彼春之暖，为夏之暑；彼秋之忿，为冬之怒，是以严寒冬令，为杀厉之气也。故君子善知摄生，当严寒之时，周密居室而不犯寒毒，其有奔驰荷重，劳房之人，皆辛苦之徒也。当阳气闭藏，反扰动之，令郁发腠理，津液强渍，为寒所搏，肤腠反密，寒毒与荣卫相浑。当是之时，勇者气行则已，怯者则著而成病矣。其即时成病者，头痛身疼，肌肤热而恶寒，名曰伤寒。其不即时成病，则寒毒藏于肌肤之间，至春夏阳气发生，则寒毒与阳气相搏于荣卫之间，其患与冬时即病候无异。因春温气而变，名曰温病也。因夏暑气而变，名曰热病也。因八节虚风而变，名曰中风也。因暑湿而变，名曰湿病也。因气运风热相搏而变，名曰风温也。其病本因冬时中寒，随时有变病之形态尔，故大医通谓之伤寒焉。其暑病、湿温、风温死生不同，形状各异，治别有法。

庞曰：天寒之所折，则折阳气。足太阳为诸阳主气，其经夹脊膂，贯五脏六腑之腧，上入脑，故始则太阳受病也。以其经贯五脏六腑之腧，故病有脏腑传变之候。以其阳经先受病，故次第传入阴经。以阳主生，故足太阳水传足阳明土，土传足少阴水，为微邪。以阴主杀，故木传足太阴土，土传足少阴水，水传足厥阴木。

至第六七日，当传足厥阴肝，木必移气克于脾土，脾再受贼邪，则五脏六腑皆危殆矣。荣卫不通，耳聋囊缩，不知人则死，速用承气汤下之，方在可下证中。则可保五死一生。勿从容拯溺，病人水浆不入，汤液不下，无可奈何也。《素问》云：脾热病则五脏危。又云：土败木贼则死。若第六七日传厥阴，脉得微缓、微浮，其证寒热似疟，此为必愈，宜桂枝麻黄各半汤和之。方在可汗证中。微缓、微浮为脾胃脉也，故知脾气全不再受克，邪无所容，否极泰来，荣卫将复，水升火降，则寒热作而大汗解矣。人将大汗必冒昧者，若久旱天将时雨，六合皆至昏昧。雨降之后，草木皆苏，庶物明净，《玉册》所谓换阳之吉证也。

王叔和云：土地温凉，高下不同，物性刚柔，餐居亦异。是以黄帝兴四方之问，岐伯立四治之能，以训后贤，开其未悟。临病之工，宜两审之。

庞曰：叔和非医之圆机，孰能臻此也。如桂枝汤自西北二方居人，四时行之，无不应验。自江淮间地偏暖处，唯冬及春可行之。自春末及夏至以前，桂枝、麻黄、青龙内宜黄芩也。自夏至以后，桂枝内又须随证增知母、大青、石膏、升麻辈取汗也。若时行寒疫及病人素虚寒者，正用古方，不在加减矣。夏至以后，虽宜白虎，详白虎汤自非新中暍而变暑病所宜，乃汗后解表药耳，以白虎未能驱逐表邪故也。或有冬及始春寒甚之时，人患斯疾，因汗下偶变狂躁不解，须当作内热治之，不拘于时令也。南方无霜雪之地，不因寒气中人，地气不藏，虫类泄毒，岚瘴间作，不在此法，治别有方也。又一州之内，有山居者为居积阴之所，盛夏冰雪，其气寒，腠理闭，难伤于邪，其人寿，其有病者多中风中寒之疾也。有平居者为居积阳之所，严冬生草，其气温，腠理疏，易伤于邪，其人夭，其有病者多中湿中暑之疾也。凡人禀气各有盛衰，宿病各有寒热，因伤寒蒸起宿疾，更不在感异气而变者。假令素有寒者，多变阳虚阴盛之疾，或变阴毒也。素有热者，多变阳盛阴虚之疾，或变阳毒也。

庞曰：四时之中，有寒暑燥湿风火相搏，喜变诸疾，须预察之。其饮食五味禽鱼虫菜果实之属，性偏有嗜者；或金石草木药素尝有饵者，人五脏有大小、高下、坚脆、端正偏倾，六腑亦有大小、长短、厚薄、缓急，令人终身长有一病者。贵者后贱，富者乍贫，有常贵，有常富，有暴富，有暴贫，有暴乐，有暴苦，有始乐后苦，有离绝蕴结，忧恐喜怒者。夫常贵后贱，名曰脱营；常富后贫，名曰失精。暴乐暴苦，始乐后苦，精竭体沮，脱势侯王，精神内伤，情慕尊贵，妄为丧志。始富后贫，焦皮挛筋，常富恶劳，骄堕精消。离间亲爱者魂游绝，所怀者意丧，所虑者神劳，结怨恨者志苦，忧愁者闭塞而不行，盛怒者迷惑而不治，恐惧者荡惮而不收，喜乐者掉散而不藏，此皆非外邪所中而得之于内也。良工必预审问其由，先知脏腑经络受病之所，可举万全。粗工不思晓，令五脑六腑血气离守，迨至不救，又何言哉。

庞曰：阴阳虚盛者，非谓分尺寸也。荣卫者，表阳也。肠胃者，里阴也。寒毒争于荣卫之中，必发热恶寒，尺寸俱浮

大，内必不甚躁。设有微烦，其人饮食欲温而恶冷，谓阳虚阴盛也，可汗之则愈，若误下则死也。若寒毒相搏于荣卫之内，而阳盛阴衰，极阴变阳，寒盛生热，热气盛而入里，热毒居肠胃之中，水液为之干涸，燥粪结聚。其人外不恶寒，必蒸蒸发热而躁，甚则谵语。其脉浮滑而数，或洪实，或汗后脉虽迟，按之有力，外证已不恶寒，腹满而喘，此皆为阳盛阴虚，当下之则愈，若误汗则死也。仲景载三等阳明，是阳盛阴虚证矣。调经论云：阳虚则外寒，阴虚则内热，阳胜则外热，阴胜则内寒，以此别之。若阴独胜而阳气暴绝，必四肢逆冷，脐筑腠痛，身疼如被杖，面青，或吐，或利，脉细欲绝，名曰阴毒也。须急灸脐下，服以辛热之药，令阳气复生，溅然汗出而解。若阳独胜而阴气暴绝，必发躁，狂走妄言，面赤咽痛，身斑斑如锦文，或下利赤黄，脉洪实或滑促，名曰阳毒也。宜用针泄热，服以苦醋之药，令阴气复生，溅然汗出而解也。

庞曰：夫邪逆阴阳之气，非汗不能全其天真。《素问》云：辛甘发散为阳，谓桂枝、甘草、细辛、姜枣、附子之类，能复阳气也。酸苦涌泄为阴，谓苦参、大青、葶苈、苦酒、艾之类，能复阴气也。酸苦之药，既折热复阴亦当小汗而后利者。经云：身汗得而后利，则实者可活是也。

华佗治法云：伤寒病起自风寒入于腠理，与精气分争，荣卫否鬲，周行不通。病一日至二日，气在孔窍皮肤之间，故病者头痛恶寒，身热，腰背强重，此邪气在表，随证发汗则愈。

庞曰：凡发汗，须如常覆腰以上，厚衣覆腰以下，以腰足难取汗故也。半身无汗，病终不解。凡发汗后，病证仍存，于三日内，可二三发汗，令腰脚周遍为度。

若病不解，便可下之。设令下后不解，表里邪亦衰矣，足观脉证调治，七日内可期正汗为善也。发汗后不可再行汗者，始发热恶寒，今不恶寒，但倍发热而躁；始脉浮大，今洪实，或沉细数；始惺静，今狂语；此胃实阳盛，再行汗药即死，须当下之。有人始得病变阳盛之证，须便下之，不可拘日子深浅次第也。病三日以上，气浮上部，填塞胸膈①，故头痛胸中满，或多痰涎，当吐之则愈。

庞曰：若虚损及新产人不能吐者，可服枳实散。枳实细末，米饮调二钱，日可三四服。若有虚寒，手足冷及脉微弱者，枳实二两加桂枝一两，同末之，如前服。

病五六日以上，气结在脏腑，故腹满身重，骨节烦疼，当下则愈。若小便少，手足心并腋下不滋润，尚未可攻之，当消息其候，不可乱投汤药，虚其胃气也。以上解华佗治法。

太阳证

尺寸俱浮者，太阳受病也。当一二日发，以其脉上连风府，故头项痛而腰脊强。此是太阳膀胱经，属水，《病源》云：小肠者，非也。

太阳病，发热，汗出，恶风，其脉缓者，名为中风。太阳病，或已发热，未发热，必恶寒，体痛，脉阴阳俱紧者，名为伤寒。

伤寒一日，太阳受之，脉若静者，为不传；颇欲吐，若烦躁，脉数急者，为传也。

伤寒二三日，阳明少阳证不见者，为不传。病发热而恶寒，邪发于阳也；不热而恶寒者，邪发于阴也。发于阳者，七日愈；发于阴者，六日愈，阳数七，阴数六故也。发于阳者，随证用汗药攻其外；发于阴者，用四逆辈温其内。

太阳病，头痛至七日以上自愈者，其经竟故也。若欲作再经者，针足阳明，使经不传。补足阳明土，三里穴也。

风者，解表而不了了者，十二日愈。《方言》曰：南楚疾愈或谓之差，或谓之了。

太阳病，初服桂枝汤，反烦不解，先刺风池、风府，却与桂枝汤则愈。

太阳病，自汗，四肢难以屈伸，若小便难者，可与阳旦汤内加附子一枚，炮去皮尖，八破，同煎服之。阳旦即桂枝汤异名。若小便数者，慎不可行此汤，宜用芍药甘草汤。若误行桂枝附子汤攻表，则咽干、烦躁、厥逆、呕吐者，作甘草干姜汤与之，以复阳气；若厥愈足温，更与芍药甘草汤，其脚即伸；若胃气不和，谵语者，少与调胃承气汤，微溏则谵语止。

芍药甘草汤主脉浮而自汗，小便数，寸口脉浮大。浮为风，大为虚，风则生微热，虚则两胫挛。小便数，仍汗出，为津液少，不可误用桂枝汤，宜补虚退热，通治误服汤后病证仍存者。按古之三两，准今之一两。古之三升，今之一升。若以古方裁剪，以合今升秤，则铢两升合之分毫难以从俗。莫若以古今升秤均等，而减半为一剂，稍增其枚粒，乃便于俗尔。且仲景方云，一剂尽，病症犹在者，更作减半之剂，此古方一剂又加其半，庶可防病未尽而服之也。有不禁大汤剂者，再减半亦得。《肘后》所谓或一分为两，或以二铢为两，以盏当升可也。贫家难办，或临时抄撮皆可。粗末每抄五钱，水二平盏，煎八分服之。有姜枣者，每服入姜三片，枣三枚，一日三服，未中病可六七服也。有不可作煮散者，是病势大，宜依古方行之。凡汤一剂，有附子一枚；增半之剂，合用附子一枚半。古方不析枚者，是枚力要完也。半两以上大附子，可当一枚半；四钱以上②者，可用一枚为准。枚伤多不妨，

---

① 膈　武昌医馆重刻士礼居本作"心"。

② 上　武昌医馆重刻士礼居本作"下"。

仲景云强人可加附子成一枚是也。

芍药　甘草各一两半

细㕮，水一升半，煎七合半，去滓，温温分再服。

甘草干姜汤

甘草二两　干姜一两

煎如前方。

调胃承气汤

大黄一两　甘草半两　芒硝一大合

细㕮，水一升，煎上二味至五合，去滓，下芒硝烊化，暖服一盏，微溏为度。

如难利者，再与一剂。

太阳病汗证，反下之，遂利不止，脉促，表未解也；喘而汗出者，葛根黄芩汤主之。

黄芩三钱　黄连三两　甘草半两　干葛二两

细㕮，水一升半，煎七合半，去滓，温饮一盏，日三服。

阳明证

尺寸俱长者，阳明受病也。当二三日发，以其脉夹鼻，络于目，故身热，目痛鼻干，不得卧。此证恶寒可发汗，若恶寒罢，反自汗恶热者，为胃家实，属正阳明，宜调胃承气汤，方在太阳证下。

庞曰：有三阳阳明者，其太阳阳明，本太阳病，若发汗，若下，若利小便，此亡津液，胃中干燥，因传①属阳明也；少阳阳明者，本传到少阳，因发汗，利小便已，胃中燥，大便难也；正阳阳明者，病人本风盛气实，津液消铄，或始恶寒，汗出多，寒罢而反发热，或始得病便发热狂言也。

凡阳明证俱宜下，唯中寒恶寒为病在经，与太阳合病属表，可发其汗。

二阳合病，脉必浮大而长，外证必头痛腰疼，肌热目疼鼻干也。浮大者，太阳

受病也；长者，阳明也。头腰太阳也，肌目鼻阳明也。

二阳并病，太阳证罢，但发潮热，手足漐漐汗出，大便难而谵语者，大承气汤下之则愈。方在可下证中。

二阳并病，太阳初得时，发其汗，汗先出复不彻，因转属阳明，自微汗不恶寒。若太阳证不罢，不可下，下之为逆，如此者可小发其汗。设面色正赤者，阳气怫郁在表，当解之蒸之。若汗出不彻，当短息，不足言，阳气怫郁不得越，当汗出而不汗，其人短气但坐，以汗出不彻故也，宜麻黄汤更发其汗即愈。何以知其汗不彻，其脉涩故知也。方在可汗证中。古本字多差误，以从来所见病人证候中，符合如此，故改正。阳明病，能食为中风，不能食为中寒。

阳明病中寒，脉浮无汗，其人必喘，发汗则愈，宜麻黄汤。方在可汗证中。

阳明病，脉迟，汗出多，微恶寒者，表未解，发汗则愈，宜桂枝汤。方在可汗证中。若不恶寒，为外欲解，手足漐然汗出者，大便已硬，宜大承气汤。方在可下证中。

阳明病有不可攻者，谓阳明病，心下硬满者，不可攻，攻之利不止者死，利止者愈。

阳明病，或发汗，或自汗，大便虽硬，小便少者，未可攻，津液恐还入胃，必先硬后溏也。小便自如，乃可攻之。

阳明中风，口苦咽干，腹满微喘，发热恶寒，其脉浮紧。若下之，则腹满小便难也。此证必无汗，与后证相似，且恶寒无汗为异，以咽干腹满，亦不宜正与汗药，别与消详也。

阳明病，脉浮而紧，咽干口苦，腹满

_____
① 传　武昌医馆重刻士礼居本作"转"。

而喘，发热汗出，不恶寒而反恶热，身重。若发汗则烦躁愦愦，反谵语，若加温针，必怵惕烦躁不得眠；若下则胃中空虚，客气动膈，心中懊侬，苔生舌上者，栀子香豉汤主之。

肥栀子十枚　香豉二合

水二升，煮栀子减半，下豉再煮八合，去滓，温服一盏。得快吐者，止后服。

脉浮紧，必无汗，而反有汗，咽燥，腹满，恶热，法当下之，而又脉浮紧，不当下，此恐变风温，宜细详。

阳明病，口鼻燥，但漱水而不欲咽者，必衄。

少阳证

尺寸俱弦者，少阳受病也。当二三日发，以其脉上循胁，络于耳，故胸胁痛而耳聋。足少阳胆属木，弦者，细长如琴弦状。仲景云：脉浮而紧曰弦。非谓此弦脉也，凡伤寒脉浮紧相载，皆属弦之类也。有属太阳，有属阳明者。少阳正得弦脉，体是小弦长大脉也，多宜和表，鲜有汗证。

少阳之证，口苦，咽干，目眩也。

此三阳经皆病，未入于脏，可汗而解。仲景少阳证，唯小柴胡乃和表药耳。

弦细，头痛发热，属少阳，宜小柴胡汤。不可发汗，发汗则谵语，此属胃，胃和则愈；不和则烦而躁，宜调胃承气汤。此属少阳、阳明证也。方在太阳证中。

本太阳病不解，转入少阳者，胁下硬满，干呕不能食，往来寒热，尚未可吐下，脉紧者，小柴胡汤主之。少加牡蛎。

若已吐下，发汗，温针，谵语，小柴胡汤证罢，此为坏病，知犯何逆，以法治之。知犯何逆者，犯四种温病，坏候也。

少阳中风，两耳微闻，目赤，胸中满而烦，不可吐下，吐下则惊悸，小柴胡汤主之。方在和表证中。

三阳合病，脉浮大，上关上，但欲眠睡，合目则汗。不言弦者，隐于长大也。

三阳合病，面垢谵语，腹满身重，不能转侧，遗尿。发汗则谵语，下之则额上生汗，手足逆冷。若自汗者，宜白虎汤。方在厥阴证中。

伤寒四五日，或六七日，无大热，其人躁闷，此为阳去入阴也。

伤寒三日，三阳为尽，三阴当受邪，其人反能食而不呕，此为三阴不受邪也。病到阴必吐利。

伤寒三日，少阳脉小者，欲愈也。小而平匀者也。

太阴证

尺寸俱沉细者，太阴受病也。当四五日发，其经布胃中，络于嗌，故腹满而嗌干，宜大承气汤下之。方在可下证中。

太阴之为病，腹满而吐，食不下，自利益甚，时腹自痛，若下之，必胸下结硬。自利不渴者，属太阴，其脏有寒故也。当温之，以四逆辈。

伤寒三日，太阳脉弱，至四日，太阴脉大。脉大而胸满多痰者，宜吐之；无此证者，宜汗之。伤寒脉浮缓，亦大之类，手足自温者，系在太阴，小便不利者，必发黄；五苓散加茵陈主之。若小便自利者，不能发黄，至七八日，虽暴烦下利日十余行，必自止，以脾家实，腐秽当去故也，橘皮汤主之。

五苓茵陈汤

以茵陈浓煎，汤调五苓散二钱服之，日三四，黄从小便下，以小便清为度。

橘皮汤

橘皮一两　生姜二两

细剉，水一升半，煎七合去滓，分二服，稍热呷，未差再作服。

本太阳病，医反下之，因而腹满时痛者，属太阴也，桂枝芍药汤主之。

桂枝一两半　芍药三两　甘草一两　大枣六枚　生姜一两半

㕮咀，以水三升，煮取一升半，去滓，每温一盏，日三服。注云：小建中汤不用饴糖，故芍药为君，止痛复利邪故也。

少阴证

尺寸俱沉者，少阴受病也。当五六日发，以其经贯肾，络于肺，系舌本，故口燥舌干而渴，大承气汤下之。方在可下证中。

少阴之为病，脉微细，欲寐也。

少阴中风，阳微阴浮，为欲愈也。

凡少阴病四逆者，宜温之。

少阴病，始得之，反发热，脉沉者，麻黄细辛附子汤主之。

麻黄二两　细辛二两　附子一枚

㕮咀，以水三升，先煮麻黄十数沸，去上沫，内诸药，煮取一升，去滓。每温一盏，日三服。

少阴病，得之二三日，麻黄附子甘草汤微汗，以二三日无阳证，故微发汗也。谓初得病二三日，常见少阴证，无阳者，须发小汗也。

麻黄二两　甘草二两　附子一枚

㕮咀，以水三升，先煮麻黄十数沸，去上沫，内诸药，煮取一升半，去滓，每温一盏，日三服。

庞曰：少阴病脉沉，不知何沉也，且沉紧发汗则动经，沉数为病在里，不可发汗。详此脉或沉而濡，或沉而微，是表中寒而里不消，脉应里而发热在表，故以小辛之药，温散而微微取汗也。

少阴病，吐利，手足不逆冷，发热者不死；脉不至者，灸少阴七壮。太谿穴在内踝后跟骨上动脉陷中。言发热者，谓其身发热也。

少阴病，吐利，烦躁四逆者，死。烦躁者，内烦躁也。与茱萸汤证，宜细审其生死也。

少阴病，恶寒而倦，时时自烦，不欲厚衣，宜大柴胡汤。方在可下证中。

少阴病四逆，恶寒而自倦，脉不至而吐利，烦躁者，死。重详定此。

少阴病下利，利止而眩，时自冒者，死。此合是少阳冒昧汗濈出，脉匀小浮者生。少阴无眩冒之证。

少阴病六七日，息高者，死。

少阴病，脉微细沉，但欲卧，汗出不烦，自欲吐，至五六日自利，复烦躁，不得卧寐者，死。

少阴病，得之二三日以上，心中烦，不得卧者，黄连阿胶汤主之。

黄连一两　黄芩一分　芍药一分　鸡子黄半枚　阿胶炙，三分，为末

以水二升，先煮三物，取一升，去滓，内阿胶烊尽，小冷，内鸡子黄，搅令相得，温温一盏，日三四服。

少阴病，下利清水，色纯清，心下必痛，口干燥者，大承气汤下之。方在可下证中。

少阴病，吐利，手足厥冷，烦躁欲死者，茱萸汤主之。

茱萸一两半，汤洗三遍　人参三分　生姜一两半　大枣三个

以水三升半，煮取一升半，去滓。每温一盏，日三服。

少阴病，咽痛者，桔梗甘草汤主之。

桔梗半两　甘草一两

细剉，水一升，煎半升，去滓，作三服，细呷之。

又半夏散亦主之。

半夏汤洗七遍　桂枝去皮　甘草炙

上各等分，各别捣筛已，合治之。每

服三钱，水一盏半，煎至八分，温冷少少与① 之。

少阴病，下利清谷，里寒外热，手足厥逆，脉微欲绝，身反不恶寒，其人面赤，或腹痛，或干呕，或咽痛，或利止脉不出者，通脉四逆汤主之。

甘草一两　附子大者半个，强人加半个
干姜三分，强人加一两半

细剉，水三升，煎至一升，去滓，每温服一盏，日三四服。未差，急更作一剂，不可作煮散。其脉续续出者愈，暴出者死。面赤者，加连须葱四茎，去青；腹痛，去葱加芍药一两；呕者加生姜一两；咽痛者去芍药加桔梗半两；利止脉不出者，去桔梗加人参半两。病与方皆相应者，乃与服之。

少阴病，下利六七日，咳而呕渴，心烦不得眠者，宜猪苓汤。

猪苓　茯苓　泽泻　滑石　阿胶各半两

㕮咀，以水二升，先煮四物取一升，去滓，纳阿胶末烊尽，每温一盏服。

少阴病，下利咽痛，胸满心烦，猪肤汤主之。

猪肤半斤

以水五升，煮取二升半，去滓，加白蜜半升，白粉二合半，熬香和令相得，每温服一盏，日三四服。

少阴病，四逆，其人或咳，或悸，或小便不利，或腹中痛，或泄利下重者，四逆散主之。

甘草　枳实　柴胡　芍药各五分

捣筛为细末，白饮和服方寸匕，日三服。咳者加五味子、干姜炮，各二分半，并主下利；悸者，加桂二分半；小便不利者，加赤茯苓二分半；腹痛者，加附子一个，炮，去皮脐；泄利下重者，先以水三升，薤白一升半，煮取二升，去滓，以散

方寸匕，用薤白汤一盏，煎八分，日三四服。

厥阴证

尺寸俱微者，厥阴受病也。当六七日发，以其脉循阴而络于肝，故烦满而囊缩。微缓者，囊必不缩。若外证发热，恶寒似疟，为欲愈候，宜桂枝麻黄各半汤也。若尺寸俱沉短者，囊必缩，宜承气汤下之，方在可下证中。

厥阴之为病，消渴，气上冲心，心中痛热，饥而不欲食，食则吐蛔，下之利不止，乌梅丸主之。

伤寒，脉微而厥，至七八日肤冷，其人躁无暂安者，此脏厥，非蛔厥也。蛔厥者，其人当吐蛔，令病者静而复烦也，此脏寒。蛔上入其膈，故烦，须臾复止。得食而呕又烦者，蛔闻食臭即出，其人常自吐蛔。蛔厥者，乌梅丸主之。又治久痢。脏厥宜四逆辈，极冷服之。

乌梅一百五十个　干姜五两　黄连八两
当归二两　川椒　桂枝　附子　人参
黄柏　细辛各三两

异捣筛，合治之。以苦酒浸乌梅一宿，去核，蒸之二斗米下，饭热② 捣成泥，和药令相得，内臼中，与蜜再杵二千下，丸如梧桐子大，先食饮服十丸，日三服。

稍加至二十丸，禁生冷、滑臭食物等。

厥阴中风，脉微浮者为欲愈，不浮者为未愈。

脉迟，反以黄芩汤得彻其热，腹中应冷，当不得食，今反能食，此为除中，必死。

----

① 与　武昌医馆重刻士礼居本作"咽"。
② 热　武昌医馆重刻士礼居本作"熟"。

先厥后发热，下利必自止，而反汗出咽痛者，其喉为痹；发热无汗，其利自止，若不止，必便脓血者，其喉不痹。

庞曰：热少厥微，指头寒，嘿嘿不欲食，烦躁数日，小便自如，此热除也。宜干姜甘草汤。方在太阳证中。

庞曰：手足逆冷，皆属厥阴，不可下，亦不可汗。有须下证者，谓手足虽逆冷，或有温时，手足虽逆冷而手足掌心必暖，非正厥也，故可消息汗下也。

伤寒一二日，至四五日，厥者必发热，前发厥者，后必发热，厥甚热亦甚，厥微热亦微。厥不过五日，六日不厥者必愈。若六日厥者，必发热愈甚，仍下利也。

庞曰：寒热而厥，面色不泽，冒昧者，当用绵衣包手足，令温暖，必大汗而解也。有不因大汗下，而两手忽无脉，谓之双伏；或一手无脉，谓之单伏。或利止，如此必有正汗，急用四逆辈温之，时有汗便安。脉终不出者，死。

下利，先厥后发热，利必自止。不尔，咽中痛，或喉痹；若便脓血者，其喉不痹。

厥而下利者，当不能食；反能食者，为除中，必死。能食反发热，脉数者，必发痈脓；厥而呕，胸胁烦满，后必便脓血。

病者手足冷，小腹按之痛，此结冷在膀胱关元也。当关元灸之。发热下利，厥逆，躁不得卧者，死。

病人手足厥冷，脉乍紧者，邪结在胃① 中，心下满而烦，不能饮食者，病在胸中，当吐之，宜瓜蒂散。凡病可吐者皆宜此方。

瓜蒂　赤小豆等分

细末，别以香豉一合，热汤三盏，煮作稀糜，去滓。取汁和散一钱，温温顿服。不吐者，少少加药再服，得吐快乃止。诸亡血虚家，不可与服。有用丁香者吐之，多霍燥人。

伤寒厥而心下悸，宜先治水，当服茯苓甘草汤，次治其厥，不尔，水渍入胃，必作利也。茯苓甘草汤

茯苓　桂各一两　生姜一两半　甘草半两

细剉，水二升，煎一升，温饮一盏，悸止为度。

伤寒六七日，大下后，寸脉沉而迟，手足厥逆，下部脉不至，咽喉不利，唾脓血，泄利不止者，为难治，宜麻黄升麻汤。有不因下而自利加衄血者，亦宜此方。

麻黄一两　升麻　当归各半两　知母　黄芩　葳蕤各三钱　芍药　天门冬　桂枝　茯苓　甘草　石膏　白术　干姜各一钱半

细剉，水二升半，先煮麻黄一二沸，去沫，内诸药，煮一升二合，去滓，温服一盏，如人行七八里久，进一服，以汗出即住服。

本自寒，医复吐下之，寒格愈逆，食入口即吐，宜干姜黄芩汤。

干姜　黄芩　黄连　人参各一两半

细剉，水三升，煮取一升半，去滓。温服一盏。

下利，微热而渴，脉弱者自愈。脉数汗出亦然，紧为未解，发热而厥，七日下利，为难治。

凡厥，通用四逆汤。方在四逆证中。谓其脉浮迟，或微，或细，或沉，皆属里有寒也。

厥而脉滑者，为里有热，白虎汤主之。

知母　石膏八两　甘草半两　粳米三

---

① 胃　武昌医馆重刻士礼居本作“胸”。

合

　　以水五升，煮米熟汤成，去滓。温服一盏，日三服，有渴加人参半两。

　　庞曰：三阳皆有合病。凡合病者，有十四证，唯三阴无合病。

两感证

　　庞曰：《素问》载两感于寒，其脉应与其病形者，一日则巨阳与少阴俱病，头痛，口干而烦满；二日则阳明与太阴俱病，腹满身热，不欲食，谵语；三日则少阳与厥阴俱病，则耳聋囊缩而厥，水浆不入口，不知人，六日死。言其六日死者，是脏腑荣卫或有所通行，故四日少阴与太阳俱病，五日太阴与阳明俱病，六日厥阴与少阳俱病，是重传得六日死矣。其有三日死者，《素问》谓阳明为五脏十二经脉之长，其邪气盛，故不知人；三日其气乃绝，故死矣。夫邪气盛则实，表里邪实，并领血气入胃，不通于荣卫气血，故气血随邪而尽，则三日死矣。其脉候《素问》已脱，今详之。凡沉者，皆属阴也。一日脉当沉而大，沉者，少阴也，大者，太阳

也；二日脉当沉而长；三日脉当沉而弦，乃以合表里之脉也。沉长、沉弦皆隐于沉大。凡阴不当合病，唯三阳可以合病，今三阴与三阳合病，故其脉似沉紧而大，似沉实而长，亦类革至之死脉也。

三阴三阳传病证

　　庞曰：伤寒一日，巨阳受病，前所说膀胱详矣。《病源》云小肠，虽则误其标本，其手足阴阳自有并病者。故《素问》云：六日三阴三阳、五脏六腑皆受病，荣卫不行，五脏不通，则死矣。是表里次第传，不必两感，亦有至六日传遍五脏六腑而死者也。《素问》云：诸浮不躁者，皆在阳则为热，其有躁者在手。假令第一日脉不躁，是足太阳膀胱脉先病；脉加躁者，又兼手太阳小肠也。又云：诸细而沉者，皆在阴，则为骨痛，其有静者在足。假令第四日脉静者，足太阴始传病也。脉加数，又兼手太阴病也。故六日亦能传遍脏腑也。躁谓脉数，静谓脉不数，用药则同，若用针，须取足与手之经也。

卷第二

可发汗证

大法春宜发汗。

太阳① 中风，阳浮而阴弱，阳浮者自发热阴弱者自汗出，啬啬恶寒，淅淅恶风，翕翕发热，鼻鸣干呕者，桂枝汤主之。

桂枝　芍药　生姜各一两半　甘草一两　大枣六个

㕮咀，水三升半，微火煎取一升七合半，生布绞去滓，温服一盏。须臾，啜热粥一碗，令助药力。周覆一时，遍身漐漐者益佳，不可令如水流漓，病必不除。若一服汗出病差，止后服，不必尽剂也。若不汗，如前法更服，半日许令三服。若病重者，一日一夜可尽一剂。病证犹存者，更作服。若汗未出，乃至二三剂。忌生冷、粘滑、肉面、五辛、酒酪、臭恶等物。

太阳病，初服桂枝汤，反烦不解者，先刺风池、风府，却与桂枝汤则愈。按风池是少阳之经，阳维之会，不针天柱而取风池者，阳维维诸阳，巨阳与诸阳主气故也。

庞曰：凡桂枝汤证，病者常自汗出，小便不数，手足温和，或手足指稍露之，则微冷，覆之，则温浑身热，微烦而又憎寒，始可行之。若病者身无汗，小便数，或手足逆冷，不恶寒，反恶热，或饮酒后，慎不可行桂枝汤也。脉紧必无汗，设有汗，不可误作桂枝证。

太阳病，发汗，遂漏不止，其人恶风，小便难，四肢微急，难以屈伸者，桂枝加附子汤主之。桂枝汤内，加附子一枚，炮，去皮尖，切片同煎，如前。小便难，为有津液，可作汗；若小便数，不可误认阳旦证也，阳旦即桂枝汤异名也。

下后，脉促，胸满者，桂枝去芍药汤主之。桂枝汤内去芍药，只用四味也。芍药味酸，脉促，胸满，恐成结胸，故去芍药之佐，全用辛甘，发散其毒气也。

服桂枝汤，或下之，仍头项强痛，翕翕热，无汗，心下满微痛，小便不利者，桂枝去桂加白术茯苓各一两半主之。不用桂，加水成四升，煎取两升。

太阳病，项背强几几，汗出恶风者，桂枝加葛根二两，添水成四升，煎取二升。通治柔痉。

太阳病，下之微喘者，表未解也，桂枝加杏仁厚朴汤主之。桂枝内加厚朴一两，杏仁四十枚。此则中风自汗，用桂枝汤证也。

庞曰：恶寒者，不当风而憎寒，恶风者，当风而憎寒，皆属表证。太阳病，头痛发热，身疼痛，骨节烦疼，恶风，无汗而喘者，麻黄汤主之。

麻黄一两半　桂枝一两　甘草半两　杏仁三十五个

㕮咀，水二升半，煮麻黄数沸，去上

————

① 阳　原作"阴"，据《伤寒论》原文及武昌医馆重刻士礼居本改。

沫，内诸药，煮取一升二合半，去滓，每饮一盏，续次服尽，不用粥投。温覆，如桂枝法将息，未汗，可再作二三剂。

庞曰：伤寒之脉，紧盛而按之涩是也。脉浮而紧，浮为风，紧为寒，风伤卫，寒伤荣，荣卫俱病，骨节烦疼。外证必发热，无汗，或喘，其人但憎寒，手足指未① 必微厥，久而复温，掌心不厥，此伤寒无汗，用麻黄证。

凡脉浮数，或浮紧，无汗，小便不数，病虽十余日，尚宜麻黄汤也。

太阳中风，脉浮紧，发热恶寒，身痛，不汗出而烦躁者，大青龙汤主之。若脉微弱，自汗出，恶风者，不可服之；服之则厥逆，筋惕肉瞤，此为逆也。大青龙汤

麻黄三两　桂枝　甘草　石膏各一两　杏仁二十个　枣五枚　生姜一两半

㕮咀，水五升，煮麻黄数沸，去上沫，内诸药，煮取二升。每温饮一盏，微汗为度。若汗周身润则止服；未周身润，可停待少时服尽。不欲汗多，亡阳故也。亡阳遂虚，恶风，烦躁，不得眠也。

伤寒，脉浮缓，身不疼，但重，乍有轻时，无少阴证者，大青龙汤主之。少阴当言太阴。按太阴证内有脉浮缓，手足温者，系太阴。太阴当发汗，证属青龙汤，似桂枝证，反无汗而脉紧，似麻黄证，反身不疼而脉浮缓。

太阳病，项背几几，无汗恶风，葛根汤主之。

葛根二两　麻黄一两半　桂枝一两　甘草一两　芍药一两　大枣六枚　生姜一两半

㕮咀，水四升，先煮麻黄、葛根数沸，去沫，下诸药，煮取二升半，去滓。每温饮一盏，日三服，如桂枝汤将息。

太阳与阳明合病，必自下利者，葛根汤主之。

太阳与阳明合病，不利，但呕者，葛

根加半夏汤主之。用前葛根汤内加半夏一两一分，汤洗十遍，每个作四破。

庞曰：脉浮紧，无汗，服汤未中病。其人发烦，目瞑，极者必衄。小衄而脉尚浮者，宜麻黄汤；衄后脉已微者，不可再行也。凡脉浮自汗，服汤不中病，桂枝证尚在，必头痛甚而致衄。小衄而脉尚浮者，再与桂枝汤；衄后脉已微者，不可再行也。

伤寒三日后，与诸汤不差，脉势如数，阳气犹在经络，未入脏腑，宜桂枝石膏汤。此方可夏至后代桂枝证用之；若加麻黄一两，可代麻黄、青龙汤用之。

石膏三两　栀子二十四个　生姜一两半　桂枝　黄芩　甘草各一两　升麻　葛根各一两半

㕮咀，水五升，煮取二升半，去滓，温饮一盏，食顷再服。若得汗，即止后服。

庞曰：凡发汗，以辛甘为主，复用此苦药者，何也？然辛甘者，折阴气而助阳气也。今热胜于表，故加苦以发之。《素问》云：热淫于内，以苦发之故也。

葛根龙胆汤疗病四五日不差，身体毒热，面赤，兼治阳毒风温。

葛根生者四两，干者二两代　生姜　升麻　大青　龙胆　桂枝　甘草　麻黄　芍药各半两　葳蕤一两　石膏一两半

㕮咀，水四升半，下麻黄，煮数沸，去上沫，内诸药，煎二升，去滓。温饮一汤盏，日三夜二。凡葛根，须用家园味甘多白粉者为佳，若误用味苦野葛多吐，人转增病。

时行热病，六七日未得汗，脉洪大或数，面目赤，身体大热，烦躁狂语欲走，大渴甚。又五六日以上不解，热在胃中，口禁不能言，为坏伤寒，医所不能治。如

———————

① 未　武昌医馆重刻士礼居本作"末"。

死人，或精魂已竭，心下才暖，发开其口，灌药下咽即活，兼治阳毒，麦奴丸。

麻黄三分　釜底煤　黄芩　灶底墨　梁上尘　小麦奴　灶中黄土各一分　芒硝　大黄各半两

细末，蜜丸弹子大，新汲水三合，和一丸研服之。渴者但令冷水足意饮之，须臾当寒竟，汗出便差。若日移五尺不汗，依前法再服一丸。差即止，须微利。小麦奴乃小麦未熟时丛中黑麦捻之成黑勃者是也，无，即以小麦炒黑焦，地上出火毒用之亦得。此药须是病人大渴，倍常躁盛，若小渴者强与之为祸耳，强人每服半鸡子大。亦治温疟。

伤寒，连服发汗汤七八剂，汗不出者，死。如中风法蒸之，使温热之气外迎，无不得汗也，古今用效。薪火烧地，良久去火，扫地以水洒之。取蚕沙、桃柏、荆叶、糠及麦麸皆可。同和铺烧地上，可侧手厚，上铺席，令病人卧席上，温覆之。热月只可夹被覆，其汗立出。后周身至脚心皆汗溅溅，乃用温粉扑止，移之上床即愈。无蚕沙即用麸糠之类，铺烧地上亦得。温粉法，白术、藁本、白芷各二两，末之，入英粉十二两，和匀用之。无英粉以蚌粉代之。

伤寒差后，有不了了证者，谓至十日或半月二十日，终不惺惺，常昏沉以失精神，言语错谬，或无寒热，有似鬼祟，或朝夕潮热颊赤，或有寒热如疟状，此乃发汗不尽，余毒气在心胞络间所致也，宜知母麻黄汤。

知母一两半　麻黄一两　芍药　黄芩　甘草　桂枝各半两

㕮咀，水二升半，煮麻黄数沸，去上沫，内诸药，取一升三合，去滓。每温饮一大盏，半日可相次三服，温覆令微汗。若心烦欲水，当稍与之，令胃中和则愈。

未汗尽剂。

太阴[①]病，下之后，气上冲，其脉必浮，可依证发汗，不与汗则成结胸也。凡发汗，脉浮大，虽大便秘，小便少者，可发汗而解也。合汗不汗，诸毛孔闭塞，闷绝而死。

不可发汗证

脉浮紧，法当身痛，当以汗解。假令尺中脉迟，为荣气不足，血少故也。前阳明病脉迟汗出多，微恶寒，宜桂枝汤，不责荣不足，盖尺脉长大而迟也。此若软紧而迟，不可汗，宜小建中汤。

小建中汤

桂枝三分　生姜三分　芍药一两半　甘草半两　枣六枚　饴糖二合半

㕮咀，水二升半，煮取九合，去滓，方下饴糖，煎令化。每温饮一汤盏，日进二三服。尺尚迟，再作一剂，入人参加半两同煎最良。旧有微溏或呕者，不用饴糖也。兼治伤寒一二日，胸中悸而烦，及汗后身疼，脉沉迟。又治伤寒阳脉涩，阴脉弦，法当腹中急痛，先小建中汤；不差，与柴胡汤。方在和表证中。

庞曰：凡脉紧，病必无汗，唯濡而紧，病必自汗。勿误行桂枝，宜建中汤也。

脉濡弱，不可发汗，汗则厥而烦躁，不得眠。

诸动气在心腹上下左右，不可发汗。

庞曰：诸脉动数微弱，不可发汗。以上并宜建中汤。若烦躁者，宜竹叶汤。

竹叶汤治虚烦，病似伤寒，身亦热而烦躁，头不痛，身不疼，脉不数者。兼治中暍，渴吐逆而脉滑数者，及伤寒解后，虚羸少气，气逆欲吐者，并宜服之。

---

① 阴　武昌医馆重刻士礼居本作"阳"。

淡竹叶半把　石膏四两　半夏三分　人参半两　甘草半两　麦门冬二两　粳米一合，淘过

细剉，以水五升，煎二升半，米熟去滓。温饮一盏，日进三服，夜二服。呕者，加生姜一两半，不呕不用。

虚烦或呕吐，脉弦细芤迟，手足微寒，胸满者，橘皮汤主之，兼治暴烦下利。方在太阴证中。

四逆不可发汗，发汗则声嘶，舌萎不得前，言乱睛眩者，命将难全。

咽中闭塞，不可发汗，发汗则吐。血气微绝，手足不能自温者，干姜甘草汤主之。方在太阴证中。

淋家，不可发汗，发汗必便血。

疮家，虽身痛，不可发汗，汗出则痓。以痛疮家脓血过多。

动气在右，不可发汗，汗出则衄而渴，心苦烦，饮则吐水。动者，谓心腹中虚气动，若误汗有此证，先宜五苓散三服，方在可水证中。次服竹叶汤，方在前。

动气在左，不可发汗，发汗则头眩，汗出则筋惕肉瞤，此为逆，难治。但先服防风白术散，次服建中汤，方在前。

防风白术散

防风一两　牡蛎粉半两　白术三分

细末，温米饮调下二钱，日二三服，汗出续与建中汤。

动气在上，不可发汗，发汗则气上冲，正在心端，李根汤主之。

半夏半两　桂枝　当归　芍药　黄芩　甘草　人参各一分　茯苓三分

粗末，每五钱水二盏，姜三片，甘李根白皮一团，如鸡子黄大，煎八分，通口，日三五服。

动气在下，不可发汗，发汗则心中大烦，骨节苦痛，目晕恶寒，食则反吐，谷不得前，先服大橘皮汤；得吐止，后服建中汤。大橘皮汤亦主手足冷呕哕。

橘皮一两半　生姜二两　枣二十四个　甘草半两　人参一分　竹茹半两

㕮咀，水三升，煎一升半，去滓。温服一盏，食顷再服。不当汗而强汗之，则津液枯槁而死。

四逆证

四逆汤治病发热头痛，脉反沉，若不差，身体疼痛者；脉浮迟，表热里寒，下利清谷者；汗出热不去，内拘急，支节疼，四逆者；下利厥逆，恶寒者；下利腹胀满，身疼脉浮者。先用四逆温里，得利止，乃可随证用药攻表也。

甘草一两　附子半个　干姜三分

㕮咀，以水一升半，煮取六合，去滓，温分作二服。

手足厥，脉微欲绝者，当归四逆汤主之。

当归　桂枝　芍药　细辛各一两半　枣三十六个　甘草　木通各一两

㕮咀，以水四升半，煮二升二合，去滓，每温一盏服。

和表证

伤寒表不解，心下有水气，干呕，发热而咳，或渴，或利，或噎，或小便难、腹满而喘者，小青龙汤主之。

麻黄　芍药　细辛　干姜　甘草　桂枝各一两半　半夏三分　五味子半两

㕮咀，以水六升，先煮麻黄数沸，去上沫，内诸药，煮一升，去滓，每温服一盏。若渴者，去半夏，加栝蒌根一两半；若微利，去麻黄，加荛花一鸡子大，炒赤；若噎者，去麻黄，加附子一枚，炮；小便不利、小腹满者，去麻黄，加赤茯苓二两；若喘，去麻黄，加杏仁一两一分。无荛花，以桃花一鸭子大，不炒代之。

太阳病，得之八九日，如疟状，发热恶寒，热多寒少，其人不呕，清便欲自可，一日二三度发。脉微缓者，为欲愈也；脉微而恶寒，此阴阳俱虚，不可更发汗吐下也。面色反有热色者，未解也，以其不能得小汗出，其身必痒，宜桂枝麻黄各半汤。

桂枝汤末 麻黄汤末各三分

以水一升半，枣三个，生姜三片，煎减半，去滓，温饮一盏。未有小汗，再服之。

服桂枝汤，大汗出，脉洪，证候不改者，服桂枝汤，如前法；若形似疟状，日再发者，宜桂枝二麻黄一汤。

桂枝汤末一两 麻黄汤末半两

以水一升半，姜三片，枣三个，煎减半，去滓，温饮一盏。未有小汗，再服之。

服桂枝汤，大汗出后，大烦渴，脉洪大者，白虎汤加人参主之。方在厥阴证中。

庞曰：伤寒，已得汗，身和脉弦细，谵语妄见，此为津液不和，与小柴胡去人参加桂枝汤服之，津液和自愈；未差，与调胃承气汤下之。

伤寒六七日，发热，微恶寒，肢节烦疼，微呕，心下支结，外证未去，柴胡桂枝汤主之，兼治寒疝腹痛。

柴胡一两 桂枝 黄芩 人参各半两
半夏四钱一字 芍药半两 甘草一钱一字
大枣九枚 生姜半两

㕮咀，以水三升半，煮取一升七合半，去滓，温饮一盏。

小柴胡汤治伤寒五六日，中风，往来寒热，胸胁满，嘿嘿不欲食，心烦喜呕，或胸中烦而不呕，或渴，或腹中痛，或胁下痞硬，或心下悸、小便不利，或不渴、身微热，或咳者。

柴胡二两 甘草 黄芩 人参各三分

半夏六钱一字 生姜三分 大枣三枚

㕮咀，以水六升，煮取三升，去滓，再煎取一升半，温作三服。若胸中烦而不呕者，去半夏、人参，加栝蒌半个。若渴，去半夏，加人参成二两二钱半、栝蒌根二两。若腹中痛，去黄芩，加芍药一两半。若胁下痞硬，去大枣，加牡蛎二两。若心下悸、小便不利，去黄芩，加茯苓二两。若不渴、外有微热，去人参，加桂枝一两半，温覆微汗愈。若咳，去人参、大枣、生姜，加五味子一两一分，干姜一两。

伤寒中风，有柴胡证，但见一证，不必悉具。凡以柴胡证而下之，与柴胡汤，必蒸蒸而振，却复发热汗出而解也。

病十日以上，脉浮细嗜卧者，为已安候，小柴胡和之，细而迟者勿与。

妇人中风七八日，续自寒热，发作有时，经水适断者，此为热入血室，其血必结，故使如疟状，发作有时，小柴胡汤主之。

妇人伤寒发热，经水适来，昼日明了，暮则谵语，如见鬼状，此为热入血室，无犯胃气，必自愈。先宜小柴胡汤，不愈，可刺期门。

妇人中风，发热恶寒，经水适来，得之七八日，热除而脉迟身凉，胸胁下满如结胸状，谵语，此为热入血室也，当刺期门，随其实取之。

阳明病，潮热，大便溏，小便自如，胸胁满不去者，小柴胡汤主之。又不大便而呕，舌上白苔者，亦宜服之。上焦得通，津液得下，胃气因和，身濈然汗出而解。

阳明中风，脉浮弦大而短气，腹满，胁下及心痛，久按之气不通，鼻干不得汗，嗜卧，一身及目悉黄，小便难，有潮热，时时哕，耳前后肿。刺之小差，外不解。病过十日，脉续浮者，与小柴胡汤；若不尿，腹满加哕者，不治。

可下证_{血证附}

大法秋宜下。

阳明病，发热不恶寒，汗多者，急下之。

凡脉沉细数，为热在里。又兼腹满咽干，或口燥舌干而渴者，或六七日不大便，小便自如，或目中瞳子不明，无外证者，或汗后脉沉实者，或下利，三部脉皆平，心下坚者，或连发汗，已不恶寒者，或已经下，其脉浮沉按之有力者，宜大承气汤。

大黄半两 厚朴一两 枳实一枚 朴硝半两

㕮咀，以水四升，先煮厚朴、枳实至三升，下大黄，煮取一升半，去滓，下朴硝烊化。每温一盏服，利即止。后服如作煮散煎，每服厚朴、枳实末共三钱，水二盏，煎一盏半，下大黄末一钱，煎一盏，绞去滓，下朴硝末一钱，烊化服之。

阳明与少阳合病而利，脉不负者，为顺也。负者，失也，互相克为负也。脉滑而数者，有宿食，当下之。宜大承气汤。阳明土，其脉大，少阳木，其脉弦，若合病，土被木贼克，更利，为胃已困。若脉不弦，为土不负。弦者，为土负，必死。

脉双弦而迟，心下坚，或脉大而紧者，阳中有阴，可下之。病者烦热汗出，如疟状，日晡则发潮热者，属阳明，其脉必实，当下之而愈。

病人小便不利，大便乍难乍易，时有微热，喘冒不能卧者，有燥屎，宜下之。

伤寒，若吐下后，不解，不大便五六日以上，至十余日，日晡则发潮热，不恶寒，独语如见鬼状。若剧者，发则不识人，循衣妄撮，常见有此撮空候，故改之。

惕而不安，微喘直视，脉弦者生，脉涩者死；微者，但发热谵语，可下之。一服利，止后服。

过经谵语者，可下之。

病人不大便五六日，绕脐痛，烦躁，发作有时，此有燥屎，故不大便，可下之。以上并宜大承气汤。

太阳病未解，其脉阴阳俱停者，必先振栗汗出而解。阳微者，先汗之而解；阴实者，先下之而解。下之，宜大柴胡汤。

柴胡四两 黄芩 芍药各一两半 枳实二枚 生姜二两半 半夏一两一分 大枣六个 大黄一两

㕮咀，以水六升，煮取三升，去滓，再煎，每温一盏服。

因下之后，潮热而微利者，此医以丸药下之，非其治也。而有表症，仍胸膈满而呕者，先服小柴胡汤，后服大柴胡汤。_{小柴胡汤在和表证中。}

伤寒发热，汗出不解，心中痞硬，呕吐下利者，大柴胡汤主之。

伤寒十余日，结热在里，往来寒热者，宜大柴胡汤。

阳明病，谵语，发潮热，脉滑疾者，小承气汤主之。

大黄二两 厚朴一两 枳实二枚

㕮咀，水二升半，煎至八合，去滓，放温时饮一盏，以利为度。凡大便秘闷，恐有表证者，但少少饮之，微下为度，不可饮多，恐大泄利也。虚弱人可作煮散煎服。

太阳病，若吐下发汗后，微烦，小便数，大便难者，与小承气汤利之则愈。此太阳阳明证也。

下利谵语者，有燥屎也，宜小承气汤。初一服，谵语止；若更衣者，停后服，不尔，尽与之。_{更衣即登厕也，非颜师古注《汉书》更衣之义。《集验方》痔有更衣挺}

出，颇妨于更衣，更衣出清血，故以知之。

阳明病，不吐不下，心烦者，可与调胃承气汤。方在太阳证中。

发汗后，恶寒者，虚也；不恶寒，但热者，实也，当和胃气，宜调胃承气汤。

伤寒十三日，过经谵语者，此有热，当以汤下之。若小便利者，大便当硬，反下利而脉调和者，知医以丸药下之，非其治也。若自下利者，脉当微厥，今反和者，为内实也，宜调胃承气汤。

太阳病，过经十余日，心下温温欲吐而胸中痛，大便反溏，腹微满，郁郁微烦。此时极吐下者，与调胃承气汤，不尔，可与之。但欲呕，胸中痛，微溏者，此非柴胡证，以呕故知极吐下也，属调胃承气汤。

伤寒吐后，腹胀满者，属调胃承气汤。

茵陈汤治阳明病，发热汗出者，此为热越，不能发黄也，但头汗出，其身无汗，剂颈而还，小便不利，渴而饮水者，以瘀热在里，身必发黄。

茵陈蒿三两　大黄一两半　栀子二十个大者七枚

㕮咀，水二升半，先煮茵陈至一升，内二味，煮取一升二合半，去滓。温饮一盏，日三服。小便当利，尿如皂角沫，一宿腹减，黄从小便出。

十枣汤治太阳病中风，下利呕逆，表解者，乃可攻之。其人漐漐汗出，发作有时，头痛，心下痞硬满，胁下痛，干呕短气，汗出不恶寒者，此表和而里未和也。

芫花　甘遂　大戟等分，异杵筛，秤末合之，入白再杵二三百下。

先以水一升，煮肥枣十枚，擘碎，煮取半升，去枣，用煎汤少半，调末一钱匕，羸人半钱，再单饮枣汤送之，平旦服。若下少而病不除，明旦加药一钱半，如前服之。服之必利，利后糜粥自养。

咳而胁下痛，此为有饮，宜十枣汤。

调中汤治夏月及秋初，忽有暴寒，折与盛热，热结四肢，则壮热头痛，寒伤于胃，下利或血或水，或赤带下，壮热且闷，脉数宜下之。久年肠风，下之亦差。

大黄三分　葛根　黄芩　芍药　桔梗　茯苓　藁本　白术　甘草各半两

㕮咀，水三升，煎至二升，下大黄，取一升二合，去滓。温温饮一盏，移时勿隔食再服之，得快下，壮热便歇，其下利亦止。凡秋夏早热积日，或有暴寒折之，热无可散，喜搏著肌中，作壮热气也。胃为六腑之表，最易为暴寒所折故也，虚人亦不发壮热，但下利或霍乱，不宜用此。实人有服五石，人喜壮热，与别药下则加热，喜闷而死矣。是以宜以此下，和其胃气。调中汤又治阳病因下，遂协热利不止，及伤寒不因下而自利，表不解，脉浮数者，皆可去大黄，加葛根成一两煎服之，殊验也。

茵陈丸疗瘴气及黄病痎疟。

茵陈　栀子　鳖甲　芒硝各一两　大黄二两半　豉二合半　常山　杏仁各一两半　巴豆半两

细末，蜜丸梧桐子大。初得时气，三日内平旦米饮服二丸，如人行十里久，或吐或利，或汗出，不尔，更服一丸，以热粥投之，老少以意加减丸数服。若黄病痎癖，时气伤食痎疟，小儿惊热欲发痫，服之无不差者。疗瘴神验，赤白痢服之亦效。春初有宿热，依上法服之，取吐利，当年不忧热病。有性杀药者，每服七丸、五丸。

抵当汤治太阳病六七日，表证仍在，脉微而沉，反不结胸，其人发狂者，乃热在下焦，小腹当硬满；小便反利者，下血乃愈。所以然者，以太阳随经，瘀血在里故也。小腹满而小便不利者，非血证。

水蛭 虻虫各十枚 桃仁七枚 大黄一两

㕮咀，以水二升半，煮至一升二合半，去滓，温温分四服。未下，再服。虚人只可作半料服之，如作煮散，每五钱水一盏半，煎一盏，去滓服之。

桃仁承气汤治太阳病不解，热结在膀胱，其人如狂，血自下者乃愈。其外不解者，尚未可攻，当先随证行汤解外。外已解，但小腹急结者，乃可攻之。不恶寒为外解。

桃仁二十四个 大黄二两 甘草 桂枝 芒硝各一两

㕮咀，以水三升半，煎取一升半，去滓，内芒硝烊化，温服一盏。虚人减作半料，亦可作煮散。每五钱水一盏半，煎至一盏，去滓，下芒硝一钱半，烊化服之。

桃仁承气汤又治产后恶露不下，喘胀欲死，服之十差十。

庞曰：脉朝夕快者，实癖也，可下之。朝平夕快者，非癖也，不可下。快谓数脉，六七至者也。若脉数一息八九至，慎不可下，若下之则烦躁，下利不止而死。凡数脉与皮毛相得，亦不可下也。合下不下，令病人腹胀满，通身浮肿而死。

不可下证

脉软而弱，弱反在关，关下三分也。濡反在颠，关上三分也。微反在上，寸口也。涩反在下，尺部也。微则阳不足，涩则无血，阳气反微，中风汗出而反烦躁，涩则无血，厥而且寒，宜建中汤。方在不可汗证中。

阳微不可下，下之则心下痞。

诸动气在心腹上下左右，俱不可下。

动气在右，不可下，下之则津液内竭，咽燥鼻干，头眩心悸，宜竹叶汤。方在不可汗证中。

动气在左，不可下，下之则腹里拘急不止，动气反剧，身虽有热反欲倦。先服干姜甘草汤，方在太阳证中，后服建中汤，方在不可汗证中。

动气在上，不可下，下之则掌握热烦，身冷，热汗自泄，欲水自灌，竹叶汤主之。方在不可汗证中。

动气在下，不可下，下之则腹满，卒起头眩，食则下清谷，心下痞坚，半夏泻心汤主之。方在痞证中。

咽中闭塞，不可下。

庞曰：诸脉濡弱微虚细相搏，俱不可下。

诸四逆，不可下，虚家亦然。

庞曰：若下证悉具而见四逆者，是失下后气血不通使然，但手足微厥，掌心常温，时复指稍温便下之，不可拘忌也。

伤寒呕多，虽有阳明证，不可攻也。

庞曰：凡下证，小便不利或尚少，未可攻之也。

不当下而强下之，令病人肠胃洞泄不禁而死。

可水不可水证

庞曰：凡病非大渴，不可与冷水。若小渴口咽干，小小呷滋润之；若大渴烦躁甚，能饮一斗者与五升，能饮一升者与半升，若乃不与，则干燥无由作汗，烦喘而死者多矣，但勿令足意饮也；若大汗将来，躁渴甚者，但足意饮之勿疑。常人见因渴饮水而得汗，见小渴遂强与之致停饮，心下满结喘而死者亦多矣。其有热脉数，尚可作汗而解者，出于天幸也。

五苓散治病人水药入口则吐，或渴而呕者，或汗后脉尚浮而烦渴者，或下利渴而小便不利者，或因渴停水心下，短息者，难治。呕而小便不利者，皆主之。

猪苓 白术 茯苓 桂枝 泽泻各半

两

细末，白饮调下二钱，日三服，数饮暖水，汗出效。

阳明病，小便数者，大便即坚，不更衣十日无所苦。欲得水，但与之，当以法救；渴者，五苓散主之。

霍乱，头痛发热，身体疼，热多欲饮水，五苓散主之。若得病无热，但狂言烦躁不安，精采不与人相当，勿以火导之，但以猪苓散方寸匕服之。当逼饮新汲井水一升，即令指刺喉中吐去之，病随手愈。若不能吐者，勿强与水，水停则结心下也，当以药吐之，不尔，更致危病。若当吐不吐时，以猪苓散吐之，其死迨速矣，亦可针之尤佳。夫饮鬲实难治，此皆三死一生也。太阳病，发汗后，大汗出，胃中干，躁烦不得眠，其人欲饮水者，但与之，当稍稍饮之，令胃和则愈。

可吐不可吐证

庞曰：胸鬲痞闷，痰壅塞碍，脉得浮或滑，并宜瓜蒂散吐之。方在厥阴证中。产后六七日内下泻，诸药不效，得此脉与吐之，泻立止。

下利日数十行，其脉反迟，寸口微滑，吐之则止。

庞曰：虚家当吐而不敢吐之，宜以枳实散压气毒痰水，过日毒入胃，乃可微下之也。

诸四逆脉微弱虚细，或弦迟，虽中满闷，不可吐，宜橘皮汤、枳实散之类。橘皮汤在和表证中，枳实散在叙论中。

不可吐而强吐之，气筑心即死矣。

可灸不可灸证

烧针令其汗，针处被寒，核起而赤者，必发奔豚，气从少腹上撞者，灸其核上一壮，与桂枝加桂汤。桂枝汤内加桂枝足

成一两一分，如前法煎之。

少阴病，其人吐利，手足不逆，反发热，不死，灸少阴七壮。

下利，手足厥无脉，灸之不暖，反微喘者死。

伤寒脉促，手足厥逆，可灸之。

合灸不灸，令病人冷结，久而弥固，气冲心而死。微数之脉，慎不可灸，因火为邪，则为烦逆，追虚逐实，血散脉中，火气虽微，内攻有力，焦骨伤筋，血难复也。

脉浮，当以汗解，而反灸之，邪无从去，因火而盛，病从腰以下，必当重而痹，此为火逆。若欲自解，当先烦，烦乃有汗，随汗而解。何以知？脉浮，故以知汗出而解。

脉浮热甚而灸之，此为实。实以虚治，因火而动，咽燥必唾血。

不当灸而误灸，令火邪入腹，干错五脏，重加烦而死。

可火不可火证

下利，谷道中痛，当以熬盐末熨之，或炒枳实末温熨，二味相兼益佳。若脐下冷结，不可便熨，冷气攻心腹必死。须先用药温之，久而可熨。凡脐下冷结成关阴，大小便不通，服药虽多，不见效，以炒盐熨脐下，须臾即通。然关阴已，服巴豆、甘遂、大黄、轻粉之类太多，即暴通利而损人，尤宜详之也。

可温证

大法冬宜温热药。

少阴病，其人饮食入则吐，心中温温欲吐，复不能吐，始得之，手足寒，脉弦迟。若膈上有寒饮干呕者，不可吐，宜四逆汤温之。方在四逆证中。

下利，其脉浮大，此为虚，以强下之

故也。设脉浮大，因而腹鸣，宜当归四逆汤温之。方在四逆证中。

火邪证

医以火卧床下，或周身用火迫劫汗，或熨、或误灸，皆属火邪也。

伤寒脉浮，医以火迫劫之，亡阳，惊或狂，起卧不安者，宜桂枝去芍药加蜀漆牡蛎龙骨救逆汤。

桂枝一两半　蜀漆一两半　甘草一两　龙骨二两　牡蛎二两半　生姜一两半　大枣六枚

以水六升，先煮蜀漆减一升，内诸药，煮取二升，去滓，温服一盏。无蜀漆以恒山代之。火劫后脉浮，当汗出而愈。

火邪下之，因烧针烦躁者，桂枝甘草汤主之。

桂枝半两　甘草　牡蛎　龙骨各一两

以水二升，煮一升，去滓，温取一盏，可代救逆汤使之。

庞曰：灸及烧针后，证似火劫者，并宜火劫治之。烦躁惊及狂，用六石风引汤尤良，柴胡加龙骨牡蛎汤亦通用。

病人因火劫，至十五六日，身黄下利，狂欲走。师脉之，言当下清血如豚肝乃愈，后如师言。何以知之？师曰：寸口脉阳浮而阴濡弱，阳浮为风，濡弱为虚，浮虚受风少血，发热恶寒，洒淅项强头眩。医以火熏郁令汗出，恶寒遂甚，客热因火而发，怫郁蒸于肌肤，自为黄，小便微难，短气，鼻中出血。而复下之，胃无津液，利遂不止，热瘀在膀胱，蓄结成积，状如豚肝。当下不下，心乱迷愦，狂走赴水，必不能自制。蓄血若去，目明心了，此皆医所为，轻者得愈，极者不治。

卷第三

结胸证

病发于阳而反下之，热入内作结胸。其病心下坚满，按之如石，硬而痛，项强如柔痉状，其脉寸口浮，关上尺中皆沉，或沉紧，名曰结胸也。下之则和，宜大陷胸汤。今作煮散煎之。

大黄一两半　芒硝一两八钱半　甘遂末，一字

异末，先以水一升半，煎大黄半升，绞去大黄滓，下硝末，更煮一二沸，内甘遂末，和匀，温分二服。一服快利，止后服。如作煮散，即先以水一盏，煎大黄末四钱匕，至八分，下硝末二钱匕，候化匀，下甘遂末半钱匕，沸匀，温服之。移时未利，再煎一服，快利为度。

脏结如结胸状，饮食如故，时时下利，寸口脉浮，关上脉小细沉紧，名曰脏结，舌上白苔生者，难治，脏结无阳证，不往来寒热，其人反静，舌上苔滑，不可攻也。

结胸证，其脉尺寸浮大者，不可下，下之则死。复宜发汗也。

结胸证悉具，烦躁甚者死。

太阳病，脉浮而动数，浮则为风，数则为热，动则为痛，数则为虚，头痛发热，微盗汗出，而反恶寒，表未解也。医反下之，动数变迟，膈内拒痛，胃中空虚，宿热动膈，短气烦躁，心下懊憹，阳气内陷，心下固硬，则为结胸，大陷胸汤主之。若不结胸，但头汗出，余处无汗，剂颈而还，小便不利，身必发黄也。

结胸无大热者，此为水结在胸胁也，但头微汗出者，宜大陷胸汤。

太阳病，重发汗而复下之，不大便五六日，舌燥而渴，日晡则少有潮热，从心下至小腹满而痛不可近者，宜大陷胸汤。

虚弱家不耐大陷胸汤，即以大陷胸丸下之。

结胸者，项亦强，如柔痉状，下之则和，宜大陷胸丸。

大黄四两　葶苈子一两半　朴硝一两八钱　杏仁二合

杵二味，内杏仁、朴硝，合研如脂，丸如弹子大，抄甘遂末一钱，白蜜二合，水二升，煮取一升，温顿服之。一宿乃下，不下更服。

小结胸，正在心下，按之则痛，脉浮滑者，宜小陷胸汤。

半夏六钱半　黄连一分　栝蒌一枚，用四钱

㕮咀，水三升，煮栝蒌至二升，下诸药，煮取一升，去滓。温温服一盏，食顷再服，一日尽剂，微解下黄涎即愈。

太阳病下之，脉促者不结胸，此为欲解也；脉浮者必结胸；脉紧者必咽痛，脉弦者必两胁拘急；脉细数者头痛未止；脉沉紧者必欲呕，脉沉滑者协热而利；脉浮滑者必下血。

寒实结胸，无热证者，与三物白散方。小陷胸者非也。

桔梗三分　巴豆一分　贝母三分

细末，内巴豆研匀，白饮调下一钱，羸人减之。病在膈上必吐，在膈下必利。未利啜热粥投之；利过不止，饮冷粥止之。

庞曰：近世治结胸，多行针头丸，用硫黄、阳起石者，若病热毒甚者，必死，唯治冷结寒实耳。

心下痞证

病发于阴而反下之，为痞。发热恶寒，为发于①阳，误下则为结胸；无热恶寒，为发于阴，误下则为痞气。

伤寒下之后，若发热汗出者，属欲解；若心下满而硬痛者，此为结胸也；但满而不痛，此为痞气，宜半夏泻心汤。

甘草 黄芩 干姜 人参各一两半 黄连半两 大枣六枚 半夏一两一分

㕮咀，水六升，煮取三升，去滓，再煎一升半，温温饮一盏，日三夜二。设下后津液入里，胃虚上逆，寒结在心下，故宜辛甘发散，半夏下气，苦能去湿，兼通心气，又甘草力大，故干姜黄连不能相恶也。

心下痞，按之濡，其脉关上浮者，宜大黄黄连泻心汤。

大黄一两 黄连 黄芩各半两

㕮咀，以虾眼沸汤一升渍之，须臾绞去滓，温温分四服，得利止后服。寒湿迫心气不行，欲作热也。

心下痞闷，而复恶寒汗出者，大黄黄连泻心汤内加附子主之。

附子一枚，炮去皮尖，四破；以水三合，煎一合。去附子，以附子汁内汤中，和匀服之。

与泻心汤而痞不解，其人渴而口干燥，小便不利者，五苓散主之。方在可水证中。

伤寒汗出，解之后，胃中不和，心下痞硬，干噫食臭，胁下有水气，腹中雷鸣，下利，宜生姜泻心汤。

生姜二两 人参 甘草 黄芩各一两

半 半夏一两一分 大枣六枚 黄连 干姜各半两

㕮咀，水五升，煮取三升，去滓，再煎取一升半，温作四服。胃中不和，为少阳木气所制，故用二姜之辛味。

伤寒中风，医反下之，其人下利日数十行，谷不化，腹中雷鸣，心下痞硬而满，干呕心烦不得安。医见心下痞，谓病不尽，复下之，其痞益甚，此非结热，但以胃中虚，客气上逆，故使硬也，甘草泻心汤主之。

甘草二两 黄芩 干姜 人参各半两 半夏一两一分 大枣六枚 黄连半两

㕮咀，水五升，煎至三升，去滓，再煎取一升半，温作四服。胃虚故加甘味。

大下后，复发汗，心下痞，恶寒者，表未解，不可攻痞，当先解表，表解乃可攻痞。攻痞宜大黄黄连泻心汤。前加附子，是汗出多而恶寒，表将解而里结未除故也，此证是发汗后无汗恶寒，故先须解表也。

伤寒发热，汗出不解，心下痞硬，呕吐下利者，大柴胡汤主之。汗出，呕吐下利，是胃中津液燥，里有结实，非胃虚也，故以大柴胡汤下之。

病人胁下素有痞，连脐傍，痛引小腹入阴筋者，此为脏结，死。

阳毒证

初得病一二日，便成阳毒；或服药吐下后，变成阳毒。其病腰背痛，烦闷不安，狂言欲走，或见鬼，或下利，其脉浮大而数，面赤斑斑如锦纹，咽喉痛，吐下脓血。五日可治，七日不可治，升麻汤主之。不可作煮散。

升麻 当归 甘草各二分 雄黄研，一

---

① 发于 此二字武昌医馆重刻士礼居本无。

分　桂枝一分　鳖甲半两　蜀椒半分

㕮咀，水二升，煎一升，去滓，温服一盏，食顷再服。温覆手足出汗，汗出则解，未解重作之，得吐尤佳。

阳毒宜葛根龙胆汤。方在可发汗证中。

阴毒证

初得病一二日，便成阴毒；或服药六七日以上至十日，变成阴毒。其病身重背强，腹中绞痛，咽喉不利，毒气攻心，心坚强，气不得息，呕逆，唇青面黑，四肢厥冷，其脉沉细而紧。仲景云：阴毒之候，身痛如被杖，喉咽痛。五六日可治，七日不可治，甘草汤主之。不可作煮散。

甘草　鳖甲　升麻　当归　桂枝各二分　蜀椒一分　雄黄一分

㕮咀，水三升，煎取一升，去滓。温温每饮一盏，食顷再服，温覆。中毒当汗吐之，汗吐则愈，不吐再服之。

治阴毒反阴丹。

硫黄五两，研末　太阴玄精石味咸者，研末　硝石研末，各二两

用铁铫子先铺玄精石一半，次铺硝石一半，中间下硫黄，又以硝石盖硫黄，都以玄精石盖之，用盏子合定，令三斤炭火烧令得所，勿以烟出多，急取出，以瓦盆合定地下，四面灰拥，勿令烟出。直候冷，取细研，蒸饼心，丸豌豆大，艾汤下十五丸，病重加至二三十丸，此法甚验。喘促吐逆者，入口便安；服此药三五服，觉不退，便于脐下一寸半灸之，须是大炷百壮，未愈可至二百壮；若手足极冷，小便涩，小腹硬，疞痛囊缩，即须更于脐下四寸，如前灸之，乃与当归四逆并反阴丹频频与服，内外通逐方可解，若稍缓即死矣。当归四逆乃加吴茱萸生姜者是，慎勿与寻常利小便药。此是阴毒，气结在小腹所致也。有见小便不通，便用炒盐及里热

药熨脐下，欲望小便通利，其冷气在小腹之间，被热物所熨，无处通出，即奔上冲心，其死速矣。

又治阴毒硫黄丸。

硫黄二两　水银一两

同研入铫，洒少醋，慢火炒，欲似烟出，再出火，洒醋，如此三四遍，地上放冷研之，蒸饼丸梧桐子大。每服二十、三十丸，艾汤吞下，日三服，食前。

阴毒，脉沉微欲绝，四肢逆冷，大躁而渴不止，附子饮子。

附子一枚，半两以上者，炮，去皮尖，四破。

以水九升，煎至三升，去附子，入瓶，油单紧封沉井底，候极冷，取饮之。仍下硫黄丸甚妙。

阴毒之为病，因汗下药性冷所变，多在四五日也；或素来阳气虚冷，始得病便成阴毒；或始因伤风伤冷物，便成阴毒。其病六日内可治，过六日不可治。

狐惑证

狐惑之为病，状如伤寒，或因伤寒变成斯疾。其候默默欲眠，目不得闭，卧起不安，蚀于喉为惑，蚀于阴为狐，不欲饮食，恶闻食臭，其面乍赤乍黑乍白。蚀于上部则声嗄，甘草泻心汤主之。方在痞证中。蚀于下部则咽干，苦参汤洗之。

苦参半斤　槐白皮四两　狼牙根四两

上剉，以水五升，煎三升半，洗之①

蚀于肛门者，烧雄黄薰之。雄黄一味，烧薰下部。病者脉数则热，微烦，默默但欲卧，汗出，初得之三四日，目赤如鸠眼，七八日则两目四眦周皆黑。若能食

---

① 武昌医馆重刻士礼居本无"苦参汤洗之。苦参半斤　槐白皮四两　狼牙根四两上剉，以水五升，煎三升半，洗之"一段。

者，脓已成也，赤小豆当归散主之。

赤小豆一升，浸生芽曝干　当归一两

细末，浆水调下二钱，日三服。

百合证

庞曰：百合病者，百脉一宗，悉致其病。意欲食复不能食，常默默，欲卧复不能卧，欲出行复不能行，或有美食时，或恶闻食臭时，如寒无寒，如热无热，口苦小便赤，诸药不能治，得药则增剧吐利者，如有神祟者，身形如和，其脉微数。每溺时头痛者，六十日乃愈；若溺头不痛，淅然者，四十日愈，若溺快然，但头眩者，二十日愈。其证或未病而预见，或病四五日而出，或二十日或一月后见者，随证治之。

治汗后百合病，百合知母汤。

百合十枚　知母一两半

百合先洗，渍一宿，当白沫出，去其渍水，别以清泉水一升半，煮百合，取一升，去滓；又别以泉水一升煮知母，取半升，去滓，同百合汤煎至一升，温分三服。

治下后百合病，滑石代赭汤。

百合十枚　滑石一两半　代赭半两

先以水渍百合一宿，当白沫出，则去其水，更以泉水一升半，煮取一升，去滓，别以泉水一升煮滑石、代赭，取半升，去滓，合和重煎至一升，分温三四服。

治吐后百合病，百合鸡子汤。

百合十枚　鸡子黄二枚

先以水洗百合，渍一宿，当白沫出，去其水，更以泉水二升，煮取一升，去滓，下鸡子黄，搅匀，分温三服。

治不经吐、下、发汗，百合病形如初者，百合地黄汤。

百合十枚　地黄汁半升

先以百合水渍一宿，有白沫出，去其水，更以泉水一升半，煮取一升，去滓，内地黄汁，再煮取一升二合，温温分三服，中病勿更服。

治百合病一月不解，变成渴①者，百合汤洗之。

百合一升，如前洗。先渍一宿，当白沫出，去其水。

更以水一斗，煎数沸，洗周身，慎风，仍食白汤饼，但勿与盐豉也。煮饼是切面条汤煮水淘过，热汤渍食之。

渴不差，栝蒌牡蛎散主之。

栝蒌无黄脉者　牡蛎粉等分

细末，水调方寸匕，日三服。

治百合病变发热，百合滑石散。

百合一两　滑石三两

细末，清饮调方寸匕，日三服。当微利，热则除；已利，勿服之。

百合病见于阴者，以阳法救之；见于阳者，以阴法救之。见阳攻阴，复发其汗，此为逆；见阴攻阳，乃复下之，此亦为逆。

痉湿暍证

伤寒所至，太阳病痉湿暍，此三种宜应别论，以为伤寒相似，故此见之。

痉证

太阳病，发热无汗，反不恶寒，名曰刚痉。

太阳病，微热汗出，不恶寒，名曰柔痉。《病源》云恶寒。

其证身热足寒，头强项急，恶寒时头热，面赤目脉赤，独头摇，卒口噤，背反张者，痉病。

太阳病，发汗太过，因致痉。《素问》

————

① 渴　武昌医馆重刻士礼居本作"疮"。

曰：太阳所至，为寝汗痉。又云：肺热移于肾，传为柔痉。始太阳中风，发热而过迫肺金，金投子而避害，故移热于肾水，水为火迫则上升复凌心位，水入火乡而为汗，若汗太多，因而熟寐，汗反为冷湿之气复着太阳经，故发痉也。

痉病卧不着席，小儿腰背去席二指，大人侧掌，为难治。痉病脉弦，直上下行。

仲景云：太阳病证，其身体几几然，脉反沉迟者，为欲作痉，宜桂枝加栝蒌汤。栝蒌不主中风，项强几几，其意治肺热，令不能移于肾也，桂枝汤内当加栝蒌四两。

痉病不宜大发汗及针灸，宜小汗之。

柔痉宜桂枝加葛根汤。桂枝汤内加葛根四两。

刚痉宜葛根麻黄汤。方在解表证中。

刚柔痉加减葛根麻黄汤。

葛根　麻黄　生姜各一两　防风　芍药　白术　人参　芎劳　黄芩　防己　桂枝　甘草各半两　附子一枚

㕮咀，水六升，先煮麻黄、葛根数沸，去上沫，内诸药，煮取二升，去滓。饮服一盏，食顷再服，日四五，夜二三。柔痉自汗者，去麻黄加葛根成一两半。

刚痉，胸满口噤，卧不着席，脚挛急，其人必齘齿，宜大承气汤下之。方在可下证中。

湿证

太阳病，关节疼痛而烦，脉沉缓，湿痹之候。其人小便不利，大便反快，只当利其小便，宜五苓散。方在可水证中。

湿家之为病，一身疼，发热，身如熏黄，仍治风湿，脉浮身重，汗出恶风，宜黄芪汤。

黄芪二两半　防己二两　甘草一两　白术　生姜各一两半　枣十六个

㕮咀，水四升，煎至二升，去滓，温饮一盏，食久再服。喘者，加麻黄一两；

胃中不和者，加芍药一两半，气上冲者，加桂枝一两半；下有陈寒者，加细辛一两，服后当如虫行皮中。从腰下如冰，坐厚被上，又以一被绕腰以下，令微汗出。

湿家，其人但头汗出，背强，欲得被覆向火。若下之早则哕，胸满，小便不利，舌上如苔者，此丹田有热，胸上有寒，渴欲得水而不能饮，口燥故也。

湿家下之，额上汗出，微喘，小便不利者，死；下利不止者，亦死。

问曰：风湿相搏，一身尽疼痛，法当汗出而解，值天阴雨不止，汗出已解，身复痛，何也？答曰：发其汗，汗大出者，但风气去，湿气续在，是故不愈也。若治风湿者，发其汗，但微似欲出汗者，风湿俱去也。

湿家病身上疼痛，发热，面黄而喘，头痛鼻塞而烦，其脉大，自能饮食，腹中和无病，病在头中寒湿，故鼻塞，细末瓜蒂，含水搐少许鼻中则愈。

湿家身烦痛，可与麻黄汤内加白术二两。麻黄汤在可汗证中。

病者一身尽疼，发热，日晡则剧者，此名风湿。此病因伤于汗出当风，或久伤于冷所致也，可与杏仁薏苡汤。

麻黄一两半　杏仁四十五枚　薏苡仁　甘草半两

㕮咀，以水二升，先煮麻黄一二十沸，去上沫，内诸药，煮取一升，去滓，温二三服。

伤寒八九日，风湿相搏，身体烦痛，不能转侧，不呕不渴，脉浮虚而涩者，宜桂枝附子汤。此治大便自利，小便不利者。

桂枝二两　附子二枚　生姜一两半　大枣十二枚　甘草一两

㕮咀，以水三升，煮取一升，去滓，分温四服。若大便坚，小便自利者，去桂枝加白术二两，煎如前法。初一二服，身如痹，半日许服之都尽，其人如冒状，勿怪，此乃术、附并走皮肤，逐水气未得除，故使之耳。

风湿相搏，骨节疼烦，掣痛不得屈伸，近之则极，汗出短气，小便不利，恶风不欲去被，或有微肿者，甘草附子汤主之。

附子二枚　白术二两　桂枝三两　甘草二两

㕮咀，水三升，煮取一升，去滓，分温三服。身肿者加防己二两；悸气、小便不利加茯苓一两半，溢水成四升，煎一升三合。

暍证

太阳中热者，暍是也。其人汗出恶寒，身热而渴，白虎汤加人参主之。方在厥阴证中。

太阳中暍者，身热疼重而脉微，此夏月伤冷水，水行皮中所致也，瓜蒂汤主之。

瓜蒂二十七枚

水半升，煮取二合半，去滓，温服。

太阳中暍，发热恶寒，身重而疼痛，其脉弦而细，芤而迟，小便已，洒然毛耸，手足逆冷，小有劳，身即热，口前开，板齿燥，若发其汗，则恶寒甚，加温针，则反热甚；下之，则淋甚，宜大小橘皮汤。大橘皮汤在不可汗证中。小橘皮汤主手足冷呕哕。

橘皮二两　生姜四两

㕮咀，水三升，煮取一升半，去滓，作四服，稍热呷之。

发汗吐下后杂病证

病人脉微而涩，此乃医所病，大发其汗，又数大下之，其人亡血。病当恶寒，后乃发热，无休止时。夏月盛热，欲着覆衣；冬月盛寒，欲裸其体，所以然者，阳微则恶寒，阴弱则发热，此医发其汗，使阳气微，又大下之，令阴气弱。五月之时，阳气在表，胃气虚冷，以阳气内微，不能胜冷，故欲着覆衣。十一月之时，阳气在里，胃中燥热，以阴气内弱，不能胜热，故欲裸其身。又阴脉迟涩，故知亡血也。此皆可治。阳微恶寒四逆，阴弱发热为内热病，宜苦酒、艾之类。

大下后，复发汗，小便不利者，亡津液故也，勿治之，得小便利，必自愈。

发汗后，其人脐下悸者，欲作奔豚，茯苓桂枝汤主之。

茯苓四两　桂枝二两　甘草一两　大枣八个

㕮咀，以甘澜水五升，先煮茯苓减一升，内下诸药，煮取一升半，温温作三服。作甘澜水法：

取水二斗，置大盆中，以杨柏枝击水，上有珠子五六千个相逐，取用之。

发汗或下后，痞满，或成寒实结胸，气塞不通，宜槟榔散。

槟榔二个，一生一煨。

细末，酒二盏，煎一盏四分，作两服，温饮之。兼治蛔厥，心腹刺痛。《南海本草》治膀胱气佳。

庞曰：因发汗时，汗出如水漏下，还复汗少，喘促不止。脉促而按之濡者，合当汗而解，脉促而按之实者，死。若脉浮，手足微厥，面垢唇青，昏愦而喘者，阴阳未和，尚阻升降，宜服顺阴阳五味子汤。

麻黄半两　人参　五味子　麦门冬　杏仁　橘皮　生姜各一分　枣七枚

㕮咀，水二升，煮七合，去滓，通口服一盏，未差，再作二三服。手足厥甚者，厚衣护其厥。

下后，复发汗，昼日烦躁不得眠，夜而安静，不呕，不渴，无表证，脉沉微，身无大热者，宜干姜附子汤。不可作煮散。

干姜一两 附子一枚，生

㕮咀，水一升半，煎至半升时，饮一小盏，食久再服。

伤寒，若吐下后，心下逆满，气上冲胸，起则头眩，脉沉紧，发汗则动经，身为振振摇者，宜茯苓白术汤。

茯苓二两 桂枝一两半 白术 甘草各一两

㕮咀，水三升，煮至一升半，去滓，分温四服。

发汗吐下后，虚烦不得眠，若剧者，必反复颠到，心中懊恼，香豉栀子汤主之；少气者，加甘草；呕者，加生姜。

栀子香豉汤

肥栀子二十枚 香豉两合，绵裹

水二升，煎栀子至一升三合，下豉，取七合半，去滓，每进一盏。得吐，止后服。

栀子甘草汤，前汤内加甘草一两，同栀子煮，后下豉，如前法，加水半升。

栀子生姜汤，前方内加生姜二两半，同栀子煮，后下豉，同前法，加水一升。

伤寒五六日，大下之后，身热不去，心中结痛者，未欲解也，属栀子香豉汤主之。用前方。

下后，腹烦满，起卧不安者，栀子厚朴汤主之。

栀子八个，大者 厚朴二两 枳实二枚

㕮咀，水二升，煮一升，去滓，温饮一盏。

伤寒，医以丸药下之，身热不去，微烦，栀子干姜汤主之。

肥栀子八个 干姜一两

以水一升七合，煮取八合，去滓，分温三服。

凡用栀子汤得效，即止后服，病人旧有微溏，不可与之。

发汗，若下之，而烦热，胸中窒塞者，栀子汤主之。

伤寒五六日，已发汗而复下之，胸胁满微结，小便不利，渴而不呕，但头汗出，往来寒热，心烦者，此表未解，柴胡桂枝干姜汤主之。

桂枝 黄芩各一两半 柴胡四两 栝蒌根二两 干姜 甘草 牡蛎各一两

㕮咀，水六升，煎至三升，去滓，再煎一升半，温温时饮一盏，食顷再服。

伤寒发汗，若吐下，解后，心下痞硬，噫气不除者，旋覆花代赭汤主之。

旋覆花 甘草各一两半 人参一两 生姜二两半 代赭末，半两 枣三枚 半夏一两半

㕮咀，水五升，煎三升，去滓，再煎取一升半，温分四服。

伤寒，若吐下后，七八日不解，热结在里，表里俱热，时时恶风，大渴，舌上干燥而烦，饮水至数升者，白虎加人参主之。方在厥阴证中。

伤寒八九日，下之，胸满烦惊，小便不利，谵语身重，不可转侧者，柴胡龙骨牡蛎汤主之。

柴胡二两 龙骨 黄芩 生姜 铅丹 人参 桂枝 茯苓 牡蛎各三分 半夏一合 大黄一两 枣六个

㕮咀，水六升，煎取三升，下大黄，切如棋子块，更煎取二升，去滓，温饮一盏。

伤寒，服汤药，下利不止，心下痞硬。服泻心已，复以他药下之，利不止。医以理中与之，利益甚。理中治中焦，此利在下焦，以赤石脂禹余粮汤主之。复不止，当以五苓散利小便。五苓散方在可水证中。

赤石脂禹余粮汤

赤石脂　禹余粮各八两

水四升，煮取二升，去滓，温饮一盏。

太阳病，外证未除，而数下之，遂协热而利，利不止，心下痞硬，表里不解者，桂枝人参汤主之。

桂枝　甘草各二两　白术　人参　干姜各一两半

㕮咀，水五升，先煮四味，取三升，内桂，更煮取一升，去滓，温分三服。

发汗后，腹胀满者，厚朴人参汤主之。

厚朴四两　甘草一两　生姜四两　半夏一两一分　人参半两

以水五升，煮取一升半，去滓，温分三服。

治头痛壮热，心中烦，黄芩栀子汤。

黄芩　栀子各一两半　石膏　干葛各二两　豉半两　葱白寸切，半斤

㕮咀，水四升，煮取一升半，温温作三四服。始得病便如前证，亦可服。治夏月伤暑毒，殊验。

伤寒发汗后，或未发汗，头痛如破，宜葱白汤。

连须葱白寸切，半斤　生姜二两

水二升，煮一升，去滓，温温作二三服。

服前汤，头痛未解，宜葛根葱白汤。

葛根一两　芍药　芎劳　知母各半两　葱白一握，寸切　生姜一两

㕮咀，水二升半，煮取一升，去滓，温温分减服。

伤寒头痛立效，荆芥散。

天南星　草乌头肉白者，生用　荆芥穗各半两　石膏一两

细末，每服二钱半，陈茶一钱，姜汁半呷，薄荷三叶，水两盏，煎至八分，温

温相次三服。

伤寒呕吐不止，恶寒，脉细或浮迟，宜理中丸，兼治霍乱吐利，及伤寒后发热，水停喜唾者。

人参　干姜　甘草　白术各一两

细末，蜜丸鸡子黄大，每服一丸，百沸汤一盏，化令细，煎三五沸，温服之。霍乱脐上筑者，不宜术，可作汤去术，加桂一两半，水三升，煎取八合，稍热服之。吐甚，去术加生姜一两半，作汤煎，如前法，饮热粥一碗，微温覆之，勿发揭衣被。有寒腹满痛，或四肢拘急，或下利转筋，加生附子二枚，作汤服之。

治伤寒呕吐欲死，生姜半夏汤。

半夏一两半　生姜三两

水三升半，煮一升，去滓，温温分四服。

治呕吐发热，脉滑数或洪者，茅根汤。

茅根半升　麦门冬二合半　半夏一两　人参半两　茯苓半两　生姜二两

㕮咀，水五升，煎一升半，去滓，温温分减服。

霍乱，头痛发热，身疼，多饮水者，宜五苓散。方在水证中。

伤寒发热自利，脉浮大数，及鼻衄或呕者，宜黄芩芍药汤。

黄芩一两半　芍药　甘草各一两

㕮咀，水五升，煮取一升半，去滓，分四服。呕者，加半夏一两一分，生姜一两半，煎服。

治伤寒热痢，或兼腹痛，黄连当归丸。

黄连　当归各三两　干姜　赤石脂各一两

细末，蜜丸梧桐子大，米饮吞下二三十丸，日三夜二服。

伤寒，下利如烂肉汁，赤带下，伏气

腹痛，诸热毒悉主之，薤白栀子汤。

豉半升，绵裹　薤白一握　肥栀子大者七个

水三升半，先煮栀子十沸，下薤白，煎至二升，去滓，下豉煮一升半，温温分减服，必解下恶积。

伤寒汗解，因饮酒复剧，苦烦闷，干呕口燥，呻吟错语，不得卧。此药解热毒，除酷热。不必饮酒剧者，疗五日中神效，黄连黄柏汤。

黄连一两半　黄芩　黄柏各一两　肥栀子十二个

㕮咀，水三升，煎一升二合，去滓，温温分减服，未差更作。

伤寒四日而大下，热利时作，白通诸药多不得止，四顺汤热，白通汤苦温，除热止利，莫若黄连熟艾汤。

黄连　黄柏各一两半　龙骨一两　熟艾两鸡子大

㕮咀，水四升，煮一升二合，去滓，分减温服。

庞曰：凡冷利皆宜四逆。冷利脐下必寒，水谷黄白色或青黑也，热利脐下必热，利黄赤色也，天行热毒，下利赤白，久下脓血，及下部毒气，当下细虫如布丝缕大，或长四五寸，黑头锐尾，宜麝香丸。

麝香一钱　附子　雄黄　丹砂　干姜　巴豆各二钱

捣下筛讫，炼蜜和丸小豆大，米饮下二丸。未知增之。此方本无巴豆，是古方脱去，服之不效。今增巴豆，试之甚验。

伤寒后咳噫，肉豆蔻汤。

肉豆蔻一个　石莲肉炒　茴香各一分　丁香半分　生姜　人参各二分　枇杷叶五片，拭去毛，炙。

㕮咀，水三升，煎至一升半，分四服，空心暖饮之。

庞曰：伤寒汗后，咳噫不止，是阴阳气升降欲作汗，升之不上，降之不下，故胃气上逆而咳噫无休止者，宜良姜汤。

橘皮　良姜　桂枝　当归各一分　麻黄半两　槟榔三个　杏仁二十个　甘草一分　生姜一分　大枣十枚

㕮咀，水二升半，煎至一升，去滓，下槟榔末，又煎三沸，去滓，通口服一盏，未已再一剂。

时行头痛，心如醉状，面爱向黑处，不欲见人，此属坏热不散，速行大青汤与服；不尔，狂走赶人。大青汤

大青叶　秦艽　吴蓝　升麻　莽草　栝蒌根各二分　甘菊一分　石膏三分　竹沥二合　朴硝三分

㕮咀，分二贴，每服一贴。水二升半，煎至一升二合，去滓，下竹沥、朴硝，分温四服。肉色黄加茵陈六分；面似火加栀子十四枚，加水成三升，煮取一升半，温饮一盏。

七八日热盛不解，苦葶苈汤。

苦酒一升半　苦葶苈一合　生艾汁半升

同煎至七合，作二服，此疗内热病，有牛黄一刀圭尤良。阮河南曰：今诸疗疾，多用辛甜姜桂人参之属，此皆贵价难得，常有必欲求之，转以失时。而苦参、青葙、葶苈子、艾之属，所在尽有之，除热解毒，最胜向贵价药也，前后数参并用之。得病内热者，不必按常药次也，便以青葙、苦参、艾、苦酒疗之，但少促其间耳，无不解者。苦酒即米醋也。

庞曰：辛甜姜桂人参之属，是发散寒气之药，其病未传成内热者，为调治之大要药也。决不可虑其酸苦之药，正治内热病急要之药也。设当行辛甘而用酸苦，设当行酸苦而用辛甘，是昧于阴阳之用，如此医杀之耳。其辛甘酸苦，自是调治通行之要药，若论苦则忌甘，论甘则忌苦，虽

有屡中，诚为粗工矣。

伤寒发黄者，先用瓜蒂末内鼻中，口含水搐鼻中，去黄水，用五苓茵陈散最良。

时行一切，不知身上疼痛，不寒亦不热，沉沉似有所思，顺事多语，此脏正传热，麻仁龙胆丸，服此药不死。

大麻仁　大黄各一两　柴胡　黄芩　白鲜皮　秦艽　赤芍药　龙胆草各二分　黄连一分　栀子二十四个

细末，蜜丸如梧桐子大。食后煎淡竹叶汤，下三十丸，日与三服，以大利为度。十日小差，一月平复。

地黄汤疗伤寒及温病，应发汗而不与发汗之，内有瘀血者；及鼻衄吐血不尽，内热瘀血，面黄大便黑者，此方主之，消化瘀血甚良。

生湿地黄四两　牡丹皮　芍药　犀角屑无以升麻代，各半两

㕮咀，水二升，煮取一升，去滓，温温饮一盏。喜忘如狂者，加地黄、黄芩各三分，加水一升，脉大来迟，腹不满自言满者，为无热，不用黄芩也。

鼻衄或吐血下血，黄芩汤。

黄芩四两

㕮咀，水三升，煮一升半，温饮一盏，兼治妇人漏下血不止。黄柏更佳。

吐血百治不差，此方疗十差十，大黄散。

地黄汁半升　生大黄末一方寸匕

煎地黄汁三沸，下大黄末，调匀，空腹服之，每温饮一小盏，日三服，血即止。

热病毒气入眼，赤痛生翳，不见光明者，大黄栀子汤。

生大黄一两　升麻半两　瞿麦　甘草各一分　栀子七个

㕮咀，水二升，煎至一升，去滓，温

作四服，以利为度。难利者，煎药毕，下朴硝二分和服，先煮诸药至一升半，乃下大黄，大黄先以水渍，和水下之，则折热易利。

治毒病入眼，忽生赤翳，或白，或肿肤起，或赤痛，不得视光明，入心肝。或眼浮肿，如吹汗出，生膜覆珠子，或内障不见物。良由病后不慎，酒面炙煿五辛所致，宜服此频利之，秦皮大黄汤。

秦皮　柴胡　常山　黄芩　升麻　芍药　白敛　枳实　甘草各半两　大黄三分

㕮咀，水三升，煮二升，下大黄，再煎一升半，去滓，食后温饮一盏。热盛者加焰硝半两，汤成后下，化匀服。未差更作，可至五七剂。

又方滴眼汤，斑豆疮不宜用。

秦皮　升麻　黄连各半两

细剉，水二升，煎至一升，绵包箸头揾汤滴入眼中，频频用之。

下部蟨疮，雄黄散。

雄黄　青葙子　苦参　黄连各三分　桃仁一分

为散，以艾汁和丸，枣核大，绵包内下部，萹蓄汁更佳。冬月无艾，浓煎艾汁，和为丸，更以米饮调下二钱，温饮之，日二服。

治蟨疮，青黛丸。

青黛　丁香　黄连等分

细末，甘淀和丸，枣核大，口中有疮，含之咽汁，若下部有疮，绵裹内下部，日含化五六十丸差。

牵马丸治天行四五日，下部生疮，医所不能治，此方主之。

附子一分　藜芦　桂枝　巴豆各半两，去皮心，炒黑

细末，别研巴豆，加蜜杵丸，梧桐子大。空心热水下二丸，未知加三丸。热在膈上不下，饮热汤半升，投吐之，下部蟨

自差，神良。

天行口疮，黄柏升麻汤。

黄柏　升麻　甘草生，各半两

㕮咀，水一升半，煮半升，入地黄汁一合，煎半升，分二服，细呷之。

又方蔷薇饮子。

蔷薇茎叶切一升，冬用根皮

水三升，煮半升，温温渍之，去涎。喉咽有疮者，咽汁少许为佳。

又方，黄柏饮子。

黄柏，薄切小片，蜜渍一宿，嚼柏汁渍疮。

又方，五倍子散。

五倍子炒为末传之，涎出吐去，以差为度。

伤寒喉中痛，闭塞不通，射干煎。

生射干　猪脂各半斤

合煎，令射干色微焦，去滓，取一枣大，绵裹，含稍稍咽之。

治喉咽痛塞，硼砂散。

硼砂　僵蚕　牙硝　白矾　甘草　雄黄各一分　硇砂半分　草乌头尖四个

细末，米饮调一钱，细细呷之。

古方黑龙煎，治咽喉肿痛九种疾。

人参半两　甘草一两　无灰酒一升不蛀皂角四十条

水三斗，浸皂角一宿，净铛内煎，令水减半，次下人参、甘草，细切，又同煎三分耗二，布绞去滓，下酒更入釜煤一匕半，搅煎如饧稀，入瓷合内，埋地中一宿。若用时，取一丸如鸡头大，盏中以温酒一呷化之，先以水漱口，以鹅毛点药入喉中扫之，有恶涎或自出，或下腹，可两三度。引药方歇，良久令吐。候恶物出尽了，令吃少许水浸蒸饼，及软饭粥压之，次含甘草一寸咽汁，忌炙煿胡饼、猪肉淹藏等物。如木舌难下药，以匙按舌，用药扫喉中。

九般名：急喉闭、缠喉风、结喉、烂喉、重舌、木舌、遁虫、虬喋、飞系入喉。

元祐五年，自春至夏秋，蕲黄二郡人患急喉闭，十死八九，速者半日、一日而死。黄州潘推官昌言亲族中亦死数口，后得黑龙膏，救活者数十人。

庞曰：急切亦不候合此膏，用古方以意处之。但得不蛀皂角一两条，槌碎，水三升半，浸少时，揉汁去滓，甘草一分，人参一分，同煎作稀膏，勿令太稠，乃下后药。

霜梅上白盐　硇砂　焰硝各等分

三味生研，用前膏斟酌和匀，可以扫得为度。每以鹅毛揾少许，如前法扫喉中甚效，其将息次第，亦如前法，此膏得力尤速。若日久膏干，以甘草水化之。病差后，胸喉外生疮勿疑，无盐梅以白盐代。

天行手足肿，疼痛欲脱者，浓煎虎杖汁渍之。

天行后毒气，手足肿痛欲脱，必作痈脓，升麻大黄汤。

升麻　木通　白敛各三分　黄芩　芍药各一两　甘草半两　大黄一两半

㕮咀，水三升，煮二升半，下大黄煮一升半，温温饮一盏，利下为度。

伤寒劳复证

病新差后，气血津液衰耗，慎勿为诸劳动事。凡言语思虑，劳神梳沐，澡颊劳力，则生热而复病如初也。又新差后，精髓枯燥，切不可为房事，犯房事劳复必死。魏督邮顾子献病差后，华旉嘱之，慎勿为劳事，余劳尚可，女劳即死。此是女劳复，非阴阳易也。《素问》云：病热而有所遗者，是新差后肠胃尚弱，若多食则难消化，而复病如初也，此是食复新差，强人足两月，虚弱人足百日，则无复病矣。

天行劳复，头痛，四肢疼，葱豉汤。

葱白　豉半升

水二升半，煎葱烂，去滓，入雄鼠屎三七枚，末之和匀，分再服，未差更作。

天行劳复作热，且至晚则腰背痛，头项强重，葛根姜豉汤。

芍药　生姜各一两半　豉　葱白各二合半　葛根二两

㕮咀，水三升，煎二升，下豉煎一升半，去滓，温饮一盏。

大病差后劳复，枳实栀子汤。

枳实一分　肥栀子十二个　香豉半升

浆水三升，煮枳实、栀子至二升，下豉煮一升半，去滓，温饮一盏，温覆微汗。食复者加大黄棋子大七枚，同煎服之愈。

疗伤寒已差，劳复如初，脉浮无汗者，桂枝栀子汤。自汗者去麻黄。

栀子十二个　豉半升　桂枝　麻黄各一两

㕮咀，水三升，煎至二升，下豉取一升半，去滓，温饮一盏，温覆取小汗差。

疗伤寒劳复如初，自汗出者，脉浮滑，烦躁甚，宜此方。

栀子石膏香豉汤

栀子十六个　石膏四两　香豉一两，绵裹

水三升，先煮二味至二升半，下豉，煮取一升半，去滓，温饮一盏。一法汤成入雄鼠矢二七枚，末良。

病未平复，后劳动致热气攻胸，手足拘急，搐搦如中风状，栝蒌汤。

栝蒌根四两，无黄脉者　淡竹茹半斤

水三升，煮一升二合，去滓，日二三服，温与之。

妇人病未平复，因夫所动，小腹篡中急痛，腰胯疼，四肢不任举动，无热证者，附子黄芪汤。

白术　当归　桂枝　附子　甘草　芍药　人参各半两　黄芪三分　生姜一两半

㕮咀，水四升，煮至一升半，去滓，通口服一盏，食久再服，温覆取小汗。

男子劳房成复病，鼠屎汤。

薤根一升　羺鼠屎二十一个，为末。矢头尖硬者，即是牡鼠也。

水三升半，煮薤根至一升半，去滓，下鼠矢末，再煎三沸，温饮一盏，相次三服。衣覆必有黏汗为效，未汗再作一剂，兼治阴阳易神验。

男子房劳复发热，口噤，临死舌出数寸。又始得病，百节痛如被打，浑身沉重，恍惚失措，脉促而绝不可治，或有吐涎不止，或有谵妄烦乱者，皆不可治。

天行差后，劳复发热，呕吐食不下，芦根汤。

芦根半升　生姜二两　橘皮　枇杷叶各一两

㕮咀，水三升，煮一升半，去滓，温饮一盏，大效。心烦躁加石膏二两，加水一升，煮二升。

阴阳易证

阴阳易病者，阴阳相感动，其毒气着人，如换易也。男子病新差，女子与之交，女子得病，名曰阳易；女子病新差，男子与之交，男子得病，名曰阴易。若二男二女则不相易。然女犯男得病，鲜有死者；男犯女得病，救稍缓则十无一人得生者。若女犯男，男自发劳复，则女不病；男犯女，女自发劳复，则男得病亦轻。富贵之家，虽知其事，后生轻于自恣，犯之多致不救，田野之人，蒙蒙昧昧，只知伤寒能死人，因此病死者十有三四矣，皆不知其所犯之由，深可伤也。男子女人阴阳易病，其状身体疼痛，热上冲胸，头重不能举，眼内生眵，四肢拘急，小腹绞痛，手足拳则暴死，其亦有不即死者。若小腹里急，热上冲胸，头重不欲举，百节解离，经脉缓弱，血气虚，骨髓竭，便吸吸气力转少，着床不得动，起止仰人引，岁月死，宜此方，足甲裈灰散。

取交接妇人手足甲二十枚，裈近隐处一尺，同烧灰，或米饮调下二钱，日三服。阴头微肿，小便利为愈；若未愈，灸阴头一百壮便差。阴头在毛际间，提阴向上，当头是穴。

女子阳易则取男子手足爪甲，裈近隐处，如前烧服之。可灸毛际横空上，中央曲骨，一穴百壮。

男子阴易如前法灸，若阴卵缩未下，灸足大拇指旋毛上，小炷七壮，是大敦二穴。男女初得阴阳易病，便服薤根鼠矢汤，出汗有验。

伤寒口干喜唾方。

大枣四十枚，煮，去皮核　乌梅肥者十个，去核，为末

上以枣肉和为丸，含化自然汁。

卷第四

暑病论

庞曰：冬伤于寒，夏至后至三伏中，变为暑病，其热重于温也。有如伤寒而三阴三阳传者，有不依次第传，如见五脏热证者，各随证治之。

暑病表证

暑病代桂枝并葛根证。

桂枝　芍药　知母　生姜各一两半　甘草一两　黄芩一两半　葛根二两　枣十六枚

㕮咀，水六升，煮取三升，通口服一盏，相次取汗。

暑病代麻黄证。

桂枝　杏仁　知母各一两　麻黄三两　甘草　黄芩各一两

煎如前法。

暑病代青龙汤证。

麻黄二两　石膏三两　知母　桂枝甘草各一两　杏仁三十枚　生姜一两半　枣十六个

如前煎服。

暑病代葛根麻黄证。

葛根二两　麻黄一两半　桂枝　甘草知母　黄芩　芍药各一两　生姜一两半枣十六枚

如前煎服。

暑病三日外至七日，不歇内热，令人更相染，大青消毒汤。

大青　芒硝各二两　山栀子一两　石膏四两　豉半升　湿地黄半升

㕮咀，水七升，煮取三升，去滓，下芒硝化之，温服一盏，以热除为度。

暑病通用白虎，一如伤寒与暍证用之。方在厥阴证中。

暑病通用麦奴丸。方在杂汗证中。

暑病若吐下后，别见形证，一如伤寒门治之。

暑病哕逆、发斑、疮豆坏候，一如温病门治之。已上四条，先生所论。

预防热病急黄贼风，葛粉散。

葛粉二升　生干地黄一升　香豉半升

细末，食后服方寸匕，牛乳蜜汤、竹沥米饮、乌梅汤任性调下，日三服，有病者日五服。

《素问》载五种暑病

肝热病者先左颊赤，肺热病者先右颊赤，心热病者颜先赤，颜，额也。肾热病者颐先赤，颐，颊也。脾热病者鼻先赤。土主中央。病虽未发，见赤色刺之，名曰治未病。

肝热病者，先小便黄，腹痛多卧身热。热争则狂言及惊，胁满痛，手足躁，不得安卧，庚辛甚，甲乙大汗，气逆则庚辛死。刺足厥阴、少阳。其逆则头痛貟貟，脉引冲头也。

心热病者，先不乐，数日乃热。热争则卒心痛，烦闷喜呕，头痛面赤无汗，壬癸甚，丙丁大汗，气逆则壬癸死。刺手少阴、太阳。

脾热病者，先头重颊痛，心烦颜青，欲呕身热。热争则腰痛，不可俯仰，腹满泄，两颔痛，甲乙甚，戊己大汗，气逆则甲乙死。刺足太阴、阳明。

肺热病者，先淅然厥，起毫毛，恶风寒，舌上黄身热。热争则喘咳，痛起走胸膺背，不得太息，头痛不任，汗出而恶寒，丙丁甚，庚辛大汗，气逆则丙丁死。刺手太阴、阳明，出血如豆大，立已。

肾热病者，先腰痛胻酸，苦渴数饮水身热。热争则项痛负负澹澹然，戊己甚，壬癸大汗，气逆则戊己死。刺足少阴、太阳。诸汗者，至其所胜日汗出也。

庞曰：五种热病，肝肾二脏有逆证，心脾肺三脏亡逆证。凡五种热病，二三日逢克未为逆，忌在五六日也。

时行寒疫论

《病源》载从立春节后，其中无暴大寒，又不冰雪，而人有壮热病者，此属春时阳气，发于冬时，伏寒变为温病也。从春分以后至秋分节前，天有暴寒，皆为时行寒疫也。三月、四月，或有暴寒，其时阳气尚弱，为寒所折，病热犹轻；五月、六月，阳气已盛，为寒所折，病热则重；七月、八月，阳气已衰，为寒所折，病热亦微，其病与温病、暑病相似，但治有殊耳。其治法初用摩膏火灸，唯二日法针，用崔文行解散，汗出愈。不解，三日复发汗，若大汗而愈，不解者，勿复发汗也。四日服藜芦丸，微吐愈；若病固，藜芦丸不吐者，服赤小豆瓜蒂散吐之，已解，视病尚未了了者，复一法针之当解。不解者，六日热已入胃，乃与鸡子汤下之愈。无不如意，但当谛视节度与病耳。食不消，病亦如时行，俱发热头痛，食病，当速下之；时病当待六七日。时病始得，一日在皮，二日在肤，三日在肌，四日在胸，五日入胃，入胃乃可下也。热在胃外而下之，热乘虚入胃，然要当复下之。不得下，多致胃烂发斑。微者赤斑出，五死一生；剧者黑斑出，十死一生。人有强弱相倍也。病者过日不以时下之，热不得泄，亦胃烂斑出矣。若得病无热，但狂言烦躁不安，精神言语不与人相主当者，治法在可水五苓散证中。此巢氏载治时行寒疫之法焉。温病、暑病相似，但治有殊者。据温病无摩膏火灸，又有冬温、疮豆，更有四时脏腑阴阳毒，又夏至后有五种热病，时令盛暑，用药稍寒，故治有殊也。

时行寒疫治法

初得时行赤色，头痛项强，兼治贼风走疰寒痹，赵泉黄膏。

大黄　附子　细辛　川椒　干姜　桂枝各一两　巴豆五十粒

㕮咀，苦酒渍一宿，以腊月猪膏一斤，煎调火三上三下，去滓收之。伤寒赤色，热酒调服梧桐子大一枚，又以火摩身数百遍，兼治贼风最良。风走肌肤，追风所在摩之，神效，千金不传。

崔文行解散，时气不和，伤寒发热。

桔梗炒　细辛各四两　白术八两　乌头炮，一斤

细末，伤寒服一钱五铢匕，不觉复小增之，以知为度，若时气不和，旦服一钱五铢匕，辟恶欲省病，一服了去，此时行寒疫通用之。无病者预服，以辟寒为佳，皆酒调下。

藜芦散，辟温疫伤寒。

藜芦　踯躅　干姜各四分　牡丹皮皂角各五分　细辛　附子各三分　桂枝朱砂各一分

末之，绛囊带一方寸匕，男左女右，臂上着之。觉有病之时，更以粟米大内鼻中，酒服一钱匕，覆取汗，日再当取一汗

耳。

赤小豆瓜蒂散，在厥阴证中。

鸡子汤治热盛，狂语欲走。

生鸡子七枚　芒硝一两

井花水一大升，同搅千遍，去沫，频服之，快利为度。

猪苓散即伤寒门五苓散也，在可水证中。已上五方，载巢氏治时行寒疫合用之方。

庞曰：摩膏火灸，可行于西北二方，余处难施，莫若初服解散、赤散之类，如转发热而表不解，乃行后四方为佳。天行壮热，烦闷无汗者，麻黄葛根汤。

麻黄五两　葛根四两

粗末，每服五钱，水二盏，栀子二个，葱白五寸，豉一撮，煎八分，去滓沫，温温相次四五服。取汗，止后服。

天行一二日，麻黄汤。自汗者去麻黄加葛根二两。

麻黄二两　石膏一两半　贝齿五个，无亦得　升麻　甘草　芍药各一两　杏仁四十个

粗末，每服五钱，水二盏，煎八分，温服。取汗，止后服。

葛根解肌汤，汗后表不解，宜服此。自汗者去麻黄。

葛根四两　麻黄　芍药　大青　甘草　黄芩　桂枝各二两　石膏三两

煎如前法。

诏书发汗白薇散，治时气二三日不解。

白薇二分　杏仁三分　贝母三分　麻黄七分

细末，酒调下方寸匕，相次二三服，温覆汗出愈。汤调亦得。

圣散子方。此方苏子瞻《尚书》所传，有序文。

昔尝览《千金方》，三建散于病无所不治，而孙思邈特为著论，以谓此方用药

节度，不近人情。至于救急，其验特异，乃知神物效灵，不拘常制，至理开感，智不能知，今予所得圣散子，殆此类也欤。自古论病，唯伤寒至危急，表里虚实，日数证候，应汗应下之法，差之毫厘，辄至不救。而用圣散子者，一切不问阴阳二感，或男女相易，状至危笃者，连饮数剂，则汗出气通，饮食渐进，神宇完复，更不用诸药连服取差，其余轻者心额微汗，正尔无恙。药性小热，而阳毒发狂之类，入口即觉清凉，此殆不可以常理诘也。时疫流行，平旦辄煮一釜，不问老少良贱，各饮一大盏，则时气不入其门。平居无病，能空腹一服，则饮食快美，百疾不生，真济世卫家之宝也。其方不知所从来，而故人巢君谷世宝之，以治此疾，百不失一二。余既得之，谪居黄州，连岁大疫，所全活至不可数。巢君初甚惜此方，指江水为盟，约不传人，余窃隘之，乃以传蕲水人庞君安常。庞以医闻于世，又善著书，故以授之，且使巢君之名与此方同不朽也。其用药如下。

肉豆蔻十个　木猪苓　石菖蒲　茯苓　高良姜　独活　柴胡　吴茱萸　附子炮　麻黄　厚朴姜炙　藁本　芍药　枳壳麸炒　白术　泽泻　藿香　吴术蜀人谓苍术之白者为白术，盖茅术也，而谓今之白术为吴术　防风　细辛　半夏各半两，姜汁制　甘草一两

剉焙作煮散，每服七铢，水一盏半，煎至八分，去滓热服。余滓两服合为一服，重煎，皆空心服。

治时气伤寒，头痛身热，腰背强引颈，及中风口噤，治疟不绝，妇人产中风寒，经气腹大，华佗赤散方。

丹砂二分　蜀椒　蜀漆　干姜　细辛　黄芩　防己　桂枝　茯苓　人参　沙参　桔梗　女萎　乌头　常山各三分　雄黄

吴茱萸各五分　麻黄　代赭各十分

除细辛、丹砂、干姜、雄黄、桂外，皆熬制作散，酒服方寸匕，日二；耐药者二匕，覆令汗出。治疟先发一时服药二匕半，以意消息之。

乌头赤散，治天行疫气病。

乌头六分　皂角　雄黄　细辛　桔梗　大黄各一两

细末，清酒或井花水服一刀圭，日二，不知稍增，以知为度。除时气不和，一日进一服。牛马六畜中天行瘴疫，亦以方寸匕。人始得病，一日时服一刀圭，取两豆许，内鼻孔中。

斑豆疮论

庞曰：天行豌豆疮，自汉魏以前，经方家不载，或云建武中南阳征虏所得，仍呼为虏疮。其后名医虽载发斑候，是发汗吐下后，热毒不散，表虚里实，热气燥于外，故身体发斑。又说豌豆疱疮，表虚里实，一如发斑之理。别云热毒内盛，攻于脏腑，余气流于肌肉，遂于皮肤毛孔中，结成此疮。既是里实，热毒内盛，则未发及欲发，疮斑未见，皆宜下之也；疮已差，则再下之。此病有两种。一则发斑，俗谓之麻子，其毒稍轻，二则豌豆，其毒最重，多是冬温所变。凡觉冬间有非节之暖，疮毒未发，即如法下之，次第服预防之药，则毒气内消，不复作矣；有不因冬暖，四时自行者，亦如法下之。古方虽有治法，而不详备，疑当时毒热未甚，鲜有死者耶。近世此疾，岁岁未尝无也，甚者夭枉十有五六，虽则毒气内坏不治，因医为咎，又大半矣。若身疼壮热头痛，不与小汗，何由衰散？大腑久秘，毒攻腰胁，或心腹胀满，不与微利，何由释去？故当消息汗下。然则寒药固不当行，温药反增热毒，若热势大盛，脉候洪数，凉性之

药，不阻表里气，亦可通用，若寒气阻碍，脉候浮迟，则温性之药，不阻表里气者，可冀冰释。云不可汗下寒热之药，只可紫草一味者，乃滞隅之流，只是遭逢轻疾，以自差为功，若值重病，则拱手待毙矣。世有权贵，自信不任人拘忌，冷热汗下，病或不救，则责医谬误，斯又可为伤叹。夫调瑟者必当移柱，故用古方，附以愚见，为斑豆方，以小儿多染此患，故专用小汤剂，大人可倍用之。

温病发斑治法 小儿证附

冬月触冒寒毒者，至春始发病。病初至表，或已发汗吐下，而表证未罢，毒气不散，故发斑疮。又冬月天气温暖，人感乖候之气，未即发病，至春又被积寒所折，毒气不得泄，至夏遇热，其春寒已解，冬温毒始发，出于肌肤，斑烂隐疹如锦文也。

治温毒发斑，大疫难救，兼治豌豆疮不出，地黄膏。

湿地黄四两　好豉半升

以猪膏一斤和匀，露一宿，煎五七沸，令三分去一，绞去滓，下雄黄末一钱匕，麝香末半钱匕，搅匀，稍稍尽饮之，毒从皮中出则愈。小儿斟酌服。

冬温未即发病，至春被积寒所折，不得发，至夏得热，其春寒解，冬温毒始发于肌中，斑烂隐疹如锦纹，而欸闷呕吐清水，宜服黄芩麻黄汤。

葛根　橘皮　杏仁生　麻黄　知母　黄芩　甘草各半两

哎咀，水二升，煮八合，去滓，温温分减服之。呕吐先定，便宜消息；不呕者去橘皮。

肺腑脏热，暴发气斑，不可作煮散。香豉石膏汤。

香豉二合　葱须一两　石膏二两　栀

子三分　生姜二两　大青　升麻　芒硝各三分

咬咀，水三升，煮取一升三合，去滓，下芒硝，温温分减服。

温病发斑，赤斑者五死一生，黑斑者十死一生，大疫难救，黑奴丸主之。方在杂汗证中。

冬温至夏发斑，咳而心闷，呕清汁，眼赤口疮，下部亦生疮，或自下利，黄连汤。

黄连一两　橘皮　杏仁麸炒　枳实麻黄　葛根　厚朴　甘草各一分

咬咀，水三升，煮一升二合，去滓，温温分减服。下利先止，别当消息。小儿斟酌。

天行发斑疮，须臾遍身，皆戴白浆，此恶毒之气。世人云永徽四年，此疮自西域东流于海内，但煮葵菜蒜齑啖之则止，鲜羊血入口即定。初患急食之，作菜下饭亦得。

小儿时行疮豆，恐相传染，先服漏芦汤下之。本治热毒痈疽，赤白诸丹，热毒疮疖。以下皆是小儿汤剂。

漏芦叶无，以山栀子代之　连翘　白敛甘草　芒硝各一分　升麻　枳实　麻黄黄芩各一分半　大黄四分

咬咀，水二升，煮一升半，下大黄，煮一升，去滓，下芒硝，分减服，以利为度。大人服可倍作。大黄水浸，少时和水下之。

庞曰：凡觉冬温，至春夏必发斑豆，小儿辈须服漏芦汤下之，得下后，逐日空心饮甘草汁。三岁以上一盏，儿小减之，直候腹疼乃止；未疼可饮至十日，则永不发。或下后饮羊血一盏，则不发。

治时行豌豆疮，桦皮饮子。

桦皮二两，细切，水一升，煮至半升，去滓饮汁，分减服。

庞曰：初得病，便惊狂不眠，浑身溅然汗出，问之身不憎寒，亦不恶风，其脉如数，以漏芦汤下之；不甚数者，以大承气汤下之。非但疮豆，伤寒亦然。

治豆疮毒气不出，烦闷，热毒气攻腰，或腹胁痛不可忍，大便不通，五香汤主之。

麝香半分　木香　丁香　沉香　乳香各一分　芍药　枳实　射干　连翘　黄芩麻黄　升麻　甘草各半两　大黄一两

粗末，每服四钱，水一盏，竹沥半盏，煎八分，去滓，下朴硝一钱匕和服，以利为度。

天行热气生疮疱，身痛壮热，水解散。

麻黄一两　黄芩　桂枝　甘草各半两

细末，暖水调下二钱匕，小儿一钱，覆令小汗。热气在表，已发汗未解，或吐下后，热毒不散，烦躁谬语，此为表虚里实，热气躁于外，故身体发斑如锦纹，或不因汗下，始得病一二日便发，皆由温疫热毒气使然也。甚则发豌豆疮，其色白或赤，发于皮肤，头作浆戴白脓者，其毒则轻；有紫黑色作根隐隐在肌肉里，其毒则重，十死一生，甚者五内七窍皆有疮形如豌豆，故以名焉。脉洪数者，是其候也。

天行热毒未解，欲生豌豆，发热疼痛，宜服解肌出汗葛根石膏汤。

葛根　麻黄各一两　石膏二两　黄芩芍药　桂枝　甘草各半两

粗末，每服四钱，水一盏半，煎八分，温服，取小汗。自汗者去麻黄。

斑豆始有白疱，忽搐入腹，渐作紫黑色，无脓，日夜叫烦乱者，郁金散。

郁金一枚，甘草一分，水半碗，煮干，去甘草，片切，焙干为细末　真脑子炒，半钱

同研，每一钱匕，以生猪血五七滴，新汲水调下，不过二服。甚者毒气从手足

心出，如痛状乃差，此是五死一生候也。

此患小便涩，有血者中坏也。疮黑靥无脓，十死不治；斑豆烦喘，小便不利，鳖甲汤。

灯心一把　鳖甲二两

水一升半，煎六合，去滓，温分作二服。

斑豆定烦喘，淡竹沥饮子。

淡竹沥

暖饮之，烦喘自汗，疮不作黑靥，可治。

定烦喘，麻黄甘草汤。

麻黄　杏仁　桑白皮　甘草各一分

㕮咀，水一升，煎四合，放温分减服。若脉数有热，以竹沥代水一半煎之，嗽或喉痛加射干一分。

斑豆疮出不快，红花汤。

红花子一合，槌碎

水半升，煎百沸，去滓，分减服之。

斑豆服凉药太过，咳嗽，手足冷，脉迟，甘草干姜汤。

干姜半两　甘草一两

㕮咀，水一升半，煎六合，分作二服。

常行疮豆，紫草汤最良。患其服之太少不能中病，但多槌切好紫草。以汤沃之，用物合定，候温去滓，分减服。每紫草半升，用汤一升为准也。

斑豆已出，不可止尔，发表更增斑烂，以表虚故也。

豌豆疮欲出，甘草汤。

甘草四两

细到，水二升，煎一升，去滓，分减温服。觉腹中微利即止。

油饮子　饮清油一升即不生。

豌豆斑疮不快，表里不解，烦喘，大便秘气攻腹满，犀角升麻汤。

麻黄一分半　木香　犀角　升麻　芍药　甘草　杏仁　枳实　雄黄各一分　大黄半两　麝香一钱

㕮咀，水二升，煎一升半，下大黄，再煎一升，去滓，下雄麝末沸匀，分作三服，以大便通为度。

疮已出定方。

芒硝　猪胆

和研匀涂之，勿动痂落无瘢，仍卧黄土末上良。

天行疮豆，预服此则不发，三豆饮子。

赤小豆　黑豆　绿豆各一升　甘草一两

净淘水八升，煮热①，逐日空心任性食豆饮汁七日，永不发。

疮豆发斑，下利赤黄或脓血，遍身发热，栀子豉汤。

好豉半升　薤白二两　肥栀子十六枚

水二升半，煮栀子、薤白将烂，下豉再煮十数沸，去滓，分减服。解下恶物差。

—————

① 热　武昌医馆重刻士礼居本作"熟"。

卷第五

天行温病论

庞曰：辛苦之人，春夏多温热者，皆由冬时触冒寒毒所致。自春及夏至前为温病者，《素问》、仲景所谓伤寒也。有冬时伤非节之暖，名曰冬温之毒，与伤寒大异，即时发病温者，乃天行之病耳。其冬月温暖之时，人感乖候之气，未即发病，至春或被积寒所折，毒气不得泄，至天气暄热，温毒乃发，则肌肉斑烂也。又四时自受乖气，而成腑脏阴阳温毒者，则春有青筋牵，夏有赤脉攒，秋有白气狸，冬有黑骨温，四季有黄肉随，治亦别有法。《难经》载五种伤寒，言温病之脉，行在诸经，不知何经之动，随经所在而取之。中风木，伤寒金，热病火，湿温水，温病土，治之者各取其所属。据《难经》温病，本是四种伤寒，感异气而变成温病也。土无正形，因火而名，故以温次热也。土寄在四维，故附金木水火而变病，所以王叔和云：阳脉浮滑，阴脉濡弱，更遇于风热，变成风温；阳脉洪数，阴脉实大，更遇其热，变成温毒，温毒为病最重也；阳脉濡弱，阴脉弦紧，更遇湿气，变为湿温；脉阴阳俱盛，重感于寒，变成温疟，斯乃同病异名，同脉异经者也。故风温取足厥阴木、手少阴火，温毒专取手少阴火，温疟取手太阴金。湿温取足少阴水、手少阴火，故云随经所在而取之也。天行之病，大则流毒天下，次则一方，次则一乡，次则偏着一家，悉由气运郁发，

有胜有伏，迁正退位，或有先后。天地九室相形，故令升之不前，降之不下，则天地不交，万化不安，必偏有宫分，受斯害气，庄子所谓运动之泄者也。且人命有遭逢，时有否泰，故能偏着一家。天地有斯害气，还以天地所生之物，以防备之，命曰贤人知方矣。

辟温疫论

疗疫气令人不相染，及辟温病伤寒屠苏酒。通俗[①]曰：屋平曰屠苏。《广雅》云：屠苏，庵也。然屠苏平而庵圆，所以不相同，今人寒月厅事下作版阁是也。尊贵之家，阁中施羽帐锦帏，聚会以御寒，故正旦会饮辟温酒，而以屠苏为名也。

大黄　桂枝　桔梗　川椒各十五铢
白术十铢　乌头　菝葜　防风各六铢

㕮咀，缝囊盛，以十二月晦日早，悬沉井中至泥，正旦平晓，出药置酒中，屠苏之东，向户饮之。屠苏之饮，先从小起，多少自任。一人饮一家无病，一家饮一里无恙。饮药酒三朝，还置井中。若能岁岁饮，可代代无病，当家内外井皆悉著药，辟温气也。忌猪肉、生葱、桃李、雀肉等。

辟温粉

芎　术　白芷　藁本　苓陵香等分
为末，每一两半入英粉四两，和匀，

---

① 通俗　武昌医馆重刻士礼居本此下有一"文"字。

常扑身上，无英粉蚌粉亦可。凡出汗大多，欲止汗，宜此法。

入温家令不相染，研雄黄并嚏法。

水研光明雄黄，以笔浓蘸涂鼻窍中，则疫气不能入，与病人同床亦不相染。五更初洗面后及临时点之。凡温疫之家，自生臭秽之气，人闻其气即时以纸筋探鼻中，嚏之为佳。不尔，邪气入上元宫，遂散百脉而成斯病也。以雄黄点之，则自不闻其气，并辟诸恶怪梦神良。

常以鸡鸣时，存心念四海神名三七遍，辟百邪恶鬼，令人不病温。

东海神阿明　南海神祝融　西海神巨乘　北海神禺强

每入病人室，存心念三遍，口勿诵。

古今名贤传，许季山所撰千敷散，辟温疫恶疾，不相染着。

附子一个，一分者　细辛　干姜　麻子　柏实各一分

细末，和入柏实、麻子令匀，酒服方寸匕。服药一日，十年不病；二日二十年不病；三日三十年不病，受师法保应。三日服之，岁多疫则预服之。不饮酒，井花水服亦得。忌猪肉、生菜。

辟温杀鬼丸，薰百鬼恶气。

雄黄　雌黄各二两　羖羊角　虎头骨各七两　龙骨　鳖甲　陵鲤甲　猬皮各三两　樗鸡十五枚，无，以芫青五枚代　空青一两，无，以石绿代　川芎　真朱砂各五两　东门上鸡头一枚

细末，以腊二十两并丸，鸡头大，正旦门前烧一丸，男左女右，臂上带一丸，辟百恶，独吊丧问死，吞下一丸，小豆大，天阴大雾，烧一丸于门牖前，极佳。

务成子萤火丸，主辟疾病恶气，百鬼虎狼，蛇虺，蜂虿诸毒，五兵白刃，盗贼凶害。

昔冠军将军武威太守刘子南从尹公受

得此方，永平十二年于虏界交战败绩，士卒掠尽，子南被围，矢如雨，未至子南马数尺，矢辄堕地，虏以为神人，各解围而去。子南以方教子及诸兄弟为将者，皆未尝被伤，累世秘之。汉末青牛道士得之，以传安定皇甫隆，隆传魏武帝，乃有人得之，故一名冠军丸，一名武威丸。曾试此法，一家五十余口俱染病，唯四人带者不染。

萤火　鬼箭削取皮羽　蒺藜各一两　雄黄　雌黄　矾石各二两　羖羊角　锻灶灰　铁锤柄入铁处烧焦，各一两半

为末，以鸡子黄、丹雄鸡冠一具和之，如杏子大，作三角绛囊盛五丸，带左臂，若从军，系腰下勿离身，若在家，挂户之上，辟绝贼盗温疫，神良。

刘根别传曰：颖川太守到官，民大疫，掾吏死者过半，夫人、郎君悉病。府君从根求消除疫气之术，根曰：寅岁泄气在亥，今年太岁在寅，于听事之亥地，穿地深三尺，广与深同，取沙三斛着中，以淳酒三升沃其上。府君从之，病者即愈，疫气遂绝。于听事取太岁六合之地也。

青筋牵证

春三月青筋牵证，其源自少阴、少阳。从少阴而涉足少阳，少阳之气始发，少阴之气始衰，阴阳怫郁于腠理皮毛之间，因生表里之疴。因从足少阳发动及少阴，则脏腑受疴而生其病。

肝腑脏阴阳毒气病，颈背双筋牵急，先寒后热，其病相反。若腑虚为阴邪所伤者，则腰强急，脚缩不伸，腑中欲折，眼中生花，此法主之。不可作煮散。

柴胡地黄汤

柴胡二两半　生地黄五合半　香豉五合　生姜　石膏各四两　桂枝半两　大青　白术　芒硝　栀子仁各一两半

㕮咀，水七升，煎三升，去滓，下芒

硝，温饮一盏，日三四服，未差再作。

肝腑脏阴阳温毒病，颈背牵急，先寒后热，其病相反。若脏实则为阳毒所损，眼黄，颈背强直，若欲转动，即合身回侧。不可作煮散。

石膏竹叶汤

淡竹叶二升 栀子仁 黄芩 升麻 芒硝各一两半 细辛 玄参各半两 石膏四两 车前草一升，叶

㕮咀，水六升，先下竹叶、车前草，煮四升，去滓，下诸药，煮二升，去滓，下芒硝化匀，温饮一盏。

赤脉攒证

夏三月，行赤脉攒病，其源自少阴、太阳。

心腑脏阴阳温毒气，身热，皮肉痛起，其病相反。若脏实则为阳毒所侵，口干舌破而咽塞，若腑虚则为阴邪所伤，战掉不定而惊动。不可作煮散。

石膏地黄汤

石膏 生葛根各四两 麻黄二两 玄参三两 知母半两 栀子仁 大青 黄芩 芒硝各一两半 湿地黄半升

㕮咀，水九升，取四升，去滓，下芒硝烊化匀，温饮一盏，日三四服。

黄肉随证

四季月终，余十八日行黄肉随病。其源从太阴、阳明相格，节气相移，三焦寒湿不调，四时关格而起，则脏腑之疴随时而受疠，阳气外泄，阴气内伏。

脾腑脏温毒病，阴阳毒气，头重项直，皮肉强，其病相反。脏实则阳疫所伤，蕴而结核，起于颈下，布热毒于分肉之中，上散入发际，下贯颏颔，隐隐而热，不相断离，不可作煮散。

玄参寒水石汤

羚羊角屑 大青各一两 升麻 射干 芒硝各一两半 玄参四两 寒水石二两半 栀子仁二两

㕮咀，水七升，煎至三升，去滓，下芒硝烊化匀，温饮一盏，日三四服。

扁鹊云：灸肝脾二腧，主治四时随病。

白气狸证

秋三月行白气狸病，其源从太阳系于太阴。太阴受淫邪之气，则经络壅滞，毛皮坚竖，发泄邪气，则脏腑伤温，随状受疠。

肺腑脏温病，阴阳毒气，其病相反。若腑虚则阴邪所伤，乍寒乍热，损肺伤气，爆嗽呕逆，不可做煮散。宜石膏杏仁汤。

石膏四两 杏仁 前胡各二两 甘草一两 栀子仁 麻黄 紫菀 桂枝 大青 玄参 葛根各一两半

㕮咀，水九升，煎四升，温饮一盏，日三四服。

肺腑脏温病，阴阳毒气，其病相反。若脏实则为阳毒所损，体热生斑，气喘引饮，不可作煮散。宜石膏葱白汤。

豉半升 葱白连须二两 石膏 生姜各四两 栀子仁 升麻 大青 芒硝各一两半

㕮咀，水八升，煎三升半，去滓，下芒硝烊化匀，温饮一盏，日三四服。

黑骨温证

冬三月行黑骨温病，其源从太阳、少阴，相搏蕴积，三焦上下壅塞，阴毒内行，脏腑受客邪之气，则病生矣。

肾腑脏温病，阴阳毒气，其病相反。若腑虚则为阴毒所伤，里热外寒，意欲守火而引饮，或腰痛欲折。肾腑脏温病，阴

阳毒气，其病相反。若脏实则为阳毒所损，胸胁切痛，类如刀刺，心腹膨胀，服冷药差过而便洞泄，不可作煮散。苦参石膏汤。

苦参　生葛各二两　石膏　湿地黄各四两　栀子仁　茵陈　芒硝各一两半　香豉　葱白各半升

㕮咀，水八升，煎三升半，去滓，下芒硝烊化匀，温饮一盏，日三四服。

扁鹊云：灸脾肝肾三腧，治丹毒、黑骨温之病。

知母解肌汤疗温热病，头痛，骨肉烦疼，口燥心闷；或是夏月天行毒，外寒内热者；或已下之，余热未尽者；或热病自得利，有虚热烦渴者。

麻黄　甘草各一两　知母　葛根各一两半　石膏三两

㕮咀，水三升，煎一升，去滓，温饮一盏。若已下及自得利下，虚热未除者，除麻黄加葛根成三两，病常自汗者，亦如此法加葛根。无汗而难得汗者，加麻黄成一两半；因变泄者，除麻黄加白薇、人参各一两，加水四升，煎至一升半。

温病哕方论

伏热在胃，令人胸满气逆，逆则哕；若大下后，胃中虚冷，亦致哕也。

温病有热，饮水暴冷哕，茅根葛根汤。

茅根　葛根各半升

水四升，煮二升，去滓，温饮一盏。

温病热未除，重被暴寒，寒毒入胃，蕴结不散变哕，梓皮饮子。

单煮梓皮汁，稍稍饮之佳。

温病积饮冷，冷结胃中，热入肾中，变壮热大哕者，服梓皮汤。夫肾中有热者，病差后，足心皮喜剥脱去，头发秃落，是其证也。

温病胃冷变哕，茅根橘皮汤。

白茅根半升　橘皮一两半　桂枝　葛根各一两

㕮咀，水三升，煎去半，去滓，温饮一盏，哕止停后服。微有热，减桂半两。微有热，宜去桂，加生姜二两。

温病有热，饮水暴冷哕，枇杷茅根汤。

枇杷叶　茅根各半升

水四升，煮去半，去滓，稍热饮之一二盏。以上四方，皆不可作煮散。

温病者，此热入肾，肾脏恶燥，热盛则肾燥，肾燥故渴，引饮而自救也。

萎蕤汤疗冬温，及春月中风伤寒，发热，头眩痛，咽干舌强，胸中痛，心胸痞满，腰背强。

萎蕤　白薇　麻黄　独活　大杏仁生　芎䓖　甘草　青木香　葛根各一两　石膏一两半

㕮咀，水五升，煎二升半，去滓，饮一盏，通口服之，取汗。若一寒一热者，加朴硝半两，大黄一两半，朴硝末后下。

黄病证

黄病者，一身尽痛，发热，面色洞黄。七八日后，结热里有血，当下之如豚肝状。有血必狂，宜抵当汤，如黄病自下血，亦有自愈者。其人小腹满急，若眼睛涩痛，鼻骨疼，两膊及项强，腰背急，则是黄候。大便涩，但得小便利，则不虑死矣。不用大便多，多则心腹胀，为不佳。此由寒湿在表，则热蓄于脾胃，腠理不开，瘀热与宿谷相搏，郁蒸不得消散，则大小便不通，故身体面目皆变黄色。黄候其寸口近掌无脉，口鼻气冷者死。

疗诸黄膏发煎。

乱发两鸡子大　猪膏八两

二味煎令发消尽，研绞去滓，分二

服，病从小便去。有人再病，胃中干粪下便差。

又方

瓜蒂二十七个，水一升，煎去半，顿服之。

黄疸目黄不除，瓜丁散。

瓜丁细末。

含水嗢豆许，深入鼻中，黄水出尽为度。

孙真人曰：凡遇天行热病，多内热着黄，但用瓜丁散内鼻中，黄水出乃愈，即于后不复患病黄矣。常须用心警候病人四肢身面，微似有黄气，即速行瓜丁散，不可令散漫，失候必大危矣。特忌酒面、色欲，犯者死。

黄家日哺发热，而反恶寒，此为女劳。得之膀胱急，小腹满，身体尽黄，额上反黑，足下热。因作黑瘅，大便必黑，腹胪胀满如水状，大便黑溏者，此女劳之病，非水也。腹满者难疗。硝石矾石散

硝石　矾石

等分捣筛，以大麦粥汁和服方寸匕，日三。重衣覆取汗，病随大小便去，小便正黄，大便正黑也。大麦则须是无皮麦者。《千金方》云：硝石二分，熬令燥，矾石一分，熬令燥，故注之。

伤寒感异气成温病坏候并疟证

病人素伤于风，因复伤于热，风热相搏，则发风温。四肢不收，头痛身热，常自汗出不解，治在少阴、厥阴。少阴火，厥阴木。不可发汗，汗出则谵语，内烦扰不得卧，善惊，目光无精。治之复发其汗，如此者医杀之耳。

风温之为病，脉阴阳俱浮，汗出体重，其息必喘，嘿嘿但欲眠。下之则小便难，发汗则谵语，加温针则耳聋难言，但吐下之则遗尿，宜萎蕤汤。方在温病哕方论

中。因发汗后，身体不恶寒，而反恶热，无下证者，名曰风温，知母石膏汤。

知母一两　石膏一两半　葛根　萎蕤各三分　甘草　黄芩　升麻　人参　杏仁羌活　防风各半两

㕮咀，水三升，煎一升半，去滓，温饮一盏，通口与之取汗。

病人素伤于寒，因复伤于寒，变成温疟，寒多热少者，华佗赤散主之。在寒疫治法中。

寒热相半者，丹砂丸。兼治间日疟子。

丹砂　人参各一钱　附子一个，半两者

细末，蜜丸梧桐子大，煎竹叶汤，吞下二三十丸，发前三服。中病则吐，或身习习麻木，未中病加至四十丸。间日发前如法服，中病即止。

温疟内热甚，昏昏嘿嘿者，麦奴丸主之。方在可汗门中。

温疟其脉如平，身无寒但热，骨节烦疼，时呕，白虎加桂枝汤。

石膏四两　知母一两半　甘草半两　粳米一合半　桂枝三分

㕮咀，水三升半，煮米熟，去米下药，取一升半，温饮一盏。

温疟之为病，先热后寒。

病人尝伤于湿，因而中暍，湿热相搏，则发湿温。病苦两胫逆冷，腹满，又胸头目痛苦妄言，治在少阴，不可发汗。汗出则不能言，耳聋，不知痛所在，身青而色变，名曰重暍，如此者医杀之耳。

治湿温如前证者，白虎汤主之。方在伤寒厥阴门中。

湿温多汗，妄言烦渴，石膏甘草散。

石膏　甘草等分

细末，浆水调下二钱匕，日三服。

庞曰：愚医昧于冷热之脉，见足胫冷，多行四逆辈，如此医杀者不可胜计。

湿温脉小紧，有如伤寒脉，但证候有异，数进白虎，则胫自温而差也。

病人素伤于热，因复伤于热，变为温毒。温毒为病最重也。

本太阳病不解，转入少阳，小柴胡证罢，此为坏证，知犯何逆，以法治之。

寸口脉洪而大，数而滑，洪大荣气长，数滑胃气实，荣长即阳盛，怫郁不得出，胃实即牢难，大便苦干燥，三焦闭塞，津液不通。医复发汗，令阳气盛不周；复重下之，大便遂秘，小便不利。荣卫相搏，五心烦热，两目如火，鼻干面赤，舌燥齿黄而大渴，过经成坏病。巢氏亦载此一候，今列入证中，经手神效方附。治如前证。

三黄石膏汤

石膏一两，研　黄连　黄柏　黄芩各半两　香豉二合半　栀子五个　麻黄三分

㕮咀，水三升，煎取一升，分三服。未中病，再一剂，其效如神。

《深师方》曰：伤寒已八九日，三焦生热，其脉滑数，昏愦，身热沉重拘急，或时呻吟。欲攻内则沉重拘急，由表未解，直用汗药则毒因加剧。古方无表里兼疗者，思以三黄汤解其内，有所增加，以解其外，故用三黄石膏汤。

论曰：伤寒发汗，或下或误，后三焦热，脉候洪数，谵语不休，昼夜喘息，鼻中屡衄血，而疾势不解，身目如发黄，狂躁欲走，宜三黄石膏汤。

以上四种温病，王叔和所谓同病异名，同脉异经者也。风温与中风脉同，温疟与伤寒脉同，湿温与中湿脉同，温毒与热病脉同，唯证候异而用药有殊耳，误作伤寒发汗者，十死无一生。

败坏别行方

天行病经七日已上，热势弥固，大便秘涩，心腹痞满，食饮不下，精神昏乱恍惚，狂言谵语，其脉沉细，众状之中，无一可救，决计附子鳖甲汤。不可作煮散。

鳖甲　白鲜皮　茵陈各半两　细辛桂枝　白术　吴茱萸　附子　枳实各一分　大黄三分　生姜一两

㕮咀，水三升，煮一升，温作三服。

伤寒将理失节，服冷药太多，伏热在脏，手足厥逆，爪甲稍青，恐阳气渐衰成阴毒气，踟蹰之间，变入狐惑，面色斑斑如锦纹，木通桂枝汤。

木通　桂各一两　吴茱萸　细辛各一分　甘草半两　葱白六茎　枣九个

㕮咀，水二升半，煎一升二合，去滓，温作四服。

伤寒三七日至四七日，劳病不歇，热毒不止，乍热乍寒，乍差乍发，动作如疟，鳖甲恒山汤。

鳖甲　恒山　牛膝各三分　大青　牡丹各半两　石膏二两　乌梅肉　甘草各一分　淡竹叶　豉　生麦门冬　生地黄各二合半

㕮咀，水五升，煎二升半，温饮一盏。

伤寒八九日不差，名曰败伤寒，诸药不能治者，鳖甲犀角汤。

鳖甲　升麻　柴胡　乌梅肉　枳实　犀角屑　黄芩各半两　甘草一分　生地黄二合半

㕮咀，水三升，煎一升半，分五服，日三夜二。

败伤寒，头痛骨肉痛，荒言妄语，医所不能疗者，用前黑奴丸主之。方在杂汗证中。

庞曰：有人患时气，经六七日，因发狂，遂眼瞪不瞬，手挛胭曲，口噤或有张口者，冥冥不知人事，口鼻气绝，但心头温，面色和，六脉皆动，一如尸厥，如此

不省五六日。因作成败计，救用风引汤加附子，灌下两服遂省。

风引加附子汤

寒水石　石膏　赤石脂　白石脂　紫石英　滑石各六钱　附子一个　龙骨　大黄　干姜各四钱　甘草　牡蛎粉各二钱　桂枝三钱

粗末，每服三钱匕，水一盏，煎至七分，去滓，温饮之。

小儿伤寒证

小儿伤寒发热，自汗多啼，葛根芍药汤。

葛根三分　芍药　甘草　黄芩　桂枝各半两

粗末，每服三钱，水一盏，煎六分，去滓，温温作二服，相次与之。热盛者，去桂，加升麻半两。无汗者，加麻黄一两。喘者，加杏子半两。

庞曰：小儿伤寒，始因壮热不除，被汤丸下后，其项强眼翻，弄舌搐搦，如发痫状，久则哽气，啼声不出。医以为惊风，屡服朱砂、水银、牛黄、录粉、巴豆、竹沥之类，药皆无验。此由误下后，毒气结在心胸，内热生涎，涎裹诸药，不能宣行所致也，荡涎散。

粉霜一钱　腻粉二匣　芫花一分

细末，暖浆水调下，一岁半钱，病势大者再服。白色着底者，粉霜也，宜尽嚼之。良久得睡，取下黑黄涎裹包丹砂之类，皆成颗块，啼声便出，立安。

庞曰：小儿结胸，亦如前状，但啼声出，医亦多作惊风治之。其脉浮滑，试以①按心下，则痛而啼，宜半夏黄连栝蒌汤斟酌服，当下黄涎便差。方在结胸门中。

小儿伤寒，蒸起风热，发痫，手足搐掣不省，蛇皮汤。

麻黄　大黄　牡蛎　黄芩各四钱　寒水石　白石脂　赤石脂　石膏　紫石英　滑石各八钱　人参　桂枝　龙齿各二钱　甘草三钱　蛇退皮一钱

粗末，每四钱水一盏半，煎七分，温分二服，热多者进三服，以水并竹沥中半煎，尤佳。

小儿伤寒后，胃中有热，烦闷不食，至日晚潮热颊赤，躁乱呕吐，芦根汤。

生芦根　生茅根　赤茯苓　子芩　麦门冬　甘草　生姜各一分　小麦　糯米各二百粒

细到，水一升二合，煎六合，去滓，分三服，立效。

小儿伤寒，咳嗽，胸膈痰壅，喉中呀呷声，射干汤。

射干　麻黄　紫菀　桂心　半夏各半两　甘草一分

粗末，每服三钱，水一盏半，生姜汁少许，煎六分，去滓，入蜜半匕烊化匀，温作二服。

又方，甜葶苈汤。

甜葶苈炒　杏仁炒　麻黄各等分

粗末，每二钱水一盏，煎五分，温温分减服。

小儿伤寒后，盗汗，体热咽干，犀角黄芪汤。

犀角屑　茯神　麦门冬　黄芪　人参各半两　甘草一分

粗末，每三钱水一盏，煎五分，温温服。

小儿伤寒里不解，发惊妄语，狂躁潮热，钩藤大黄汤。

钩藤皮　当归　甘草炙　芍药各半两　大黄三分

———————

① 以　武昌医馆重刻士礼居本此字下有一"指"字。

粗末，每三钱水一盏，煎六分，温温服，以利为度。难利者，间茵陈丸服。方在伤寒门中。此方不唯治伤寒，常时小儿伤食，作惊发痫，不乳，温壮吐哯，皆可斟酌与服，以利为度。

卷第六

伤寒杂方

冬夏伤寒，发汗极效，时雨散。冬春及夏初行之大验。

苍术四两 甘草 麻黄各二两 猪牙皂角四挺

为末，每服二钱，水一盏，煎三两沸，和滓温服，盖覆取汗出，立效。但是时行寒疫，皆宜服此，可多合以拯贫民。

伤寒头痛，玄精石方。

石膏 太阴玄精石各一两 麻黄二两甘草半两

粗末，每服四钱，水一盏，竹叶二七片，煎七分，去滓，温饮，不计时候。

伤寒头痛不止，瓜蒂牙硝散。

藜芦一钱 瓜蒂三钱 牙硝二钱 脑麝各少许

细末，吹少许入鼻，得嚏则愈。

时气八九日，喘闷烦躁，麻黄杏子汤。

桔梗 麦门冬各一两 麻黄一两半杏仁 黄芩 甘草各三分

粗末，每五钱，水一盏半，煎八分，温温日可四五服。

时气脑热，头疼不止，朴硝散。

川朴硝，研，生油调涂顶上。

时气豌豆疮出不快，心神烦闷，犀角五香汤。

犀角屑 丁香 乳香 木香各半两玄参 升麻各一两 麝香一分

粗末，每五钱水一盏，竹沥半盏，煎

八分，温温日三四服。

妊娠杂方

妊娠时气，令子不落，伏龙肝散。

伏龙肝为末，水调涂脐下，干时易之，疾瘥乃止。

妊娠伤寒，内热极甚，令不伤胎，吞鸡子法。

取鸡子，以绢袋贮投井底，浸令极冷，旋破吞六七枚，佳。

妊娠伤寒，腹胀，大便不通，喘急，牵牛散。

大黄 郁金 青橘皮各一两 甘草三分 牵牛子取末，二两

细末，不计时，姜汤调下二钱，以利为度。

妊娠伤寒，服汗下诸药，热已退，觉气虚不和，宜与此药安胎，黄芪人参汤。

黄芪 人参 半夏 陈橘皮 麦门冬当归 赤茯苓各半两

粗末，每服四钱，水二盏，姜三片，煎七分，去滓，下阿胶末一小匕，烊化，温与之，日可三四服。

大热甚胎不安者，不宜前药，宜用阿胶散。阿胶末一钱半，竹沥调下，无竹沥，用小麦、竹叶煎汤调下。

妊娠伤寒四五日已上，心腹胀，渴不止，腰痛重，橘皮枳实汤。

枳实 麦门冬各三分 陈橘皮一两

粗末，每服五钱，水一盏半，生姜四片，煎八分，去滓，温服。

妊娠热病，胎死腹中，鹿角屑汤。

鹿角屑一两

水一碗，葱白五茎，豉半合，煎六分，去滓，温作二服。

又方，益母草饮子。益母草绞汁，饮半升，即出。

治伤寒小产，恶露不行，腹胀烦闷欲死，大黄桃仁汤。

朴硝　大黄

二味等分末之，每一钱或二钱，桃仁去双仁皮尖，碎之，浓煎汤调下，以通为度，日三服。

小产后，其恶露被热蒸断不行，地黄饮子。

地黄汁　藕汁各一碗　生姜汁一盏

令和暖，温分三四服，微有寒，煎二十沸服之，亦下死胎。

伤寒产后，血运欲绝，红花散。

红花　荷叶　姜黄等分　末之，炒生姜，小便调下二钱。

凡伤寒小产，夏月宜少用醋炭，多有烦闷运死者。

伤寒产后，恶血冲心，闷乱口干，生姜小便饮子。

生地黄汁　藕汁　小便各一盏　和匀，煎三两沸，温热分作三服。

伤寒产后，恶露为热搏不下，烦闷胀喘狂言者，抵当汤及桃仁承气汤主之。二方在可下门中。

伤寒小产后，烦闷，大躁渴，石膏栝蒌汤。

黄连　黄芩　甘草　栝蒌根各一两　石膏一两半

粗末，每服四钱，水一盏半，煎八分，温服一盏。

伤寒暑病通用刺法

庞曰：凡过经不解谵语者，当刺期门，随其实而泻之。刺期门之法，须待脉弦或浮紧，刺之必愈；余刺之不差，以正取肝之邪故也。期门穴直乳下，当腹傍近胁骨，是穴针入一寸。

伤寒发热，啬啬恶寒，其人大渴饮水者，其腹必满，小便不利而自汗出，其病欲解，此为肝乘肺，名曰纵，当刺期门。

腹满谵语，寸口脉浮而紧，此为肝乘脾，名曰横，当刺期门。

下血而谵语，此为热入血室，但额上汗出者，当刺期门，随其实而泻之，溅然汗出者愈。

妇人中风，发热恶寒，其经水适来，得七八日热除，脉迟身凉，胸胁下满如结胸状，而谵语，此为热入血室，当刺期门，随其实者而取之。

太阳与少阳并病，头痛或眩，时如结胸，心下必坚，当刺泻肺腧、大杼，慎不可发汗。发汗则谵语，谵语则脉弦，五日谵语不止，当刺期门。

伤寒喉痹，刺手少阴，腕骨小指后动脉是也，刺入三分补之。佳通里二穴，去腕后一寸，是手少阴之经，主热病喉痹，针入三分，可灸三壮。

伤寒妊娠腹满，不得小便，腰以下肿如水气状，怀孕七月，太阴当养，此心气实，当刺泻劳宫及关元，小便利即愈。劳宫手掌中央，屈无名指取之。关元在脐下三寸。

伤寒饮水过多，腹胀气喘，刺中脘。鸠尾下三寸。

伤寒汗不出，脊强，喉闭烦满，针大杼。大杼穴在第一椎下两傍，相去各一寸五分，针入一寸泻之。

伤寒余热不尽，皮肤干燥，针曲池。在曲肘横纹头，针可透下，泻之。

热病汗出，脉反顺，可汗者，取之鱼际、太渊、大都、太白，泻之则热去，补之则汗出。太甚者取踝上横纹以止之。鱼际在大指本节后内侧散脉中；太渊在掌后陷中；大都在足大指本节后陷中；太白在足内侧核骨下陷中；踝上横纹不说穴名，当是足内踝上二寸，名曰复溜，主骨寒热汗注不休故也。

热病七八日，脉口动，喘而眩者，急刺之。汗且自出，浅刺手大指间。合谷穴是也。

热病先胸胁痛，手足躁，刺足少阳，补足太阴。据伤寒皆忌土败木贼证，是足少阳木受邪。当传克脾土，故宜泻足少阳之丘墟，而补足太阴之太白。《素问》云：补足太阴者是也。其全元起《太素》作手太阴而以肺经，从肺出腋下，故胸胁满痛。又有引虚则索筋于肝，不得索之于金，而以手太阴为是。既言不得索之于金矣，而复求于金乎，是必不然也。既泻于木，理不合更补于金，若补于金，则木反受克矣，故当补脾土无疑。

热病先手臂痛，刺手阳明、太阴，汗出止。太阴络列缺穴，在腕上二寸半，刺七分，阳明商阳穴在手大指次指端，去甲如薤叶，刺三分。

热病始于头首者，刺项太阳而汗出止。天柱穴在项后发际，大筋外廉陷中，可刺五分，泻之。

热病先眩冒而热，胸胁满，刺足少阴、少阳。足少阴涌泉穴，在两脚心陷，屈足卷指宛宛中，刺入七分，泻之，无令血出。足少阳侠溪穴，在小指歧骨间，本节前陷中。

热病始足胫痛者，先取足阳明而汗出。陷谷穴在足大指次指之间，本节后陷中，针入五分，泻之。

热病三日汗不出，怵惕胸胁痛，不可转侧，大小便血及衄不止，气逆呕哕，烦渴，食饮不下，针劳宫。在手掌心，针入五分，泻之。

伤寒死生候

伤寒下利，厥逆烦躁，不得卧者死。

伤寒厥逆六七日，发热而利者生，汗出利不止者死，但有阴无阳故也。

伤寒咳逆上气，其脉散者死，谓形损故也。

夫病者实则谵语，虚则郑声。重语是也。直视谵语、喘满者死，下利者亦死。

伤寒脉阴阳俱紧，口中气出，唇口干燥，蜷卧足冷，鼻中涕出，舌上苔滑，勿妄治也。

伤寒脉浮而洪，身汗如油，喘而不休，水浆不下，形体不仁，乍静乍乱，此为命绝也。又未知何脏先受其灾。若汗出发润，喘而不休，此为肺先绝也；阳反独留，形体如烟熏，直视摇头，此为心先绝也；唇吻反青，四肢絷习者，此为肝先绝也；环口黧黑，柔汗发黄，此为脾先绝也。溲便遗失，狂言目反直视者，此为肾先绝也。

伤寒脉顺四时，夜半得病日中解，日中得病夜半解，更不传也。

热病死生候

热病阴阳交者，热烦身燥，太阴寸口脉两冲尚躁盛，是阴阳交，死；得脉静者生。

热病得汗，身冷脉欲绝，其人已安静，但昏沉喜睡，急与四逆辈，令手足温，不尔，熟寐而卒。

热病阳进阴退，头独汗出，死；阴进阳退，腰以下至足有汗出，亦死；阴阳俱进，汗出已，热如故，亦死；阴阳俱退，汗出已，寒栗不止，口鼻气冷，亦死。

热病所谓并阴者，热病已得汗，因得泄，是谓并阴，故治；热病所谓并阳者，热病已得汗，脉尚躁盛，大热汗出，虽不汗，身和而衄，是谓并阳，故治。

热病不知痛所在，不能自收，口干渴热甚，阴头有寒者，热在骨髓，死，不治。

病若谵语妄言，身当有热，而反四

逆，脉沉细者，死。

热病在肾，令人渴口干，舌焦黄赤，昼夜引饮不止，腹大而胀，尚不厌饮，目无精光，死，不治。

热病所谓阳附阴者，腰以下至足热，腰以上寒，阴气下争而还，心腹满者，死。

热病所谓阴附阳者，腰以上至头热，腰以下寒，阳气上争而还，得汗者，生。

热病得汗，脉减躁，身和面赤，此为荣未交，待时自已，肝病待甲乙之列。《素问》云：荣未交日，今且得汗，待时而已。

热病七八日，脉微小病者，溲血口中干，一日半死；代脉一日死。

热病七八日，脉不躁不数而喘，后三日有汗。三日不汗，四日死。未曾汗，勿庸刺。

热病身面发黄，面肿，心热口干，舌卷焦黄黑，身麻而臭，伏毒伤肺，中脾者死。

热病瘛疭狂言，不得汗，瘛疭不止，伏毒伤肝，中胆者死。

热病汗不出，出不至足，呕胆吐血，善惊不得卧，伏毒在胆足少阳者死。

温病死生候

有病温汗出，辄复热而脉躁疾，不为汗衰，狂言不能食，病名曰阴阳交，见三死而未见一生。寅申巳亥辰戌丑未年有此证。温病得病，便短息微闷，神识惺惺，脉尺寸反者死。子午卯酉年有此证。

凡温病人三二日，身热脉疾，头痛，食饮如故，脉直疾，八日死；四五日头痛脉疾，喜吐，脉来细，十二日死，此病不疗；八九日脉不疾，身不痛，目不赤，色不变，而反利，脉来喋喋，按不弹手指，时时大，心下硬，十七日死。心下不硬者生。

天行差后禁忌

饮酒合阴阳复病必死，生鲙煮面酒，韭、薤、鳝、莼、豆粉，犬羊肉肠血、生菜、油肥之类，食之皆发热黄，下利不救。诸劳动皆致复，尚可治，女劳多死。

解仲景脉说

庞曰：动脉见于关上下，无头尾，厥厥动摇，名曰动也。阳动则汗出，阴动则发热。关位占六分，前三分为阳，后三分为阴。若当阳连寸动而阴静，法当有汗而解。《素问》云：阳加于阴谓之汗。当阴连尺动而阳静，则发热，《素问》云：尺粗为热中。若大汗后，形冷恶寒者，三焦伤也，此是死证。脉按之虚软，战汗而解；脉按之有力，躁汗而解；脉虚微，必经汗吐下，无津液作汗，阴阳自和愈。

跌阳在足大指次指间，上行五寸，是足阳明胃脉也。名曰冲阳穴也。

少阴脉在足内踝后，跟骨上动脉陷中，是足少阴肾脉也。名太溪穴。

仲景云：按寸不及尺，握手不及足。谓医者只凭尺寸，不诊冲阳、太溪也。

庞曰：寸口脉浮大，浮为虚，医反下之，为责虚取实；大为无血，反饮冷水，令汗大出，为守空迫血。致跌阳脉亦浮虚，虚寒相搏，则噎也；若跌阳脉不浮而但滑者，则胃寒而哕矣。

庞曰：伏气之病，谓非时有暴寒而中人，伏毒气于少阴经，始虽不病，旬月乃发，便脉微弱，法先喉痛似伤，次则下利。喉痛半夏桂枝甘草汤主之；下利有诸证，用通脉四逆汤主之。方在少阴证中。此病三二日便差，古方谓肾伤寒是也。

半夏　桂枝　甘草　生姜各一两

㕮咀，以水三升，煮一升，每一盏，细呷之。

庞曰：君子春夏养阳，秋冬养阴，顺天地之刚柔也。谓时当温，必将理以凉；时当暑，必将理以冷，凉冷合宜，不可太过，故能扶阴气以养阳气也。时当凉，必将理以温；时当寒，必将理以热，温热合宜，不可太过，故能扶阳气以养阴气也。阴阳相养，则人气和平。有人好摄生者，盛暑亦复衣避风，饮食必热，而成发黄脱血者多矣。盛寒之时，方宜暖，当服以凉药而成吐利腹痛者多矣。此皆凭庸人妄传，以为实理，往往横夭而尚不觉知，深可伤也。此是平人将理之法，其有夙热痼冷者，须当顺其性尔。

解华佗内外实说

《魏志·华佗传》有府吏儿寻、李延共止，俱头痛身热，所苦正同。佗曰：寻当下之，延当发汗。或难其异，佗曰：寻外实，延内实，故治之宜殊。即各与药，明早并起。某深疑陈寿误用内外字，非华佗本意也。病者头痛身热，恶寒，为阴邪外实，法当发汗；病者头疼身热，但蒸蒸发热，不恶寒，为阳邪内实也，法当下之。所谓外实者，外为阳为表也。阳气为寒所折，争于表间，阳衰而阴胜，故发热复有恶寒之证，可以汗而发之，以复阳气也。所谓内实者，内为阴为里也，极阴变阳，寒甚生热，阳气反胜而入里，故胃府内实，蒸蒸作热，不恶寒，可以泄利，以复阴气。言实者，非正实，乃邪实也。《素问》云：邪气盛则实。所以知佗传内外二字差谬矣。

辨论

近世常行煮散，古方汤液存而不用。盖古方升两大多，或水少汤浊，药味至厚。殊不知圣人专攻一病，决一两剂以取验，其水少者，自是传写有舛，非古人本意也。唐自安史之乱，藩镇跋扈，至于五代，天下兵戈，道路艰难，四方草石，鲜有交通，故医家省约，以汤为煮散。至有未能中病，疑混而数更方法者多矣。沿习至今，未曾革弊，古方汤液，实于今世为无用之书。唐徐氏《大和济要方》减其升两，虽则从俗，患其太省，故病未半而汤剂已竭，鄙心患之。自顾抄撮斟酌，积三十余年，稍习其事，故敢裁减升两，庶从俗而便于行用。或一方而取半剂，或三分取一，或四分取一，或五分取一，或增其水有可以作煮散者，有病势重专用汤攻者。或云：古升秤省三升准今之一升，三两准今之一两，斯又不然。且晋葛氏云：附子一枚准半两。又云：以盏当升，以分当两。是古之升秤与今相同，许人减用尔。今之为医者，多是愚俗，苟且衣食，贪冒货贿，大方广论，何以该通？唯密窜鄙浅方技，使人不窥其隙，以自矜大，乘便为神工致远，恐泥其夭枉，固已多矣。鲜有多闻博识者。虽时有之士大夫，咸鄙其为术。自非不顾流俗，以拯济为心，则不能留神焉。今解释前言，详正脱误，择其笃论，删其繁方，仍增入新意，不敢穿凿，冀新学易见，览斯文已得七八矣。此方皆古圣贤撰用，其效如神，更不一一具姓名，载其所出。其间自有所见，经手得验者，具缉成卷，在识者览而知焉。

上苏子瞻端明辨伤寒论书

安时所撰伤寒解，实用心三十余年。广寻诸家，反复参合，决其可行者始敢编次；从来评脉辨证，处对汤液，颇如实效，不敢轻易谬妄，误人性命。四种温病、败坏之候，自王叔和后，鲜有明然详辨者，故医家一例作伤寒行汗下。伤寒有金、木、水、火四种，有可汗、可下之理。感异气复变四种温病，温病若作伤寒行汗下必死，伤寒汗下尚或错谬，又况昧于温病乎？天下枉死者过半，信不虚矣。国家考正医书，无不详备，惟此异气败坏之证，未暇广其治法。安时所以区区略意，欲使家家户户阅方易为行用，自可随证调治，脉息自然详明，不假谒庸粗，甘就横夭者也。设有问孙真人云：今时日月短促，药力轻虚，人多巧诈，感病厚重，用药即多。又云：加意重复用药乃有力。自孙真人至今，相去逾远，药反太轻省，何也？安时妄意，唐遭安史之乱，藩镇跋扈，迨至五代，四方药石，鲜有交通，故医家少用汤液，多行煮散。又近世之人，嗜欲益深，天行灾多，用药极费。日月愈促，地脉愈薄，产药至少。何以知之，安时常于民家，见其远祖所录方册，上记昔事迹，其间有广顺年，巴豆每两千二足，故以知药石不交通也。且瘟疫之病，周官不载；斑疮豌豆，始自魏晋；脚气肇于晋末，故以知年代近季，天灾愈多，用药极费也。礜石、曾青之类，古人治众病痼瘵大要之药，今王公大人家尚或阙用，民间可知矣。人参当皇祐年，每两千四五，白术自来每两十数文，今增至四五百，所出州土，不绝如带，民家苗种，以获厚利，足以知地脉愈薄，产药至少矣。汤液之制，遭值天下祸乱之久，地脉薄产之时，天灾众多之世，安得不吝惜而为煮散乎。故今世上工治病，比之古人及中工者幸矣。设有问今之升秤，与古不同。其要以古之三升，准今之一升；古之三两，准今之一两。虽然如此，民间未尝依此法，而用古方者，不能自解裁减。又如，附子一枚准半两，是用一钱三字为一枚，使人疑混，如何得从俗乎？安时言唐大和年，徐氏撰《济要方》，其引云：秤两与前代不同，升合与当时稍异。近者重新纂集，约旧删条，不惟加减得中，实亦分两不广。又云：今所删定六十三篇，六百六首。勒成六卷，于所在郡邑，标建碑牌，明录诸方，以备众要。又云：时逢圣历，年属大和，便以《大和济要方》为名。备录如左，已具奏过，准敕颁行。此方已遭兵火烟灭。安时家收得唐人以朱墨书者，纸籍腐烂，首尾不完，难辨徐氏官与名。即不知本朝崇文诸库，有此本否。安时谓裁减古方，宜依徐氏，以合今之升秤；庶通俗用，但增其药之枚粒耳。是以仲景诸方次第，复许减半，芍药汤中载之详矣。陶隐居云：古今人体，大小或异；脏腑血气，亦有差焉，请以意酌量药品分两，引古以明，取所服多少配之。或一分为两，或二铢为两，以盏当升可也。若一一分星较合，如古方承气汤，水少药多，何以裁之？所以《圣惠方》煮散，尽是古汤液，岂一一计较多少。治病皆有据，验在调习多者，乃敢自揣酌耳。设有问暑热重于温病者，宜行重复方，却多行煮散者何？安时谓夏月多自汗，腠理易开，经云：天暑地热，经水沸溢，故用煮散。或有病势重者，即于汤证之下注云：不可作煮散也。如此之类者颇多，聊引梗概。俗云：耕当问奴，织当访婢。士大夫虽好此道，未必深造，宫妒朝嫉者众，吹毛求瑕，安不烁金，更望省察狂瞽之言。千浼。

台听，悚息无地。

某再拜

庞先生伤寒论序

　　庞安常自少时喜医方，为人治病，处其死生，多验，名倾淮南诸医。然为气任侠，斗鸡走狗，蹴鞠击毬，少年豪纵事，无所不为。博弈音技，一工所难而兼能之。家富多后房，不出户而所欲得。人之以医聘之也，皆多陈其所好，以顺适其意。其来也，病家如市；其疾已也，君脱然不受谢而去。中年，乃屏绝戏弄，闭门读书。自神农黄帝经方，扁鹊《八十一难经》，皇甫谧《甲乙》，无不贯穿。其简册纷错，黄素朽蠹，先师或失其意；学术浅薄，私智穿凿，曲士或窜其文，安常悉能辩论发挥，每用以治病，几乎十全矣。然人疾诣门，不问贫富，为便房曲斋，调护寒暑所宜，珍膳美蔬，时节其饥饱之度。爱老而慈幼，不以人之疾尝试其方，如疾痛在己也。盖其轻财如粪土，耐事如慈母而有常，似秦汉间任侠而不害人，似战国四公子而不争利。所以能动而得意。起人之疾，不可为数。他日过之，未尝有德色也。其所总辑《伤寒论》，皆其日用书也。欲掇其大要，论其精妙，使士大夫稍知之。然未尝游其庭者，虽得吾说而不解；若有意于斯者，读其书自足以揽其精微，故不著。著其行事，以为后序云。前序海上人诺为之，故虚其右以待。

　　元符三年三月，豫章黄庭坚序

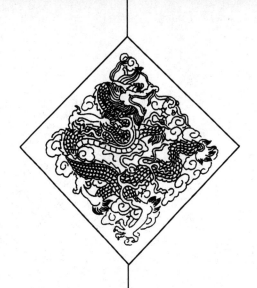

庞安时学术思想研究

庞安时（公元1042～1099），宋·蕲州蕲水（今湖北浠水县麻桥）人。是我国北宋时期著名的伤寒学家之一。庞氏少时即喜医方，名倾淮南诸医。精研伤寒，妙得长沙遗旨。其学术思想，上承《内》、《难》，旁涉诸家，阐发伤寒，推论温病，每多灼见。其著述有《伤寒总病论》及《难经辨》，后者已失。《伤寒总病论》是庞安时三十年潜心研究《伤寒论》的结晶。全书共六卷，前三卷论述伤寒六经证；后三卷载暑病等热病。当时庞氏已认识到伤寒与温病是性质不同的两类外感热病，故提出寒温分治的主张。庞氏之论对后世温病学说创立和发展具有很大的启发。

庞安时，终身杏林，名闻天下，医术精明，著述甚丰，今据《伤寒总病论》浅论其学术思想。

1 明辨伤寒，温病之不同

1.1 明确温病之概念

关于温病之病名，早在《内经》中即有论述，《难经》更指出："伤寒有五，有中风，有伤寒，有湿温，有热病，有温病"。可见在当时温病热病皆属于广义伤寒范畴。张仲景《伤寒论》是阐述了多种外感疾病辨证治疗的专书。庞氏从临床实际出发，对伤寒温病提出新的认识，明确温病的概念及分类，指出伤寒与温病同为外感病，但病因、发病、证候、治疗均有很大差异，强调不可用伤寒之法去治温病。

1.2 对温病病因的认识

庞氏认为温病病因是由于寒毒，阳气交争所致。庞氏常论温病之病因，仍沿袭《内经》"冬伤于寒，春必温病"，并发展为"寒毒"之说，认为严寒冬令，触"寒毒"之气，即可成病。其中"勇者气行则已，怯者著而成疾矣"。此勇者为体质壮

实者，怯者为体质虚弱者，寒毒与营卫相裹挟，即时成疾也，则可见"头痛身疼，肌肤热而恶寒，名曰伤寒。""其不即时成病，则寒毒藏于肌肤之间，至春夏阳气发生，则寒毒与阳气相搏于营卫之间"，成温热之病。提出了"寒毒"伏藏与阳气相搏的温病发病理论。然温病虽感于寒毒，但又"随时变病之形态尔"。"因春温气而变，名曰温病也……因夏暑气而变，名曰热病也；因暑湿而变，名曰湿病也；因气运风热相搏而变，名曰风温也"。对于温热病过程中为何有表里之证的不同，庞氏解释其机理认为这与寒毒交争的部位不同而产生不同的症状。"寒毒争于荣卫之中，必发热恶寒，尺寸俱浮大，内必不甚燥"，治疗可"汗之则愈"。庞氏所谓荣卫之中主要偏指卫表，故见表热诸证。"寒毒相搏于荣卫之内……寒盛生热，热气盛而入里；热毒居肠胃中，水液为之干涸，燥粪结聚"而产生里热时证。治疗"当下之则愈，若误汗则死也。"其对温毒病因认识也颇具新意，论曰："温之毒与伤寒大异，即时发病温者，乃天行之病。"又说："又四时自受乖气而成脏腑阴阳温毒者。"提出了"天行""四时乖气"之类新感温病的病因说。总之而言，庞氏对温病病因的认识沿袭《内经》之说，认为主要是寒毒与体内阳气相搏而致，其过时而发的主要有风温，暑病，湿病，温病，热病等，即时而发的有温毒，冬温等。

1.3 对温病证治的认识

庞氏中年"闭门读书，自神农黄帝经方。扁鹊《八十一难经》，皇甫谧《甲乙》，无不贯穿"。其学之渊源如是，其说则自非空中建阁。认为温病属广义伤寒之范畴，其书多论温热之证而冠之以《伤寒总病论》者，盖由此也。故其论"温病"、"热病"、"湿病"、"风温"等证时，曰此

"大医皆通谓之伤寒焉"、辨证之际，并承《伤寒杂病论》之旨，悉从脏腑经络以辨；而其病证分类，则据《千金方》之论，将温病分为五证。

1.3.1 青筋牵证 春三月发病，源自少阴少阳、肝腑脏受阴阳毒气而致病，证见项背牵急，先寒后热。分为两类，腑虚为阴邪所伤者，时见腰强脚缩，腰府如折，眼目昏花等，治宜柴胡地黄汤；脏实为阳毒所伤者，症见眼黄、腰强不能转侧，治宜石膏竹叶汤。

1.3.2 赤脉瓒证 夏三月发病，源由少阴太阳，心腑脏受阴阳毒气致病。症见身热，皮内肿痛。若脏实为阳毒所侵者，口干舌痛而咽塞；腑虚为阴毒所伤者，振战惊惕，皆宜石膏地黄汤。

1.3.3 黄肉随证 季末各十八日发病，源由太阴阳明，脾脏腑受阴阳毒气致病。证见头重项直，皮肉强。脏实为阳毒所伤，以致热毒布于分肉之间，蕴于颈下成核，上散于发际，下贯于颔，隐隐而热无休时，治宜玄参寒水石汤。

1.3.4 白气狸证 秋三月发病，源自太阳太阴，肺腑脏受阴阳毒气致病。脏腑虚阴邪所伤者，乍寒乍热，暴嗽呕逆，宜石膏杏仁汤：脏实而阳毒所伤者，体热发斑，气喘渴饮，宜石膏葱白汤。

1.3.5 黑骨温证 冬三月发病，源由太阳少阴，脏腑受阴阳毒气致病。腑虚而阴毒所伤者，主证见里热外寒，意欲守火而引饮，或腰痛欲折。脏实而阳毒所损者，胸胁切痛如刺，心腹膨胀，治宜苦参石膏汤或知母解肌汤。

庞氏认为，温病与伤寒（狭义）"死生不同，形状各异，治别有法"。"伤寒汗下尚或错谬，若将温病作伤寒而行汗下者必死"。"风温"宜取足厥阴木、手少阴火；"温毒"专取手少阴火；"温疟"取手太阴金，"湿温"取足少阴水、手少阴火，随经所在而取之。是故"先知经络脏腑受病之所，可举万全"。

由此可见，庞氏辨治温病，是以六经为纲，以脏腑为本，结合四时五行阴阳之说，综合分析，整体辨治。每证必以阴阳虚实别为两类，提切其要。其具体内容或有可商之处，而其辨治思路仍不失其临床指导意义。

在温病治疗用药方面，庞氏取法前贤，大量运用清热解毒之品，如石膏、大青叶、栀子、生地、丹皮、羚羊角等，可谓集晋唐以来凉药运用经验之大成。今统计其第五卷用药，即可窥之。此卷用方40首，取自仲景书仅3首，余考为其采补。其采补方中用石膏者计14首，栀子、黄芩各8首，大青叶、芒硝各5首，生地、大黄各5首，茅根、玄参各4首，寒水石、羚羊角各3首，犀角2首。而代表性的温药出现频率为：用桂枝10首，麻黄7首，细辛、附子各4首，干姜2首。其比例悬殊，且剂量亦明显轻于寒凉药。观其采补方，每多寒温并行，自非尽其善。然在当时历史条件下，重用凉药而寒温并调者，实为认识发展之必然，不可求全而责备。

2 "寒毒"病因说及其影响

庞氏研究伤寒首先从病因入手，在其代表著作《伤寒总病论》开卷中始论："是以严寒冬令，为杀厉之气也。故君子善知摄生，当严寒之时，周密居室而不犯寒。"又曰："当阳气闭藏，反扰动之，令郁发腠理，津液强渍，为寒所搏，腠理反密，寒毒与营卫相浑。当是之时，勇者气行则已，怯者则著而成病矣。"这就开宗明义，指出人体发病的病因，即为"寒毒"。而感受寒毒之后，发病与否，则又取决于个人的体质如何，即所谓"勇者气行则已，怯者则著而成病。"就是发病者，由于发病季节的不同，所表现证候又各异。如"其即时成病者，头痛身疼，肌肤热而恶寒，名曰伤寒。其不即时成病，则寒毒藏于肌肤之间，至春夏阳气发生，则寒毒与阳气相搏于营卫之间，其患与冬时即病候无异。因春温气而变，名曰温病也；因夏暑气而变，名曰热病也；因暑湿而变，名曰湿病也；因气运风热相搏而变，名曰风温也"。

庞氏认为一切外感热病有一个共同的病因——"寒毒"，这一认识，虽源于《伤寒例》，但庞氏的病因学说则重点强调"毒"，因为除即时发病外，都是"寒毒"郁于肌肤，在四时令气的引发下，有兼化为热象之毒。临床治疗时须注意清热解毒，以提高疗效。庞氏组方常在麻黄、桂枝、葛根、芍药等辛温药中加重剂石膏、黄芩、知母、芒硝、栀子、生地等清热生津、凉血解毒之品。其后河间学派的创始人刘完素无疑得到了庞氏的启发，传承了庞氏之思想。

3 以经络释《伤寒论》病机与传变

对于《伤寒论》六经实质的问题，宋代至今，一直是《伤寒论》研究的核心，有经络学、气化说、地面说等等，其中尤以"经络学"最早且影响也最广。庞氏在论述伤寒传变时说："天寒之所折，则折阳气。足太阳为诸阳主气，其经夹脊膂，贯五脏六腑之腧，上入脑，故始则太阳受病也。以其经络贯五脏六腑之输，故病有脏腑传变之候。以其阳经先受病，故次第传入阴经。以阳主生，故足太阳水传足阳明土，土传足少阳木，为微邪。以阴主杀，故木传足太阴土，土传足少阴水，水传足厥阴木。至第六七日，当传足厥阴肝，木必移气克于脾土，脾再受贼邪，则五脏六腑皆危殆矣。"由此可见，庞氏已明确指出《伤寒论》中太阳、阳明……就是足之三阳、三阴经络。而且庞氏以经络的循行来解释病机。其在六经分证的条文中，首列脏腑经络的病证为提纲证。如少阳证，提出脉尺寸俱弦，为少阳受病，当二三日发，以其脉上循胁，络于耳，故胸胁痛而耳聋，此为少阳经脉的病证；口苦、咽干、目眩，此为少阳病证。说明庞氏是以经解《伤寒论》病理与传变的。

然而，《伤寒总病论》成书于公元1100年，且有当时苏轼、黄庭坚为其作序，可见此书影响甚大。综上所述，庞安时的学术思想，对祖国医学的主要流派均产生了直接影响或启发，他对祖国医学发展的贡献，值得我们深入研究。

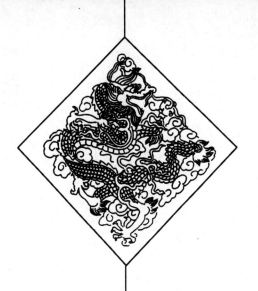

庞安时研究论文题录

郭子光．庞安时的学术思想成就〔J〕．河南中医，1984，（3）：17

孙海云．北宋名医庞安时〔J〕．中华医史杂志，1985，（1）：17

孙海云．北宋名医庞安时〔J〕．中华医史杂志，1985，（2）：108

万碧芳．庞安时研究伤寒的特点〔J〕．湖北中医杂志，1985，（4）：45

赵国平．四时五脏阴阳毒说并非庞氏所见〔J〕．湖北中医杂志，1986，（3）：57

吕文亮．浅谈庞安时在温病学上的成就〔J〕．浙江中医杂志，1987，（6）：27

成肇仁．略论庞安时对伤寒学的贡献〔J〕．湖北中医杂志，1989，（6）：27～28

毛德华．庞安时生卒年和籍里辨误〔J〕．湖北中医杂志，1990，（4）：34～35

长青．庞安时〔J〕．山西中医，1991，7（3）：33

毛德华．庞安时弟子考正〔J〕．江苏中医，1991，（1）：43～45

毛德华．庞安时著作考〔J〕．中华医史杂志，1991，21（1）：52～55

李旺．庞安时学术思想及其影响〔J〕．张家口医学院学报，1994，11（3）：87～88

罗从来．庞安时养生思想初探〔J〕．湖北中医杂志，1994，（4）：19～20

万晓刚．《伤寒总病论》温病学思想评述〔J〕．国医论坛，1996，11（1）：38～39

郭永洁．宋代医家庞安时的温病学观〔J〕．湖北中医杂志，1997，（1）：27～28

王国奇．庞安时的学术思想与现实意义〔J〕．湖北中医学院学报，1999，1（4）：71